人工呼吸器デビュー

はじめてでも
使いこなせる
すぐ動ける

監修 **道又元裕** 国際医療福祉大学成田病院 看護部長
編集 **露木菜緒** 国際医療福祉大学成田病院 集中ケア認定看護師

Gakken

編集者・執筆者一覧

〈監修〉

道又　元裕	国際医療福祉大学成田病院　看護部長

〈編集〉

露木　菜緒	国際医療福祉大学成田病院／集中ケア認定看護師

〈執筆〉　[敬称略・執筆項目順]

石井　宣大	東京慈恵会医科大学附属病院葛飾医療センター　臨床工学部
露木　菜緒	前掲
普天間　誠	地方独立行政法人那覇市立病院　集中治療室／集中ケア認定看護師
諸見里　勝	地方独立行政法人那覇市立病院　集中治療室／集中ケア認定看護師
村野　祐司	杏林大学医学部付属病院　臨床工学室
遠藤　祐子	茨城県厚生農業協同組合連合会総合病院土浦協同病院　救命救急センターICU／集中ケア認定看護師
松田　勇輔	杏林大学医学部付属病院　集中治療室／集中ケア認定看護師
濱本　実也	公立陶生病院　看護局／集中ケア認定看護師
齋藤　大輔	杏林大学医学部付属病院／急性・重症患者看護専門看護師
江﨑　留奈	一般財団法人住友病院　10階病棟／集中ケア認定看護師
柴　優子	筑波大学附属病院　集中治療室／集中ケア認定看護師
戎　初代	国際医療福祉大学成田病院／集中ケア認定看護師
劔持　雄二	東海大学医学部付属八王子病院　ICU・CCU／集中ケア認定看護師
山田　亨	東邦大学医療センター大森病院　救命救急センター／急性・重症患者看護専門看護師
小松　由佳	杏林大学医学部付属病院　看護部／集中ケア認定看護師
戸井田明子	杏林大学医学部付属病院　看護部／集中ケア認定看護師

編集担当：向井直人，瀬崎志歩子
DTP：(株)センターメディア
カバー・表紙イラスト：坂木浩子
本文イラスト：坂木浩子,(株)日本グラフィックス

はじめに

　人工呼吸器は，機器の進歩に相応しながら変化を遂げています．患者の自然な呼吸に近い「安楽な呼吸」をサポートできるようになった反面，操作性は複雑化し，機種も多様で混乱をまねきます．

　また，人工呼吸器は患者の呼吸を代替する生命維持装置です．そのため，ひとつ間違えれば生命に直結する危険性を秘めており，そのことが恐怖感など苦手意識の原因となっています．

　人工呼吸器を初めて見たときは，近づくこともできないかもしれません．しかし，今みなさんにとってどんなにベテランに見える先輩でも，最初はみな同じです．恐怖を克服し，患者の安全を守り，安楽なケアを実践するためには，人工呼吸ケアに精通するしかないのです．

　人工呼吸ケアに精通するためには，段階が必要です．新人として病棟に配属され，人工呼吸器を装着している患者を知り，患者を受け持つまでに勉強しておくことは何か．先輩について一緒にケアに入るときに，自分にできることは何か．独り立ちしてからは，何に注意しなければならないのか，目の前の人工呼吸ケアが必要な患者に日々よりよいケアを考え，実践しながら成長していくのです．

　本書は新人の目線で，新人が初めて人工呼吸器に出会ってから，独り立ちするまでを経時的におって解説しています．人工呼吸器を装着した患者を受け持つ前の心構えまでていねいに解説している類書はありません．

　人工呼吸器の種類も，国内で使用頻度の高い3機種を取りあげ，とくにパネルの操作性の違いなどについても解説しています．

　さらに人工呼吸ケアは，鎮痛・鎮静管理や人工呼吸器を装着したままでの離床など，人工呼吸器にまつわる看護ケアも日々進化しており，総合的にアプローチすることが重要です．後半ではこれらのアドバンスなケアについても解説しています．

　本書が，これから人工呼吸器デビューをする看護師の方々の道しるべになれることを願っております．

　最後に，お忙しいなか執筆していただいた方々に，厚く御礼申し上げます．

2014年4月

露木菜緒

Contents

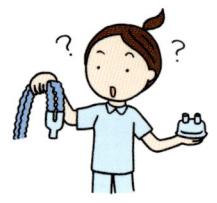

巻頭チェック 人工呼吸器っていったいどんな機器 9
1. 人工呼吸器って何ですか？　石井宣大 10
2. 人工呼吸器は，どんな役割を果たしますか？　石井宣大 11
3. 人工呼吸器にはどんな種類がありますか？　石井宣大 13
4. 人工呼吸器はなぜ苦手？　怖い？　石井宣大 14
5. どうすれば，人工呼吸器が怖くなくなる？　石井宣大 15

巻頭マンガ 人工呼吸器 臨床現場での"ファーストタッチ"はこう進む　露木菜緒 18

PART1 人工呼吸器がある環境に慣れておく
―「なんとか，みんなの役に立てる」編― 23

マンガ「はじめは先輩ナースについて見学したり，指示されたことをやってみるのです」　露木菜緒 24

STEP1 日々の業務　直接受け持たなくても，ここは押さえたい 26
1. 人工呼吸器装着患者への日々のケアの基本と注意したいこと　露木菜緒 26
2. 清拭をやってみる　露木菜緒 27
3. 体位変換をサポートしてみる　露木菜緒 28
4. 患者状態，ここだけは押さえたい　露木菜緒 30
5. もしかして？　の異変サインを押さえておく　露木菜緒 31

STEP2 ここで用語チェック　申し送りを理解するために 32
1. モードって何？　基本的な3モード　普天間誠 32
2. 換気量・換気回数って何？　普天間誠 34
3. 気道内圧って何？　普天間誠 35
4. 流量って何？　普天間誠 37
5. F$_I$O$_2$って何？　普天間誠 38
6. PEEPって何？　普天間誠 39
7. サチュレーション，酸素化って何？　普天間誠 41
8. 吸気時間って何？　諸見里勝 42
9. トリガー感度って何？　諸見里勝 43

STEP3 まずは，アラーム．とにかく対応してみよう 45
1. 人工呼吸器のアラームってどんな役割がある？　諸見里勝 45
2. 人工呼吸器のアラームの種類で，最低限押さえておきたいことは？　諸見里勝 46
3. アラームが鳴ったら，どうする・どう動く？　諸見里勝 47
4. アラームが鳴って対応後に，再チェック　諸見里勝 48

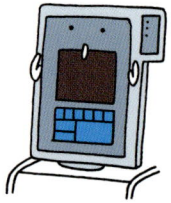

PART 2 人工呼吸器に触れる機会が増えてくる
――「まずは機器を扱えるようになろう」編―― 49

マンガ 「日常的に使われる人工呼吸器だからこそ，新人でも普段からやっておくべきことがあるのです」 露木菜緒 50

STEP 1 人工呼吸器を知る 52
1. 人工呼吸器の全体を知っておこう：どんな構造？ 村野祐司 52
2. 代表的な人工呼吸器：Puritan Bennett™ 840 村野祐司 54
3. 代表的な人工呼吸器：Evita® XL 村野祐司 56
4. 代表的な人工呼吸器：Servo i 村野祐司 58

STEP 2 回路を構成している　必要な物品を扱おう 60
1. 人工呼吸器の回路にはどんなものがある？ 遠藤祐子 60
2. 加温加湿器（チャンバ）を知ろう 遠藤祐子 62
3. 人工鼻を知ろう 遠藤祐子 63
4. ウォータートラップを知ろう 遠藤祐子 64
5. Yピースを知ろう 遠藤祐子 65
6. バクテリアフィルターを知ろう 遠藤祐子 66
7. フレックスチューブを知ろう 遠藤祐子 67
8. アームを知ろう 遠藤祐子 68

STEP 3 人工呼吸器を組み立てられるようになろう 70
1. 人工呼吸器を組み立てる前に：組み立て方の基本と注意点 松田勇輔 70
2. 物品準備の心得 松田勇輔 72
3. 人工呼吸器を組み立てよう 松田勇輔 74

STEP 4 組み立てたあとは，どうする？ 78
1. 人工呼吸器回路を再チェックしよう 松田勇輔 78
2. 人工呼吸器の始業点検をしよう 松田勇輔 79

PART 3 いよいよ患者を受け持つことに
――「人工呼吸器を使いこなそう」編―― 81

マンガ 「先輩からみっちり仕込まれること3か月．明日から独り立ちです．先輩！前日練習につきあってください！」 露木菜緒 82

STEP 1 準備段階　押さえておこう知識のいろは 84
1. 人工呼吸器装着患者を受け持つときの心構えは？ 濱本実也 84
2. 受け持つ前に，患者情報，どんなことを押さえておく？　それはなぜ？ 濱本実也 85
3. 患者を受け持ったときに，どんなことを確認すればいい？ 濱本実也 86
4. 人工呼吸器の設定はどこをどう見る？ 濱本実也 87

STEP 2 人工呼吸器の設定チェック 90
1. パネルを見ながら基本チェック　どこに何がある？ 齋藤大輔 90

  2. アラーム設定はどうみる, どうチェックする？　齋藤大輔......92
  3. F_IO₂はどうみる, どうチェックする？　齋藤大輔......93
  4. 一回換気量はどうみる, どうチェックする？　齋藤大輔......94
  5. 吸気時間はどうみる, どうチェックする？　齋藤大輔......95
  6. 換気回数はどうみる, どうチェックする？　齋藤大輔......96
  7. PEEPはどうみる, どうチェックする？　齋藤大輔......97
  8. トリガー感度はどうみる, どうチェックする？　齋藤大輔......98
  9. PSはどうみる, どうチェックする？　齋藤大輔......100
  10. 気道内圧はどうみる, どうチェックする？　齋藤大輔......100
  11. 流量はどうみる, どうチェックする？　齋藤大輔......101

STEP 3　まずは1日の業務の観察項目　……103
  1. 日々のチェックはなぜ行う？　江崎留奈......103
  2. 日々のアセスメントはどのように行う？　江崎留奈......104
  3. 呼吸様式を判断する際の注意点は？　江崎留奈......105
  4. 同調性を見る際の注意点は？　江崎留奈......106
  5. 聴診では何を聞く？　江崎留奈......107
  6. 触診では何を知る？　江崎留奈......108
  7. 気管チューブは何を, どこを見る？　江崎留奈......109
  8. 回路は何を, どこを見る？　江崎留奈......110
  9. 画像はなぜ, どこを, どう見る？　江崎留奈......111
  10. 鎮痛・鎮静はどこを, どう見る？　江崎留奈......112
  11. モニタリングではどこを, どう見る？　江崎留奈......112

STEP 4　今度は自分でケアしてみよう　……114
  1. はじめての気管チューブ固定　柴 優子......114
  2. はじめてのカフ圧管理　柴 優子......117
  3. はじめての加温・加湿管理　柴 優子......118
  4. はじめての気管吸引　柴 優子......121
  5. はじめての口腔ケア　柴 優子......126
  6. はじめての体位管理　柴 優子......128
  7. はじめての回路交換　柴 優子......130
  8. はじめてのアラーム変更　柴 優子......132

STEP 5　日々のケアのトラブル　こんなときどうする？　……134
  1. 患者が急に咳き込みだした（バッキング）　戎 初代......134
  2. 患者が苦しそうにしている（人工呼吸器との非同調）　戎 初代......135
  3. 気管チューブが抜けた　戎 初代......136
  4. 回路からリークしている　戎 初代......136
  5. 加温加湿器の温度がおかしい　戎 初代......137
  6. 停電してしまった　戎 初代......138

STEP 6　アラームをもっと効率よく　……140
  1. アラームはなぜ鳴りやまない？ アラームをもっと理解しよう　戎 初代......140
  2. アラームをうまくコントロールするには？　戎 初代......141
  3. アラーム別　原因と対策:気道内圧上限(上昇)　戎 初代......142
  4. アラーム別　原因と対策:呼吸回数過多　戎 初代......143
  5. アラーム別　原因と対策:換気量減少　戎 初代......144

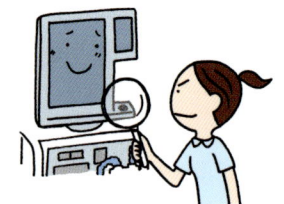

PART 4 人工呼吸器のプロを目指す
―「もっと知りたい，ケアのアドバンス」編― 145

マンガ「人工呼吸器は非生理的なもの．できるだけ早期の抜管をめざすことが重要なのです」 露木菜緒 146

STEP 1 鎮静・鎮痛を正しく管理する 148
1. 鎮静はなぜするの？ 剱持雄二 148
2. 鎮静はどのように行う？（鎮静管理の全体像） 剱持雄二 149
3. 鎮静で用いる薬剤とは？ どう使う？ 剱持雄二 150
4. 鎮静された患者管理の実際は？（対応と注意点） 剱持雄二 151
5. 鎮静の評価はどのように行う？ 剱持雄二 152
6. 鎮静を切るってどういうこと？ 剱持雄二 154
7. 人工呼吸管理の痛みとは？（鎮痛はなぜ行う？） 剱持雄二 155
8. 鎮痛はどう評価する？ 剱持雄二 155
9. 鎮痛管理はどのように行う？ 用いる薬剤は？ 剱持雄二 156

STEP 2 ウィーニングと抜管を進める 158
1. ウィーニングって何ですか？ 山田 亨 158
2. ウィーニングの条件は？ 山田 亨 159
3. ウィーニングはどのように進める？ 山田 亨 159
4. ウィーニングの方法と注意点は？ 山田 亨 161
5. 抜管の条件は？ 山田 亨 164
6. 抜管の方法と注意点は？ 山田 亨 165
7. 抜管後の注意点は？ 山田 亨 167

STEP 3 離床を意識してかかわる 169
1. 早期離床とは何ですか？ 小松由佳 169
2. ABCDEバンドルって何ですか？ 小松由佳 170
3. 人工呼吸器と離床はどうかかわりますか？ 小松由佳 172
4. 離床はどのように進めるのですか？ 小松由佳 173

STEP 4 グラフィックモニターでもっと深く患者をとらえよう 177
1. グラフィックモニターとは何ですか？ 戎 初代 177
2. どんなことがわかりますか？ 戎 初代 178
3. グラフィックモニターを見るコツは？ 戎 初代 180
4. グラフィックモニターでわかる：もっと知りたいモードのこと 戎 初代 180
5. グラフィックモニターがケアに活かせる実践例 戎 初代 182

STEP 5 血液ガスでわかること・ケアに活かせること 185
1. 血液ガスとは何ですか？ 何を見ていますか？ 戸井田明子 185
2. 血液ガスはどのようなステップで評価しますか？ 戸井田明子 186
3. 血液ガスの数値評価は，人工呼吸器装着中の患者ケアとどう関係しますか？ 戸井田明子 189

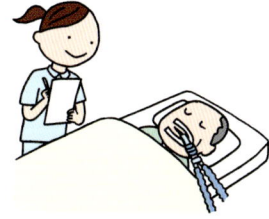

INDEX 192

基礎編

人工呼吸器って
いったいどんな機器

人工呼吸器って
いったいどんな機器

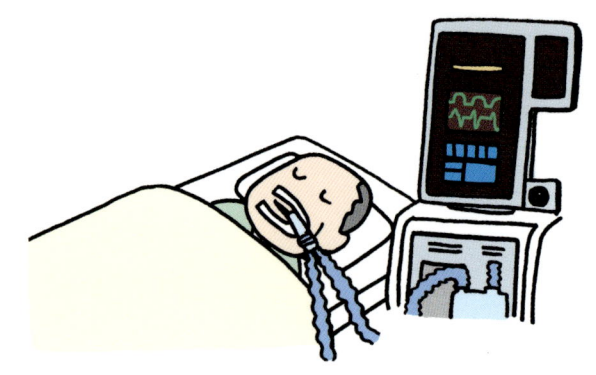

1　人工呼吸器って何ですか?

　人工呼吸器は，自分で呼吸ができなくなった患者などに用いられる機械のことです．人工呼吸器が肺に空気を送り込む代役をこなすと，肺は送られた空気から酸素を取り込み，そして二酸化炭素を排出することができます．つまり，呼吸（換気）を補助する役割を持つのです．

　そして人工呼吸器は，以下のような患者に用いるのが

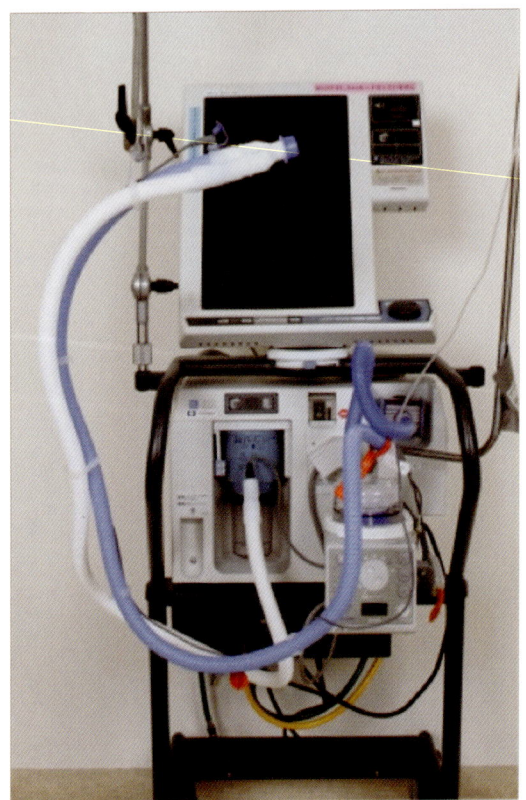

人工呼吸器は，呼吸が十分にできない患者に代わって，空気の送り込みを行う

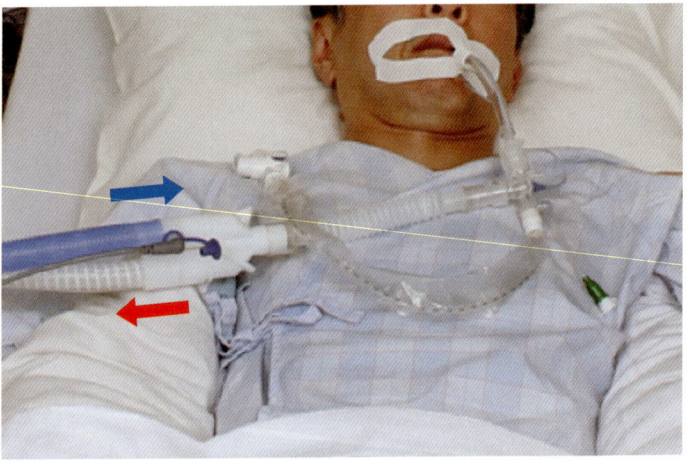

写真の→のように空気を送り，肺で酸素と二酸化炭素のやりとりが行われたあとの空気が←から排出される

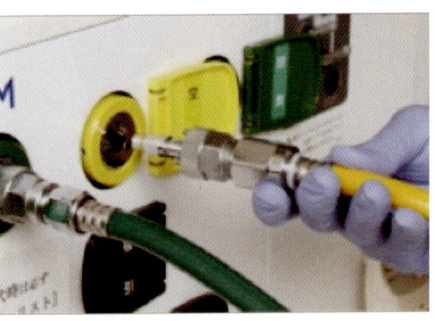

酸素（空気）は備え付けの配管装置，もしくは酸素ボンベから直接取り入れる

適しています．
①脳梗塞や神経系疾患などで，自身で呼吸することが不可能な患者（呼吸運動障害）
②手術や麻酔によって呼吸が抑制されている患者（呼吸運動抑制）
③肺炎や心不全などで，肺での酸素の取り込みや排出が不十分となっている患者（肺機能障害）
④感染症や外傷などで，通常より多くの酸素を必要とする状態となっている患者（代謝亢進）

患者は全身状態が悪いことも多いため，気管チューブやマスクなどを介して空気を送ることになります．

2 人工呼吸器は，どんな役割を果たしますか？

人工呼吸器による呼吸管理の目的は，①ガス交換の改善，②肺容量の改善，③呼吸仕事量の軽減です．

ガス交換の改善

人は呼吸によって「肺に空気を取り入れ，吐き出す」ことをくり返します．この行為によって肺で血液に酸素を取り込みます．酸素は血液により全身を巡って組織に取り込まれ，組織からは二酸化炭素が排出されます（これをガス交換といいます，図1）．

呼吸に障害があると，このガス交換が不十分になるため，組織の酸素不足に陥ります．そこで，人工呼吸器を用いて呼吸の代わりを行い，ガス交換の改善を図る必要が出てくるわけです．

肺容量の改善

呼吸が行えていれば，とりあえず空気を肺に送り込むことができます．しかし，その量が，肺の障害や肺胞の虚脱など何らかの原因で十分でなければ，やはり組織の

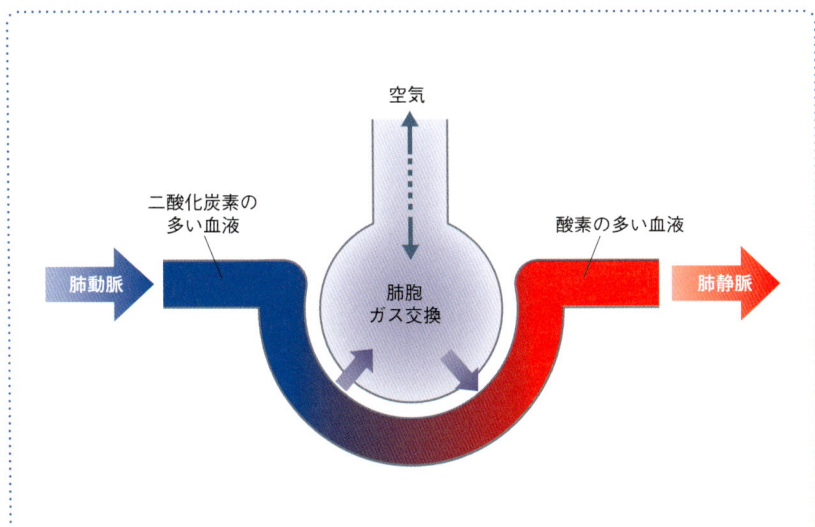

図1　肺胞でのガス交換
呼吸に障害があるとガス交換が行えないため，それを代わって行う

Check!

呼吸性アシドーシス

呼吸不全となり，二酸化炭素をうまく排出できなくなると，身体は酸性に傾こうとする．この状態を「呼吸性アシドーシス」という．人工呼吸器で二酸化炭素を排出できるように調整することで，呼吸性アシドーシスを改善させることができる．

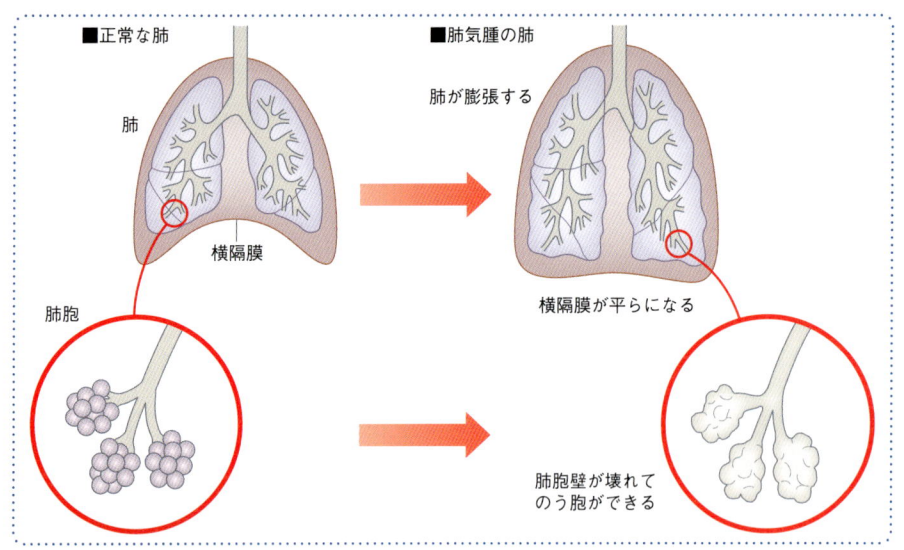

図2 障害のある肺

表1　人工呼吸器の目的

生理学的な目的
- 肺のガス交換
- 肺容量の増加
- 呼吸仕事量の軽減

臨床的な目的
- 低酸素血症の改善
- 急性呼吸性アシドーシスの改善
- 呼吸困難の軽減
- 無気肺の予防や改善
- 呼吸筋疲労の改善
- 鎮静や神経筋遮断のため
- 全身または心筋の酸素消費量減少
- 頭蓋内圧（ICP）の減少
- 胸壁の安定

頭蓋内圧（intracranial pressure：ICP）
文献1）より引用

酸素不足が起こります（図2）．そこで，適切な量の換気が行えるようにすることも，人工呼吸器の役割の1つです．

　気管チューブや気管切開カニューレを使用した侵襲的な陽圧換気では，一定の時間ごとや患者が吸ったタイミングでガスを肺に送り込み（吸気），排出（呼気）は肺や胸郭が元に戻ろうとする力（弾性力）で行うことになります．

　そうして人工呼吸器は吸気と呼気を調整して，送り込む空気の量や圧を一定に保ち，酸素化はもちろん，肺容量の改善や肺胞の虚脱の予防を図ります．

呼吸仕事量の軽減

　呼吸は，普段は意識せずに行っていますが，自身での呼吸が不十分な状態となっている患者にとってはとても体力のいる仕事になります．そこで，疾患によって努力呼吸が強い患者や，それによって体力を非常に消耗してしまうような患者では，人工呼吸器で換気を代替することで，呼吸で必要な体力＝呼吸仕事量の軽減を図ります（図3）．

　また，吸気時に空気を押し込んで吸いやすくすることで，呼吸困難感の改善を図ることも大事な役割です．

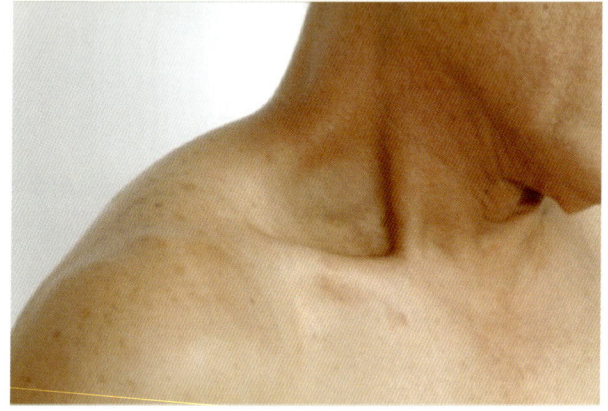

図3　努力呼吸による胸鎖乳突筋の緊張
胸鎖乳突筋の緊張が著しいような努力呼吸が強い患者では，呼吸仕事量を抑えるため人工呼吸器が適応になる

その他の役割

　上記でも触れていますが，人工呼吸器の臨床的な目的として，①低酸素血症の改善，②急性呼吸性アシドーシスの改善，③呼吸困難の改善なども挙げられます．

　ほかにも表1に示すように多くの目的がありますが，重要なことは，人工呼吸器を使用することで，原疾患の治療において組織への酸素供給を維持し，合併症を予防することになります．

3 人工呼吸器にはどんな種類がありますか？

　人工呼吸器は，手術後などに短時間だけ使用するものから，何年間という長期にわたって使用するものまで，さまざまな場面の呼吸不全に対して用います．

　そのため，さまざまな種類が用意されており，おもに，用手式人工呼吸器，陽圧式人工呼吸器，非侵襲的人工呼吸器，小児用人工呼吸器，在宅用人工呼吸器などがあります（図4）．駆動方式（機械式か用手式），侵襲（気管チューブなどの人工気道を使用するかどうか），換気方式（陽圧か陰圧か）でとらえると理解しやすいでしょう．

　一般的な成人用人工呼吸器では機械駆動で気管チューブなどの人工気道を必要とし（侵襲），陽圧で換気を行うので，侵襲的陽圧換気となります．

　用手式人工呼吸器とは，バッグバルブマスク（図5）や，ジャクソンリース回路などの蘇生器を指します．

　陽圧式人工呼吸器とは一般的な人工呼吸器であり，気管挿管や気管切開などにより人工気道を留置して接続する，陽圧式人工呼吸器を指します（図6）．

　非侵襲的人工呼吸器とは，マスクなどをインターフェースとして人工気道を使用せずに換気を補助する機器を指します．マスクを使用した陽圧式人工呼吸器のNPPV（noninvasive positive pressure ventilation, 図7）と体外からキュイラスという胸当てを胸腹部に装着し，陰圧をかけて横隔膜を運動させて呼吸を補助する体外式人工呼吸器（図8）に分けられます．

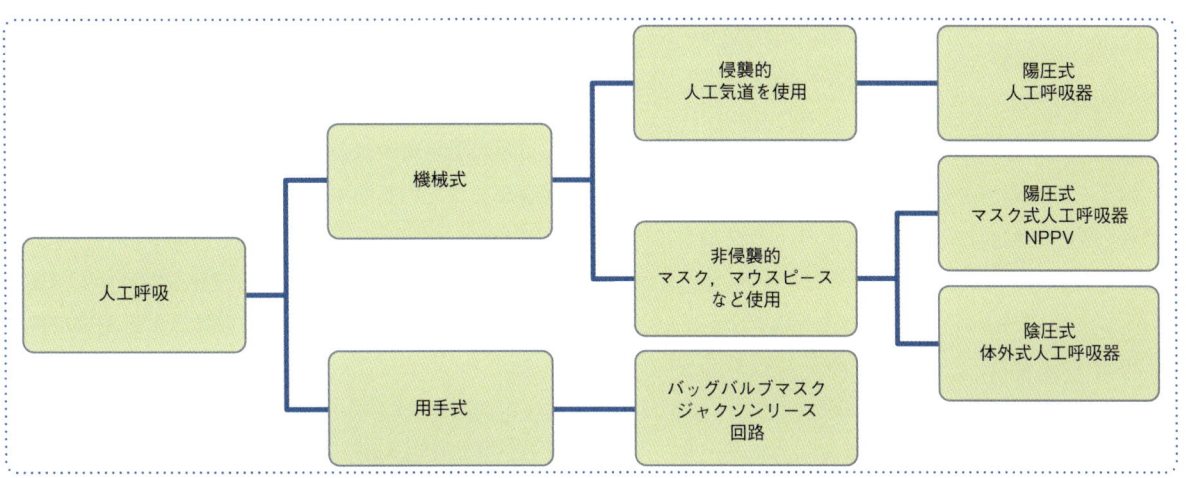

図4　人工呼吸器の種類

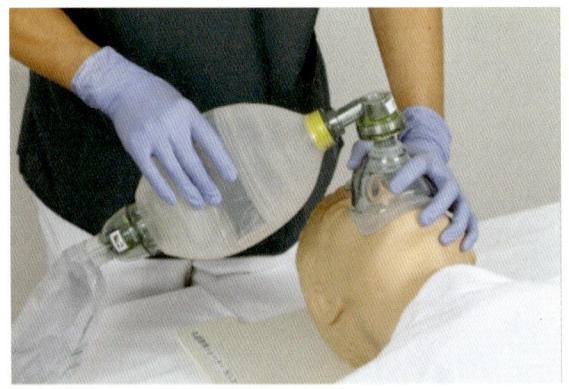

図5　バッグバルブマスク

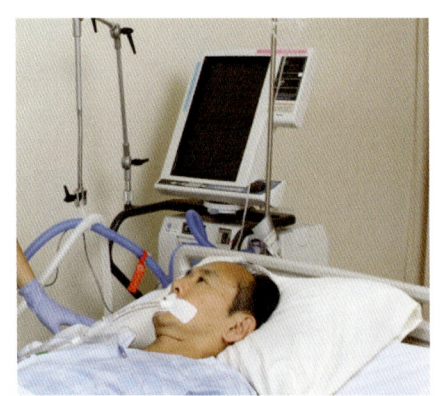

図6　機械駆動の陽圧式人工呼吸器

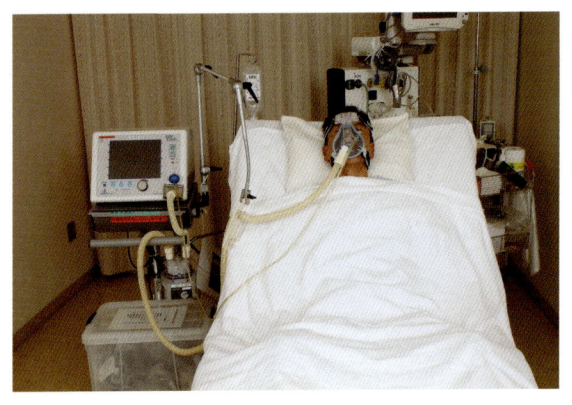
図7 NPPV

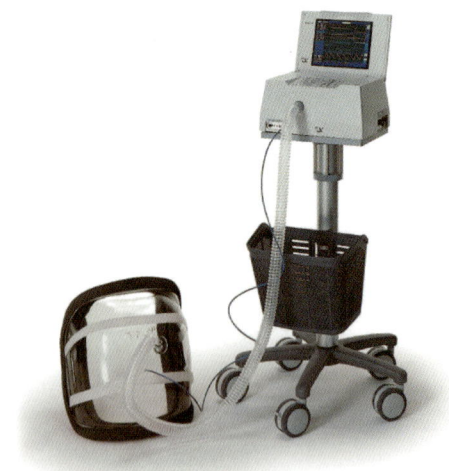
図8 体外式人工呼吸器（RTXレスピレーター）
（写真提供：アイ・エム・アイ）

4 人工呼吸器はなぜ苦手？ 怖い？

　人工呼吸器はなぜ「苦手」とか「怖い」と言われるのでしょうか．考えられる要因としては，①機器がわかりにくい，②患者のケアと観察に不安がある，③トラブルが怖い，などが挙げられます．

機器がわかりにくい

・人工呼吸器ではさまざまな専門用語や英語の表示が多く，状況をすぐに理解することが難しい．
・換気モードなど，機器のメーカーごとにさまざまな呼び方があり統一されていないため難しい．
・先輩によって教えてくれる内容が違ったりする．

患者のケアと観察に不安がある

・人工呼吸管理を受けている患者の多くは，鎮静や鎮痛をされているため，意識がない，声が出せない，身体を動かせない．そのため，訴えをとらえることができるか不安である．

・人工呼吸器装着中は合併症も多く，しっかりとケアと観察ができているか不安になる．ケアと観察のポイントがわからない．
・重症患者では，ルート類や薬剤投与，指示変更が多くなり，さらに人工呼吸器のケアが増えると業務負担が大きい．
・人工呼吸器の換気モードや設定は，患者の状態によりつねに変更するので，その状況に着いていくことで精いっぱいになる．

トラブルが怖い

・人工呼吸器は，患者の生命に直結する緊急性が高い機器なので間違えられない．
・人工呼吸器が停止してしまうと患者の呼吸も停止するという，命にかかわる機器のため，細心の注意が必要である．
・アラームが止まらないと患者の呼吸が停止してしまいそうで焦ってしまう．

- アラームが鳴っても，何が起こっているのか咄嗟にわからないので怖い．
- トラブルが発生した場合に対応方法がわからない．
- 人工呼吸器は24時間動いているので，いつトラブルが起こるかわからない．

＊

具体的には上記のような悩みが，「苦手」「怖い」の理由になりますが，初めて人工呼吸器を扱う看護師の誰もが通る道です．次項でその克服法を示します．

5 どうすれば，人工呼吸器が怖くなくなる？

人工呼吸器が怖い原因を払拭するため，以下から始めてみましょう（図9）．

用語に慣れよう

日々のケアの技術の習得を進めながら，まずは申し送りで報告される内容を理解できるよう，人工呼吸器の基本的な用語がわかるようになることが大切です（p.32「ここで用語チェック 申し送りを理解するために」参照）．

先輩のサポート時に目を光らせよう

先輩の日々のケアにサポートで入ることが増えてきますので，人工呼吸器装着中の患者のケアの注意点や観察のポイントにも着目し，日々のケアに自信をつけていきましょう．

物品のことを知ろう

こうして少しでも自信がついたなら，人工呼吸器の構造や回路などの構成物品を確認し，自分で回路の組み立てや使用中のチェックが行えるようになることを目指しましょう．

いよいよ独り立ち間近

人工呼吸器のトラブルやアラーム発生時の状態，原因，

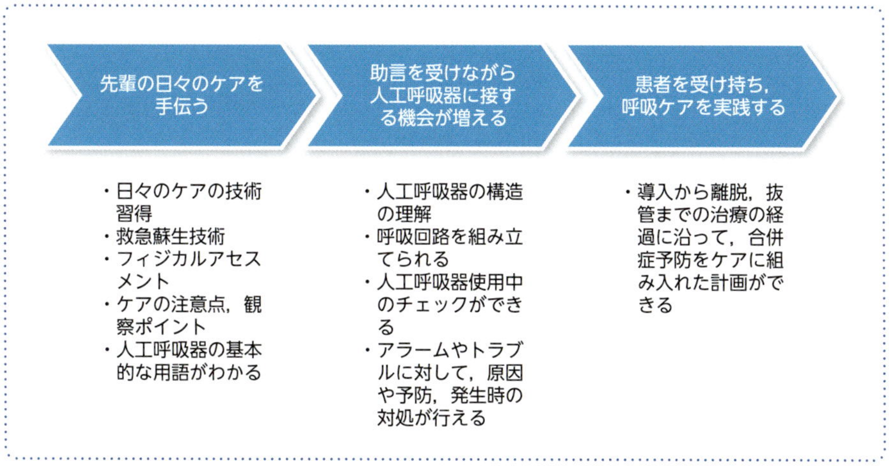

先輩の日々のケアを手伝う
- 日々のケアの技術習得
- 救急蘇生技術
- フィジカルアセスメント
- ケアの注意点，観察ポイント
- 人工呼吸器の基本的な用語がわかる

助言を受けながら人工呼吸器に接する機会が増える
- 人工呼吸器の構造の理解
- 呼吸回路を組み立てられる
- 人工呼吸器使用中のチェックができる
- アラームやトラブルに対して，原因や予防，発生時の対処が行える

患者を受け持ち，呼吸ケアを実践する
- 導入から離脱，抜管までの治療の経過に沿って，合併症予防をケアに組み入れた計画ができる

図9 人工呼吸器に慣れるステップ

チェックポイント，対処方法までわかってくれば，もう一人前です．たとえトラブルが発生したとしても，自信をもって対応できるようになります．

ただ，患者はいつまでも人工呼吸器を装着しているのではなく，1日でも早く人工呼吸器から離脱できることを目指すことが重要だということも忘れてはなりません．人工呼吸器の導入から離脱までの人工呼吸器の設定，鎮静管理など患者に必要なケアの流れを理解し，日々のケアに活かせるように頑張りましょう．

引用文献
1) Slutsky AS：Mechanical ventilation. American College of Chest Physicians' Consensus Conference. Chest 104(6)：1833-1859, 1993

実践編

人工呼吸器がある環境に慣れておく
――「なんとか,みんなの役に立てる」編――

人工呼吸器に触れる機会が増えてくる
――「まずは機器を扱えるようになろう」編――

いよいよ患者を受け持つことに
――「人工呼吸器を使いこなそう」編――

人工呼吸器のプロを目指す
――「もっと知りたい,ケアのアドバンス」編――

今日からICU！
人工呼吸器 臨床現場での"ファーストタッチ"はこう進む

いよいよICUデビュー！ 人工呼吸器を装着した患者さんのケアも行うことになります．でも，はじまりは「グラフィックモニターを読むこと」でも「アラームに対応すること」でもありません．現場での動きは，こんな場面から始まります──．

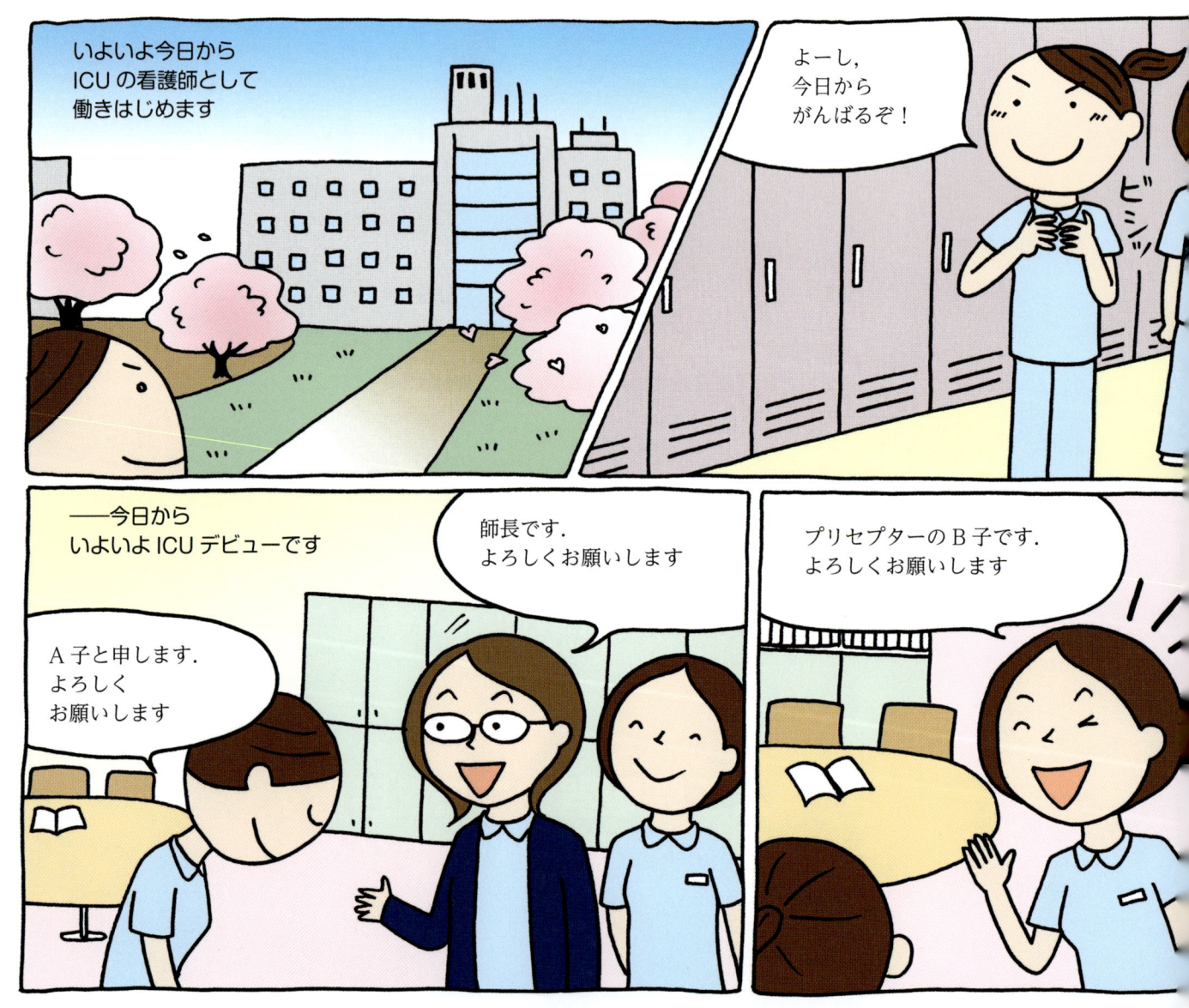

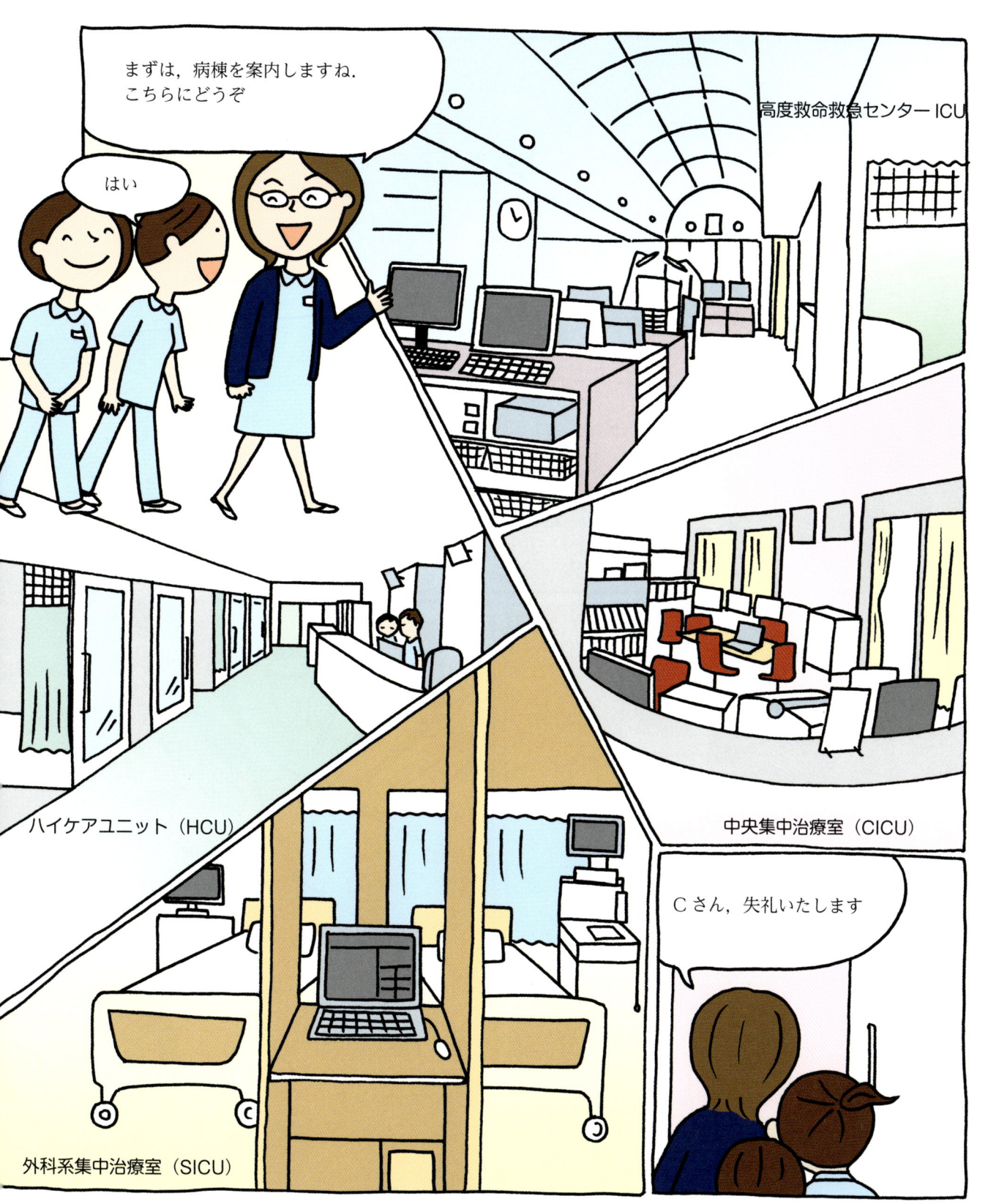

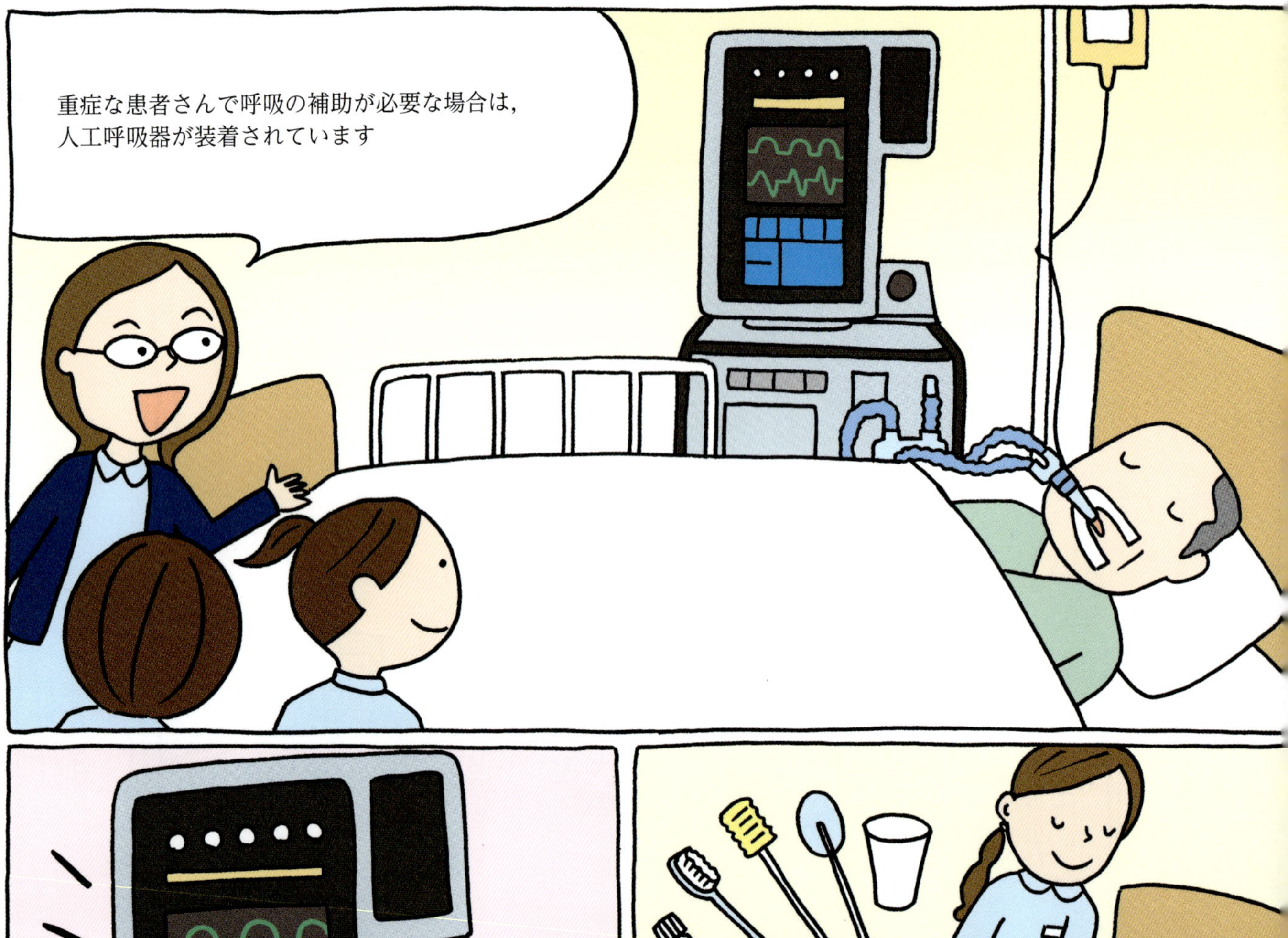

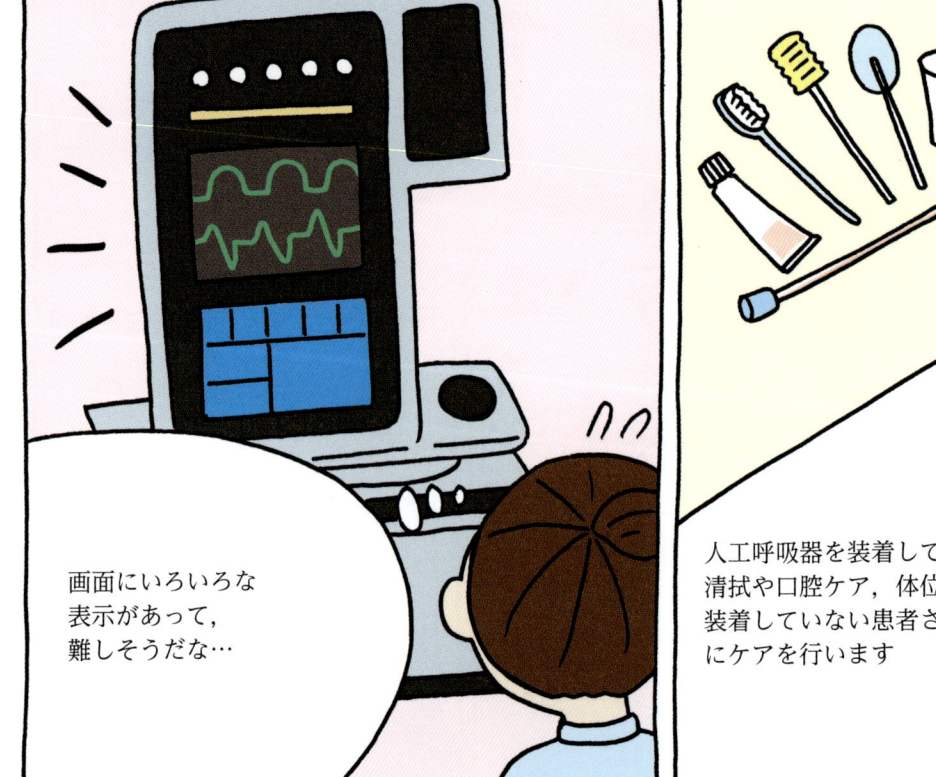

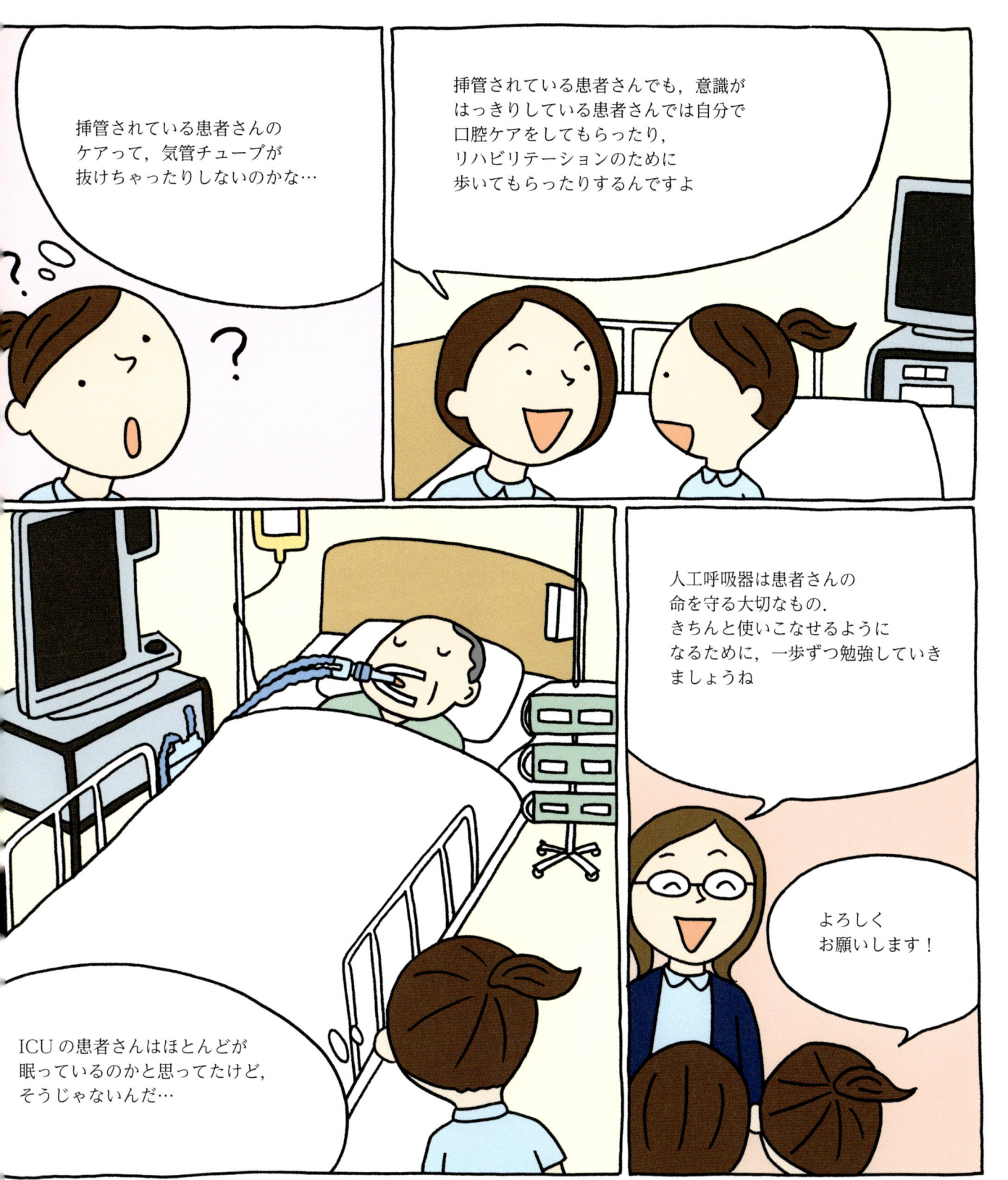

PART 1

人工呼吸器がある環境に慣れておく
──「なんとか，みんなの役に立てる」編──

STEP 1 ▶ 日々の業務　直接受け持たなくても，ここは押さえたい
STEP 2 ▶ ここで用語チェック　申し送りを理解するために
STEP 3 ▶ まずは，アラーム．とにかく対応してみよう

はじめは先輩ナースについて見学したり，指示されたことをやってみるのです

いきなり1人で人工呼吸器を組み立てたり，グラフィックモニターを読んだりということはありません．はじめは先輩について患者さんのケアを行います．自施設のルールや使用している人工呼吸器の機種などを含めて，基本をしっかり覚えていきましょう．

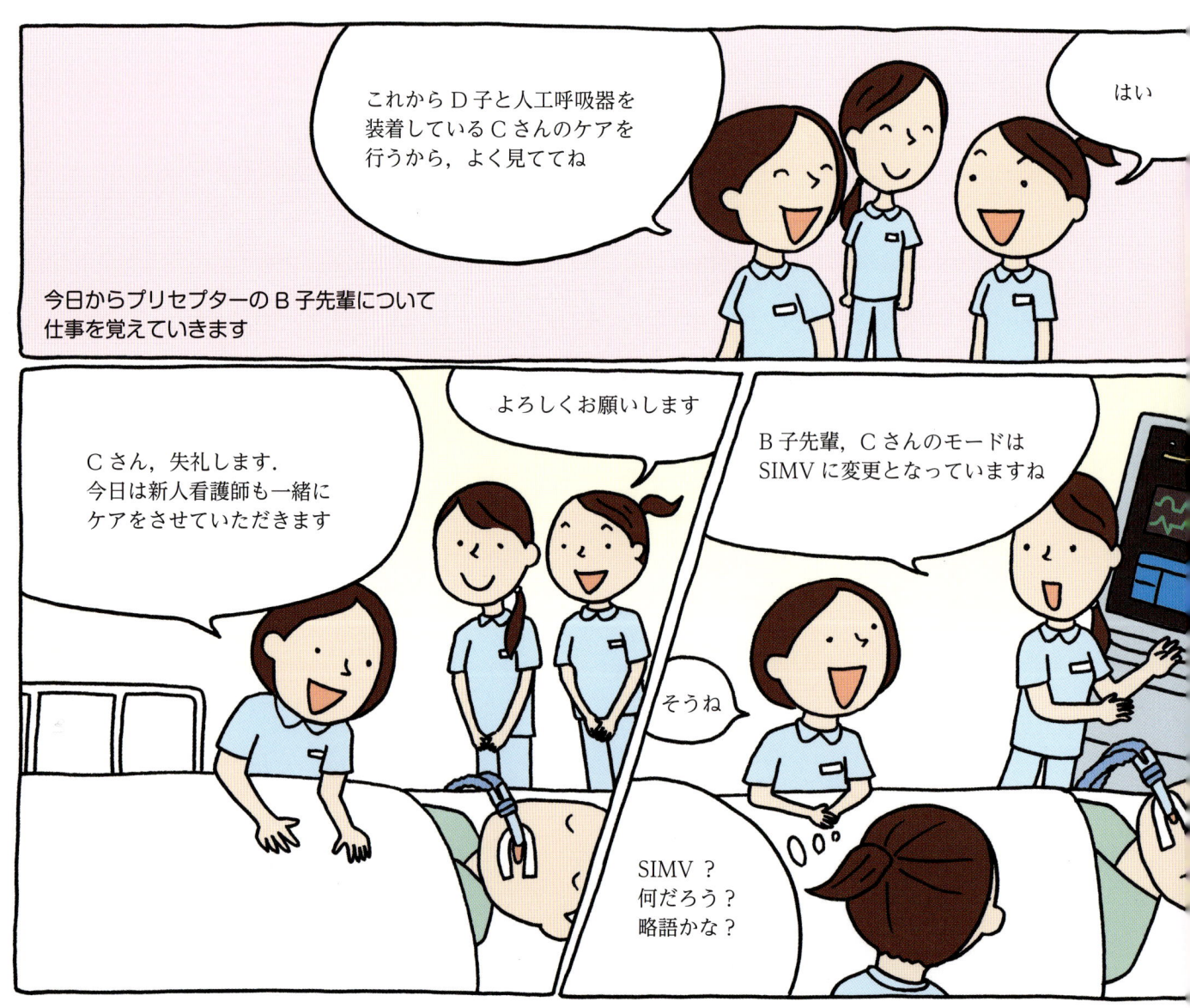

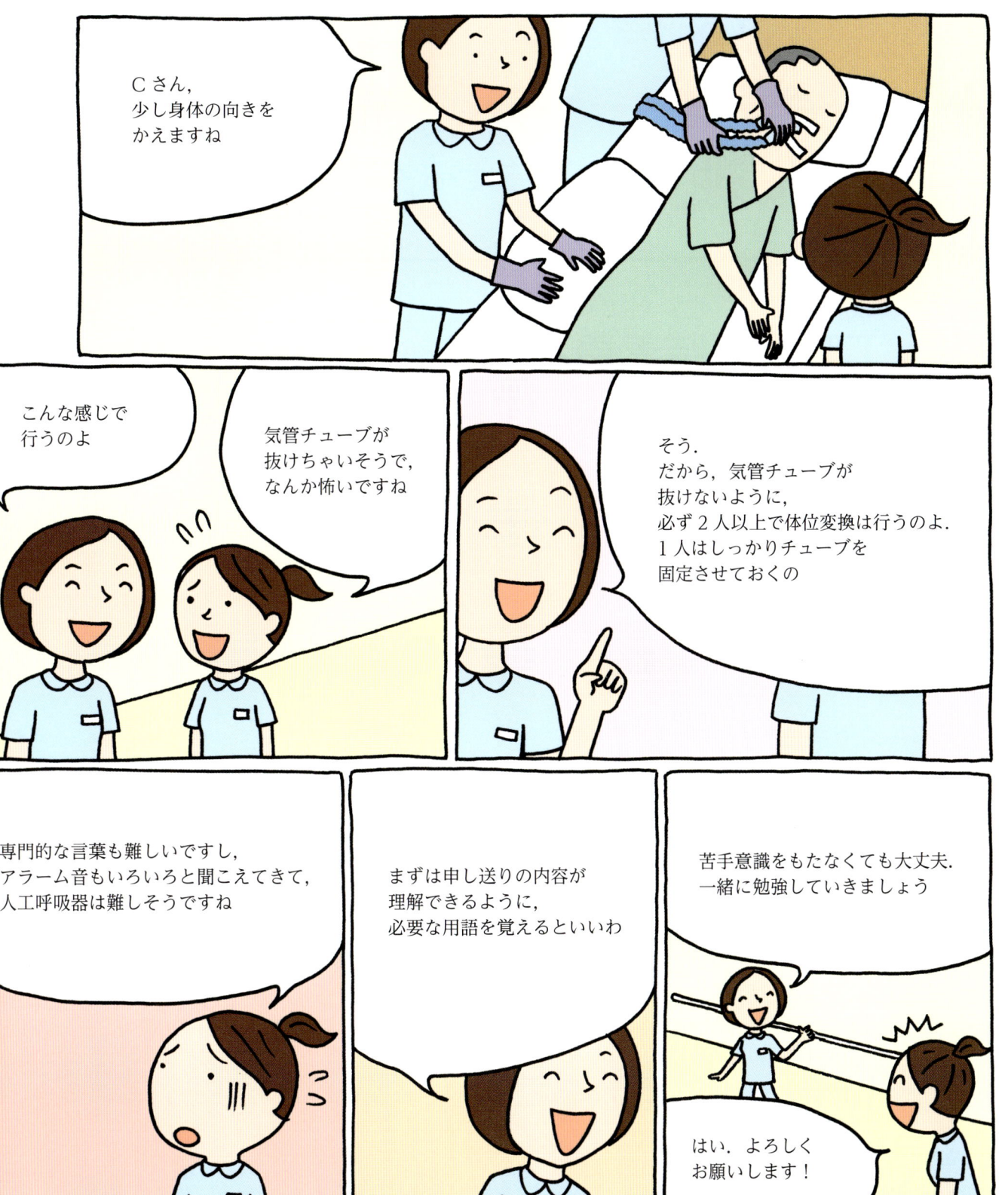

STEP 1 日々の業務 直接受け持たなくても，ここは押さえたい

1 人工呼吸器装着患者への日々のケアの基本と注意したいこと

人工呼吸器は換気の代替，補助をしている．安易に接続をはずさない

人工呼吸器は換気の代替，補助をする機器です．呼吸は24時間休むことなく行われています．私たちは数秒なら息を止めることができますが，人工呼吸管理を受ける患者の多くは数秒でも息を止めることができません．

体位調整時など，数秒だからと人工呼吸器の接続をはずすことは，呼吸ができないストレスを患者に与えるだけでなく，PEEP（p.39「PEEPって何？」参照）の解除や大気への開放につながり感染管理やその後の呼吸状態へ多大な影響を与えます．

また，ケア後に人工呼吸器の接続を忘れると，生命にかかわる重大な医療事故につながります．「安全に体位調整をするため」などと，安易に接続をはずさないようにします．

声に出して，自分の役割を確認する

「なんとなく」「これでいいのかな？」と適当に行うことは最も危険な行為です．最初は手伝いで先輩看護師と一緒にケアを行いますが，「自分は何をすればいいのか」を必ず確認するようにしましょう．

先輩によっては「わかっているはず」と思い込み，「こういうことをしてほしい」という説明をしてくれない場合もあります．そのときは「聞きづらい」「聞いたら怒られそう」などと思うのではなく，自分が行うべきことをきちんと声に出して確認しましょう．一番不安を感じているのは，患者です．

人としてかかわる．「挨拶」「声かけ」を必ずしよう！

人工呼吸器装着患者は鎮痛・鎮静され眠っているように見えたり，意識レベルが低下していたりする場合も多くあります．しかし，部屋に入るときは「失礼します」と声をかけ，患者と顔を合わせ「私は○○です」「今から□□をします．一緒にお手伝いします」など，必ず自己紹介とケアの説明を行います．

ケアの最中も「痛みはないですか？」「支えていますから大丈夫ですよ」など，声かけを忘れないようにしましょう．そして，できるだけ患者に笑顔を見せてあげてください．

人工呼吸器が装着されているだけで，怖いし緊張もしますが，患者と"人としてかかわること"を忘れないようにします．「挨拶をする」「声をかける」——看護師として大事なことは同じです．

2　清拭をやってみる

　人工呼吸器装着患者の清拭は，安全のために2名以上で行います．スタッフの数にはかぎりがありますから，現実的には人工呼吸管理について経験の少ない新人も一緒に行うことになります．

立ち位置は，人工呼吸器と対側に立つ

　清拭中は，患者の身体を動かすことで咳嗽が促されて気管吸引が必要になったり，抑制帯をはずすことで気管チューブに患者が手をもっていきやすくなり予定外抜去のリスクが高くなったりします．

　そこで，人工呼吸器のアラームが鳴ったときにすぐに確認できる人工呼吸器側には経験者の先輩が立ち，新人はその対側に立つようにしましょう．

顔の清拭やチューブ周りは，先輩にまかせる

　顔の清拭は気管チューブの固定テープがあったり，人工呼吸器回路の接続部があったりと，回路はずれやテープのゆるみの原因になりやすいです．

　そのため，顔の清拭やチューブ周りは経験者の先輩にまかせ，気管チューブから離れた部位の清拭を行うようにします．

抑制帯を使用している場合は，抑制部分を清拭するときに解除する

　タオルの準備などで患者から目を離したときにも予定外抜去とならないように，抑制帯は必要時のみはずすようにします．

　抑制帯を使用している患者は，抑制部分を清拭するときに解除し，清拭後再装着します．見守れるときは先輩に声をかけ，「いま，抑制帯をはずしています」など情報を共有しましょう．

側臥位へ向けるときは，チューブ把持は先輩，体位調整は新人が行う

　背部清拭時は，気管チューブの予定外抜去などのリスクが高くなります．まず，気管チューブの位置がずれないようにチューブの把持を行いながら，患者を側臥位へと向けます．

　チューブ把持は経験者の先輩にまかせ，新人は体位調整を行います．体位に禁忌などがなければ，回路が引っ張られないように，人工呼吸器側に向きを変えるのが基本です．

　患者を側臥位としたら先輩に体位の固定支持を変わってもらい，新人は患者の背側に回り背部を清拭します．側臥位時が最も咳嗽などの変化を起こしやすいため，つねに患者の顔や人工呼吸器のパネル，モニターなどが見える位置に経験者の先輩がいるようにします．

　そのため，背部の観察は新人しかできないので，「仙骨部の発赤はないです」など，声に出して先輩に報告します．背部の皮膚状態を観察できるのは清拭時が主ですので，きちんと観察しましょう．

　焦らなくてもいいですが，着替えなどの順番をイメージしてから取り組みましょう．少しでも早く終わらせ，患者の負担を減らします．

清拭後は乾タオルで水分を拭き取る

　清拭時に使用するタオルは温めておいても，拭いたあとは水分が皮膚に残り，室温で冷やされて体温を奪います．これは不快であるとともに代謝を亢進させることにつながるため，乾タオルで水分を拭き取りましょう．

　どの患者にも共通のことですが，とくに人工呼吸器装着患者は代謝の亢進が状態を容易に変動させるため，少しでもケアによる侵襲を減らす工夫が必要です．

3 体位変換をサポートしてみる

人工呼吸器装着患者の体位変換も,安全のために2名以上で行います.

体位を変換する際は,気管チューブの位置がずれるなどのリスクが伴うため,チューブ固定などは経験のある先輩にまかせ,新人は向きを変えたり,枕を挿入したりします.そのためには立ち位置が重要です.以下に手順を示します.

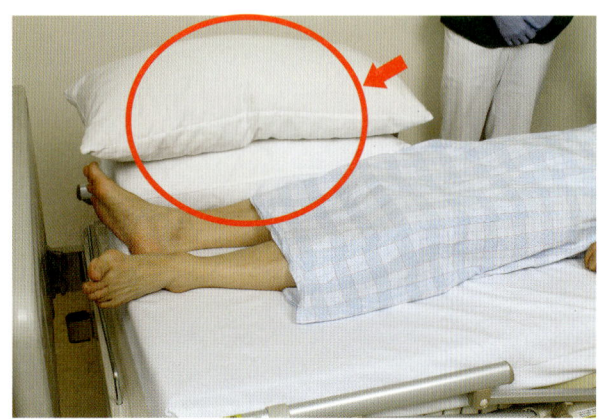

①枕を取りやすい位置に準備する

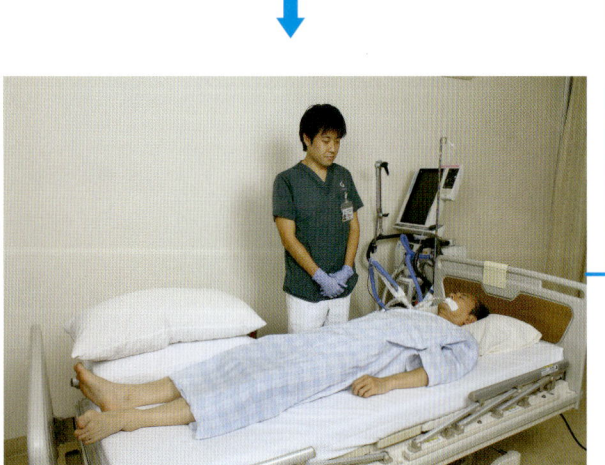

②ベッドを平らにし,ルートを確認する

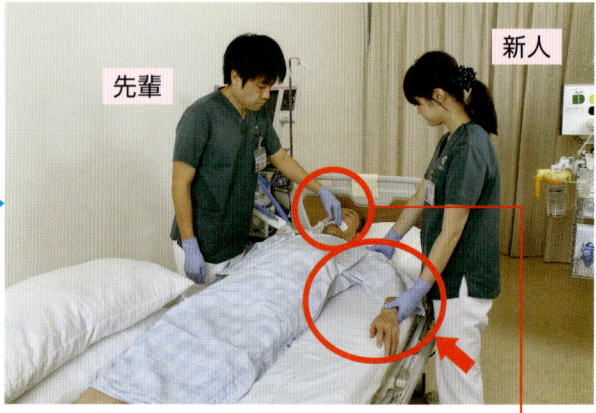

③向いてもらうほうの患者の手を広げる

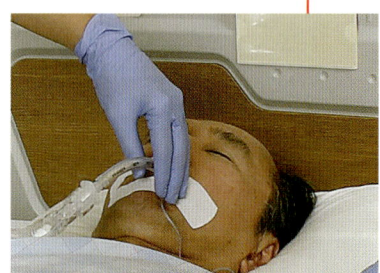

先輩は気管チューブの根元をしっかりと把持する

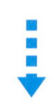

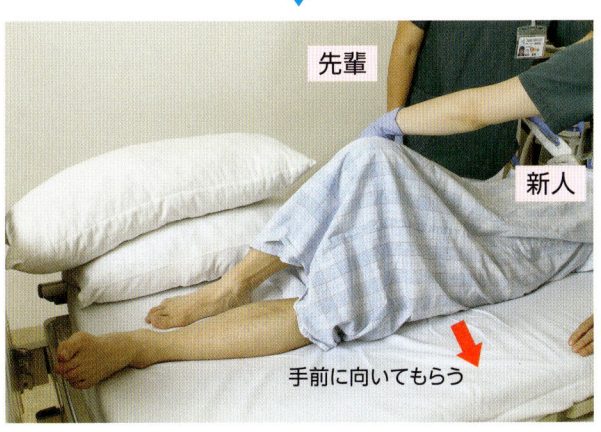
④向いてもらう方向と対側の患者の足を立てる

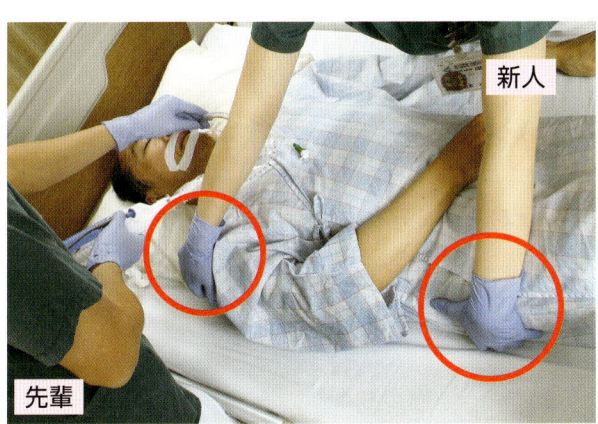
⑤新人は向いてもらう側に回り，患者の肩と腸骨を支え，側臥位とする

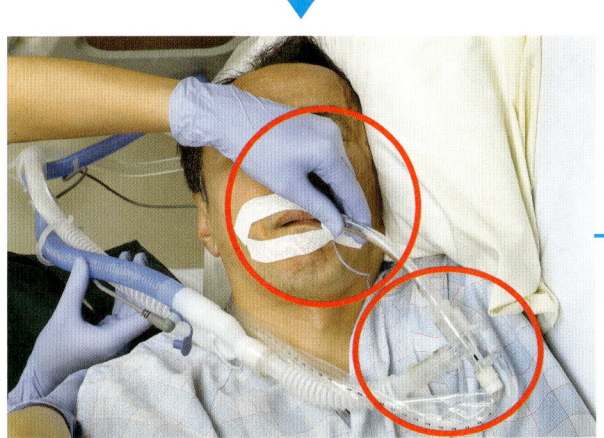
⑥先輩は気管チューブの根元から手を離さず，回路にも余裕をもたせる

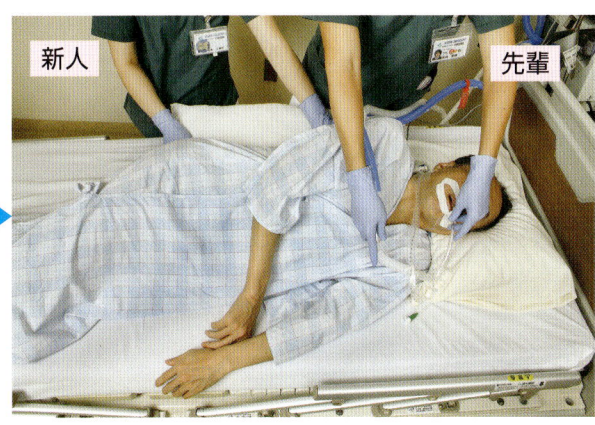
⑦先輩に体位の支持を変わってもらい，新人は背側に回り枕を挿入する

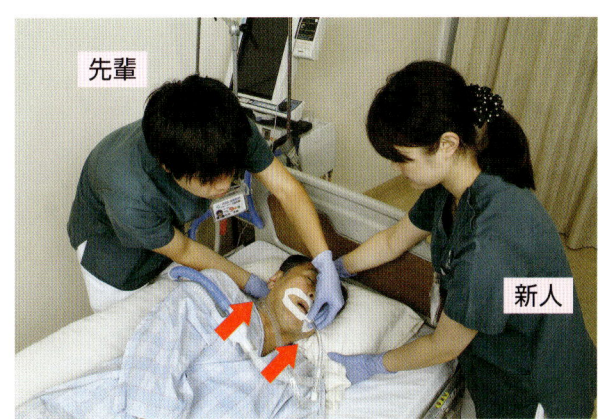
⑧先輩に気管チューブと頭部を支えてもらい，新人は枕を調整する

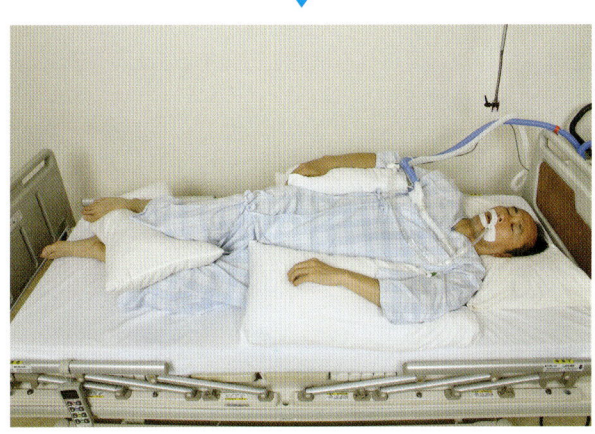
⑨足と腕の下にも枕を挿入し，良肢位を保ち，ルートを確認する
⑩タオルケットをかけるなど状態を整え，バイタルサインを確認し，終了したことを患者に伝えて退室する

4 患者状態，ここだけは押さえたい

人工呼吸管理は肺への影響はもちろんのこと，循環動態や肝腎など全身に影響を与えます．

関連性の把握やアセスメントは受け持ってからで十分ですが，人工呼吸器装着の有無にかかわらず，バイタルサインをはじめとした患者の全身状態の観察は行えるようにしましょう．

バイタルサイン

経皮的動脈血酸素飽和度（SpO_2）をはじめ，血圧，脈拍，呼吸回数，体温など基本的なバイタルサインは把握します．

基準値からの逸脱は当然のこと，経時的な変化を把握し，どの値になったら異常なのか，先輩に報告しなければならないのかを認識しておくことは重要です．

呼吸状態

呼吸パターンや努力呼吸の有無など呼吸状態の変化は注意が必要です（**表1**）．

気道内圧や換気量，グラフィックモニター波形など，人工呼吸器から得られるパラメーターがわからなくても，患者の身体から得られる状態を把握することや変化に気づくことは重要です．

循環動態

バイタルサインのほかに，顔色や四肢末梢の冷感の有無など，循環不全徴候（ショック徴候）には注意が必要です（**表2**）．尿量の減少，浮腫の出現なども注意するようにしましょう．

気管チューブの状態

気管チューブの固定テープの剥がれ，チューブの咬合，カフ漏れの有無（声が出る）などは「危ない」と気づけるようにしましょう（**表3**）．

表1 呼吸状態の確認

- 呼吸パターン
- 努力呼吸の有無
- 胸郭の動きの左右差
- 呼吸困難感の有無
- 苦痛様顔貌の有無
- 呼吸音の変化

表2 循環動態の確認

- バイタルサイン
- 顔色
- 四肢末梢冷感の有無
- 皮膚の色調，チアノーゼの有無
- 冷汗など皮膚の湿潤
- 尿量の減少
- 浮腫の有無：眼球結膜の浮腫や下腿の圧痕
- 指先のリフィーリング時間

表3 気管チューブの状態の確認

- 気管チューブの固定テープの剥がれ
- 気管チューブの咬合
- カフ漏れ（声が出る）

Check!

指先のリフィーリング時間

循環不全徴候を見抜くアセスメント方法の1つです．指先を2秒ほど圧迫すると，指先は白くなります．圧迫を離して血流が戻るまでに3秒以上かかると，循環不全徴候の可能性があります．

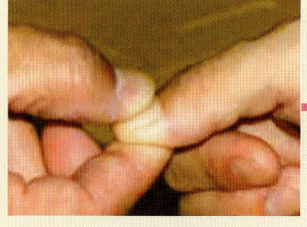

指先を圧迫すると白くなる

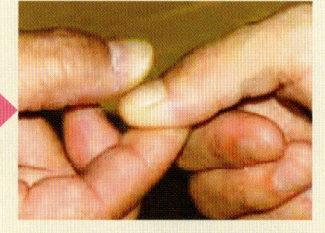

圧迫を離しても赤く戻るのに時間がかかるとショックのおそれ

5 もしかして？の異変サインを押さえておく

異変の原因で多いのは**表4**に示すDOPEです．原因を考えられなくとも，前項のバイタルサインや全身状態の観察で変化があれば，人工呼吸器のアラームが鳴っていなくても，すみやかに先輩に報告します．

体位変換後の声漏れ，胸郭の動きの左右差

体位変換後に，声漏れがしたり，胸郭の動きの左右差が出現したりしたときは，気管チューブの位置異常を疑います．

患者の身体を動かすことで，気管チューブが抜ける，深く入ってしまう，など適正な位置ではなくなることがあります．そのため，体位変換を手伝うときには，まずは固定テープが剥がれていないかを確認し，体位変換後は声漏れや胸郭の動きの左右差の有無を確認します．

呼吸困難感・努力呼吸の出現

体位変換などのあとに，患者が呼吸困難感を訴えたり，努力呼吸が出現したりしたときは，気管チューブの閉塞を疑います．

気管チューブを噛んでいないか，人工呼吸器の回路がベッド柵などに挟まれたりしていないかを確認します．分泌物で気管チューブが閉塞しているのであれば，気管吸引が必要ですが，いずれにしてもすみやかに先輩に報告します．

SpO₂の低下，ショック徴候の出現

急激なSpO_2の低下や血圧低下，末梢冷感・湿潤などのショック徴候の出現では気胸が疑われます．緊張性気胸となれば生命に直結する合併症ですので，すみやかに先輩に報告します．

表4　DOPE

Displacement	気管チューブの位置異常
Obstruction	チューブの閉塞
Pneumothorax	気胸
Equipment failure	機器トラブル

人工呼吸器のアラーム

人工呼吸器のアラームが鳴ったときは，何が原因で鳴っているのかを確認し，すみやかに先輩に報告します．

原因がわからない場合でも，アラームが鳴っていることは報告しましょう．機器のトラブルの場合もあり，その際は人工呼吸器本体の交換が必要です．代替器の準備の方法は，あらかじめ確認しておきましょう．

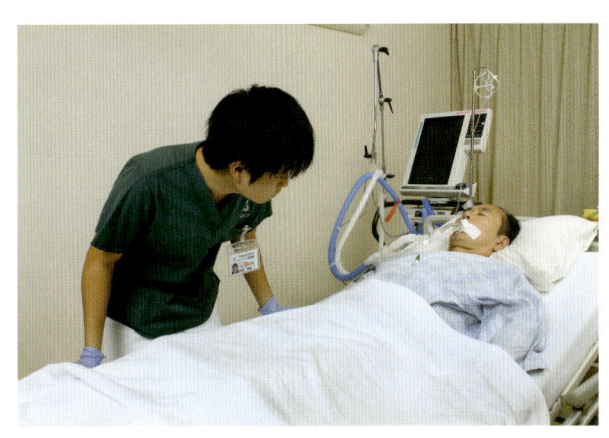

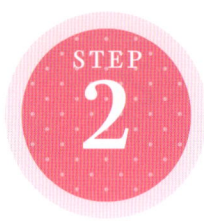

STEP 2 ここで用語チェック 申し送りを理解するために

1 モードって何? 基本的な3モード

モードとは，人工呼吸器が患者の肺にガスを送る方法・様式のことです．基本的なモードとして，A/C，SIMV，CPAPの3つをまず覚えましょう．

「モード」とは，人工呼吸器の換気モードのことです．人工呼吸器は，人工的に患者の肺にガスを送り込むことによって患者の呼吸を維持することを目的としています．換気モードとは，人工呼吸器が患者の肺にガスを送る方法・様式を示しています．

人工呼吸器で行われる換気方法は，「強制換気（強制的に換気をアシストする）」「自発換気（患者の自発呼吸をサポートする）」「強制換気と自発換気（2つの換気方法が混在している換気モード）」に分けられます．

ここでは，人工呼吸器の基本的なモードである「A/C」「SIMV」「CPAP」の3つについて説明します．

A/C（補助/調節換気）

人工呼吸器が「ガスの吸い始め（吸気）」と「吸い終わり（吸気終了）」の両方のタイミングを決める方法を強制換気といいます．換気回数，換気量または吸気圧，吸気流量，吸気時間を設定し，強制的に換気を行います．

患者の自発呼吸に関係なく，強制換気がくり返し行われる換気モードをCMV（controlled mechanical ventilation，調節換気，図1）といいます．

また，人工呼吸器の機能として，患者に自発呼吸がある場合は，患者の吸気努力をトリガー（感知）して，呼吸の補助を行うことをAV（assist ventilation，補助換気，図2）といいます．このモードでは，吸気終了のタイミングは人工呼吸器が決めます．

調節換気と補助換気の2つを組み合わせたモードが，A/C（assist/control ventilation，補助/調節換気，図3）です．患者に自発呼吸がなければ，「調節換気」として機能し，自発呼吸があれば「補助換気」として機能を果たします．

SIMV（同期式間欠的強制換気）

SIMV（synchronized intermittent mandatory ventilation，同期式間欠的強制換気，図4）とは，強制換気と自発換気の2つが混在する換気モードです．

患者に自発呼吸がない場合には，A/Cと同じように設定された換気回数で調節換気が行われます．患者に自発呼吸がある場合は，設定された換気回数で自発呼吸に同期して補助換気を行います．

また，設定された換気回数より自発呼吸が多い場合は，

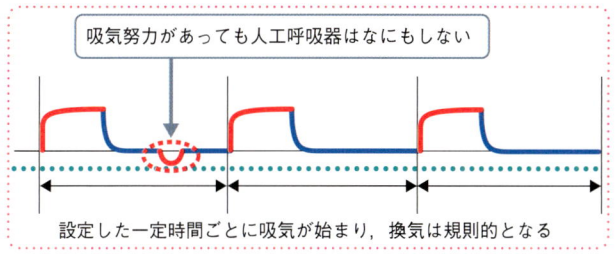

図1 PCV-CMV(調節換気)

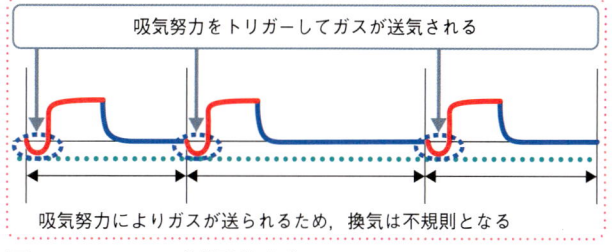

図2 PCV-AV(補助換気)

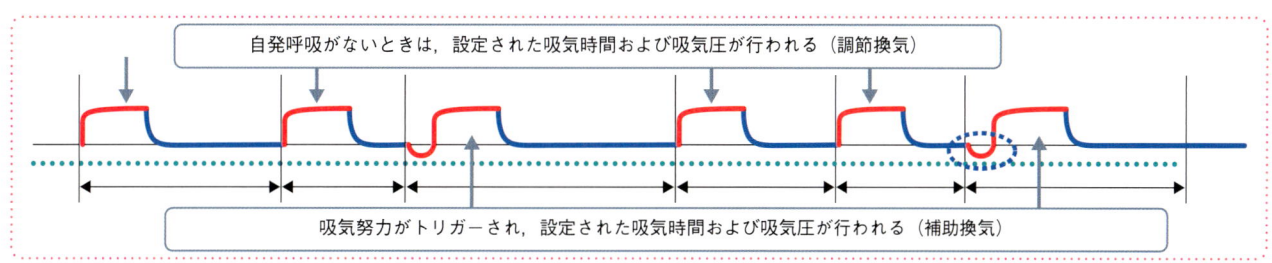

図3 PCV-A/C(補助/調節換気)

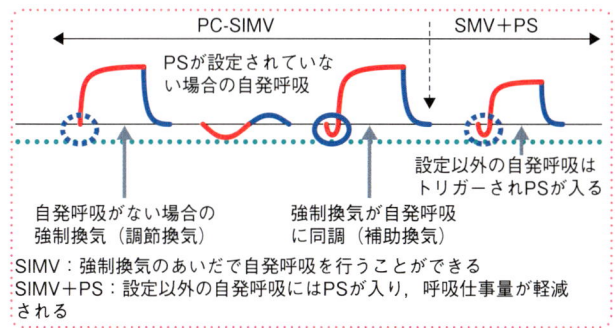

図4 SIMV(同期式間欠的強制換気)

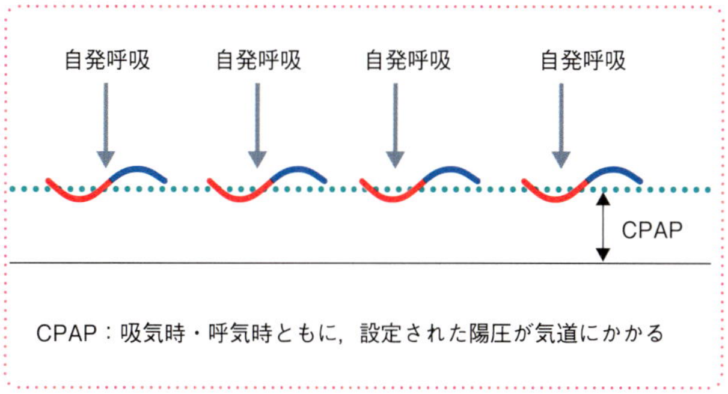

図5 CPAP(持続的気道陽圧)

自発換気となります．つまり，設定した換気回数だけは強制または補助換気として機能を果たしますが，それ以外は自発換気を行うモードです．

　自発呼吸に補助換気が必要な場合，呼吸仕事量を軽減する目的でPS(pressure support, プレッシャーサポート)という付加機能を用います．PSとは，設定した圧(プレッシャーサポート圧)で患者の吸気開始にあわせてガスを送り込み，吸気終了にあわせて圧を下げることにより，自発呼吸を補助する機能です．この場合，モードの設定はSIMV＋PSとなります．

CPAP(持続的気道陽圧)

　患者が吸気と呼気のタイミングを決める換気を，自発換気と言います．

　CPAP(continuous positive airway pressure, 持続的気道陽圧，図5)とは，自発呼吸において，つねに設定された陽圧を気道に付加する換気モードです．気道内に一定の圧をかけることによって，肺胞の虚脱を防ぎ，酸素化を改善する効果があります．

　患者に自発呼吸がある場合にのみ設定されるモードで，強制換気は行われず，すべて患者が自発換気を行います．

2 換気量・換気回数って何?

> 換気量とは，人工呼吸器で入れ替えるガスの量のことです．
> 換気回数とは，1分間で行う換気の回数のことです．

換気とは，「肺胞内のガスを外気と入れ替えること」です．入れ替えるガスの量を「換気量」といい，1分間で行う換気の回数のことを「換気回数」といいます．

肺胞内の換気量が増えると肺胞内の二酸化炭素分圧が低下し，動脈血二酸化炭素分圧（$PaCO_2$）も低下します．

一回換気量の設定

一回換気量（tidal volume：VT）とは，1回の換気で出入りするガスの量のことです．これまで，$PaCO_2$を正常値35〜40mmHgに維持するために，一回換気量は10mL/kg程度で調整されていました．

しかし，重症の呼吸不全で肺のコンプライアンス（肺の膨らみやすさ）が低下したときに，一回換気量が多すぎると肺胞が過剰に膨張し，損傷する可能性が高くなってしまいます．一回換気量が多すぎたために肺損傷をきたすことを容量損傷（volutrauma），圧のかけすぎによる肺損傷のことを圧損傷（barotrauma）といいます．

Check!
人工呼吸器関連肺傷害（VALI）

容量損傷や圧損傷など，人工呼吸に起因する肺傷害を人工呼吸器関連肺傷害（ventilator-associated lung injury：VALI）と呼びます．このほかに，虚脱性肺損傷（atelectrauma），炎症性肺損傷（biotrauma），酸素中毒（oxygen toxic effects）がVALIの原因として挙げられます．

VALIを防止するために，「肺保護戦略」と呼ばれる人工呼吸法があります．一回換気量を調節することによる肺胞の過伸展を防止，高二酸化炭素血症の容認（permissive hypercapnea），高い圧をかけて虚脱した肺胞を積極的に開くオープンラング法，自発呼吸を温存した呼吸管理法などが行われます．

理想体重による一回換気量の設定

現在では，肺損傷を少なくするために体重1kgあたり6〜8mLで一回換気量を設定します．

その場合，実体重ではなく身長から計算する理想体重を用います．これは，肺のサイズは実体重ではなく理想体重に比例していると言われているためです（体重が増えたとしても，肺が大きくなるわけではありません）．

●理想体重の計算式
- 男性：$50 + 0.91 \times \langle 身長(cm) - 152.4 \rangle$
- 女性：$45.5 + 0.91 \times \langle 身長(cm) - 152.4 \rangle$

例：身長165cm（男性）

$$\begin{aligned}理想体重 &= 50 + 0.91 \times (165 - 152.4) \\ &= 50 + 0.91 \times (12.6) = 50 + 11.4 \\ &= 61.4 kg\end{aligned}$$

この場合，一回換気量は，61.4kg×6〜8mL＝368〜491mLのあいだで設定します．

分時換気量と肺胞換気量

1）分時換気量

人工呼吸器の設定で$PaCO_2$に影響を及ぼすのは，一回換気量と換気回数です．一回換気量で$PaCO_2$およびpHを病態ごとで基準値に維持できるように調整します．

一回換気量×換気回数が分時換気量（minute volume：MV）となり，1分間に肺に出入りするガスの量となります．たとえば，一回換気量500mL，換気回数10回では，分時換気量は5,000mL（500mL×10）となります．

2）肺胞換気量

$PaCO_2$ は，分時換気量ではなく肺胞換気量により決定されるため，単に一回換気量と換気回数を設定するだけではいけません．なぜなら，肺胞換気量を主体に一回換気量と換気回数を設定するためには，死腔量を考える必要があるからです．

死腔とは，ガス交換には直接関与しない空間を指します．気道内の鼻腔・口腔から肺胞までにたどり着くまでの通路（気道）は，ガス交換には直接関与しないため，死腔となります．気道部分の解剖学的死腔内容量は，体重50kgでは約150mL（3mL/kg）とされています．

3）設定の実際

分時換気量は，①一回換気量500mLで換気回数10回に設定した場合と，②一回換気量を半分の250mLで換気回数20回と倍にした場合も，同じ5,000mLとなります．

分時換気量＝一回換気量×換気回数
　　①500mL×10＝5,000mL
　　②250mL×20＝5,000mL

しかし，死腔量を考慮した肺胞換気量では，下記のように②は大幅に減少するため，分時換気量が同じでも $PaCO_2$ は上昇してしまいます．

肺胞換気量＝（一回換気量－死腔量）×換気回数
　　①（500mL－150mL）×10＝3,500mL
　　②（250mL－150mL）×20＝2,000mL

このように，適切な分時換気量を得るためには，死腔量を考慮した一回換気量と換気回数を設定しなければなりません．

> **Check！**
>
> **死腔量に注意**
>
> 人工呼吸器のパネルに表示されている実測値は，死腔量は加味されていません．そのため，一回換気量が150mLしか入っていなければ，肺胞でガス交換がなされていないことになります．申し送りで一回換気量が少なければ，「おかしい」「低酸素血症のリスクがある」と思えるようになるとよいですね．

気道内圧って何？

人工呼吸器でガスを送り込む際に，気道にかかる圧力のことです．

人工呼吸器は，陽圧をかけて気道内にガスを送ります．気道内にどれくらいの圧がかかっているのかを確認するためには，気道内圧をチェックする必要があります．

気道内圧とは，気道内の圧力の変化をとらえたもので，人工呼吸器回路内の圧力が気管チューブを介して反映されます．

実際の気道内圧波形（**図6**）で見てみましょう．縦軸は気道内圧を示し，上側へ向かうほど圧が高くなります．横軸は時間軸を示し，右側へ向かうほど時間が経過していることになります．吸気で圧が上がり，呼気で下がっていきます．最も圧が高くなっているところが，ピーク圧（最高気道内圧）として人工呼吸器に表示されます．

吸気圧

ピーク圧は「吸気圧とPEEP（positive end-expiratory pressure，呼気終末陽圧）をあわせた圧」となり，吸気圧（息を吸うのに必要な圧）は「気道にガスを通す圧＋肺胞にガスを入れる圧」となります．肺胞までのガスの流れは，**図7**となります．

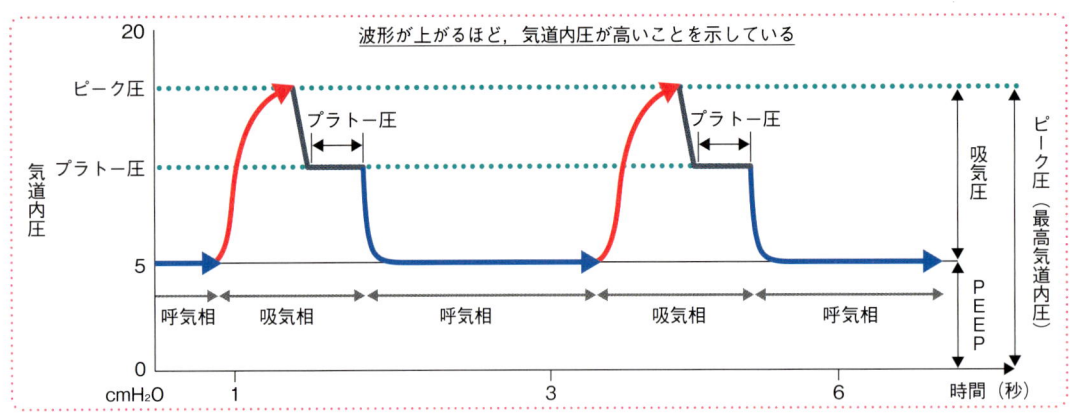

図6 気道内圧—時間曲線VCV

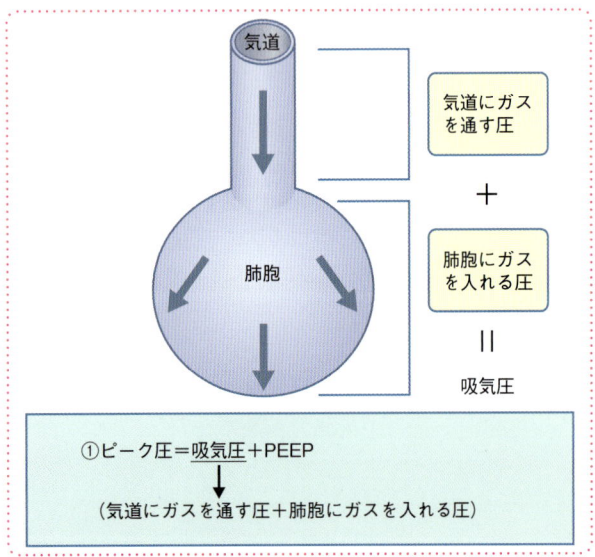

図7 肺胞の吸気圧

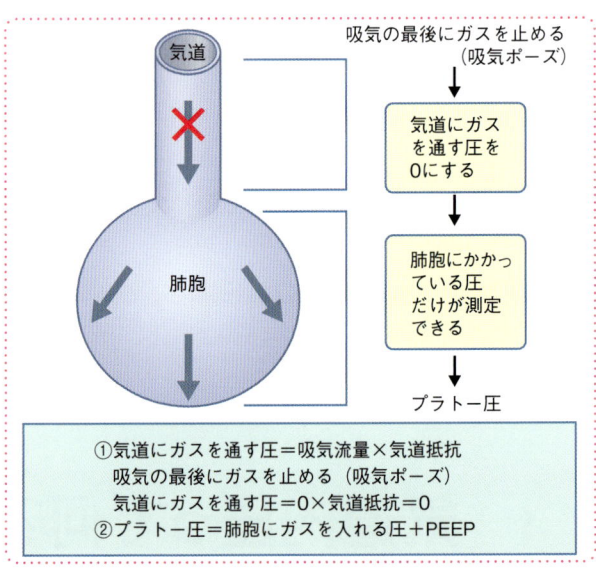

図8 プラトー圧

プラトー圧

　ピーク圧は，「気道にガスを通す圧＋肺胞にガスを入れる圧」とPEEPをあわせたものでしたが，すべてそれが肺胞にかかっている圧というわけではありません．

　ピーク圧の「気道にガスを通す圧」すなわち，気道抵抗の分を引いた値（「肺胞にガスを入れる圧」＋PEEP）が肺胞の中の圧と等しくなり，その圧がプラトー圧（図8）と呼ばれています．

　気道にガスを通す圧を0にするには，人工呼吸器の吸気の最後にガスを送るのをいったん止めると測定ができます．実際にプラトー圧を測定する場合は，人工呼吸器に搭載されている「吸気ポーズ」のボタンを押すと測定することができます．プラトー圧を気道内圧波形（図6）で見てみると，ピーク圧から少し下がった平らな部分となります．

　プラトー圧は，吸気終末時の肺胞の中の圧で30cmH₂Oを超えてしまうと圧損傷のリスクが高まると考えられているため，注意が必要です．

> **Check!**
> **プラトー圧の上昇**
> 　肺が軟らかいときはプラトー圧は上がりませんが，肺炎など炎症が遷延していると肺が硬くなり，プラトー圧も上昇します．

4 流量って何？

> 一定の時間のなかで流れる気体の量です．

　流量とは，単位時間あたりに流れる気体の量を示しています．

　たとえば，一回換気量500 mLを入れるとします．吸気時間1秒で一回換気量500 mLを送り出すときのガスのスピードは，500 mL/秒となります．これを，分速にしてみると，500 mL/秒×60＝30,000 mL/分＝30 L/分となります．

　流量波形では，人工呼吸器が患者へ送り出す吸気の流量と，患者が吐き出す呼気の流量を表示します．流量波形では縦軸がガスの量を表し，横軸が時間軸を表した波形となります．

　基線0から上側は吸気流量で，下側は呼気流量を表示します．また，流量波形は換気モードによって異なります．

吸気相

1) VCV (従量式換気) の場合 (図9)

　従量式換気 (volume control ventilation：VCV) では，吸気が開始されると，基線0から上側の波形で急激に吸気流量が増加します．基本的に吸気相では，ガスが一定量送られます．

　プラトー圧のときはガスを送った状態でいったん休止し，吸気が終了すると波形は基線0に戻ります．

2) PCV (従圧式換気) の場合 (図10)

　従圧式換気 (pressure control ventilation：PCV) では，吸気が開始されると，基線0から上側の波形で急激に吸気流量が増加します．

　PCVの場合は，設定した圧に達すると徐々に減衰す

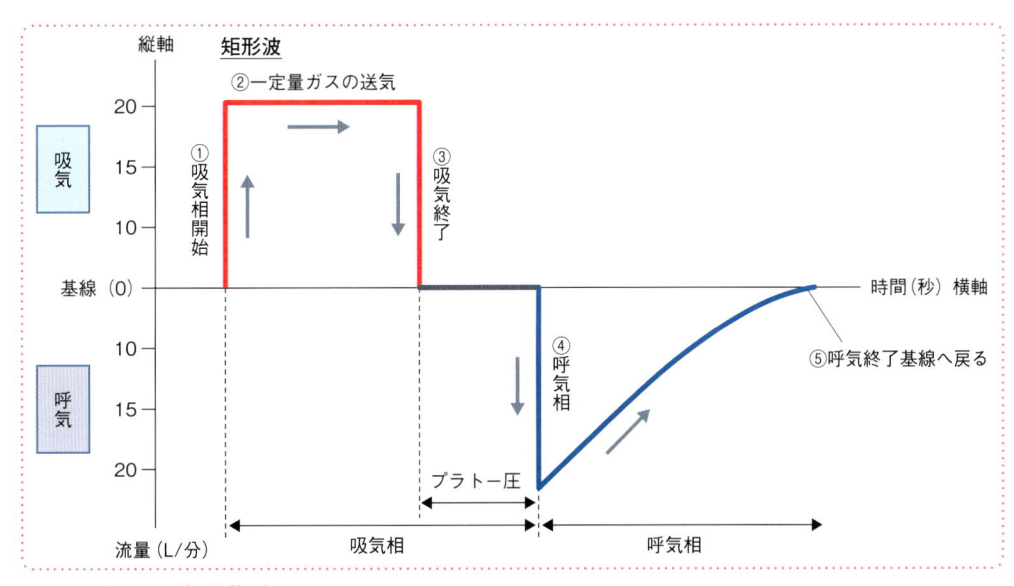

図9　流量―時間曲線VCV

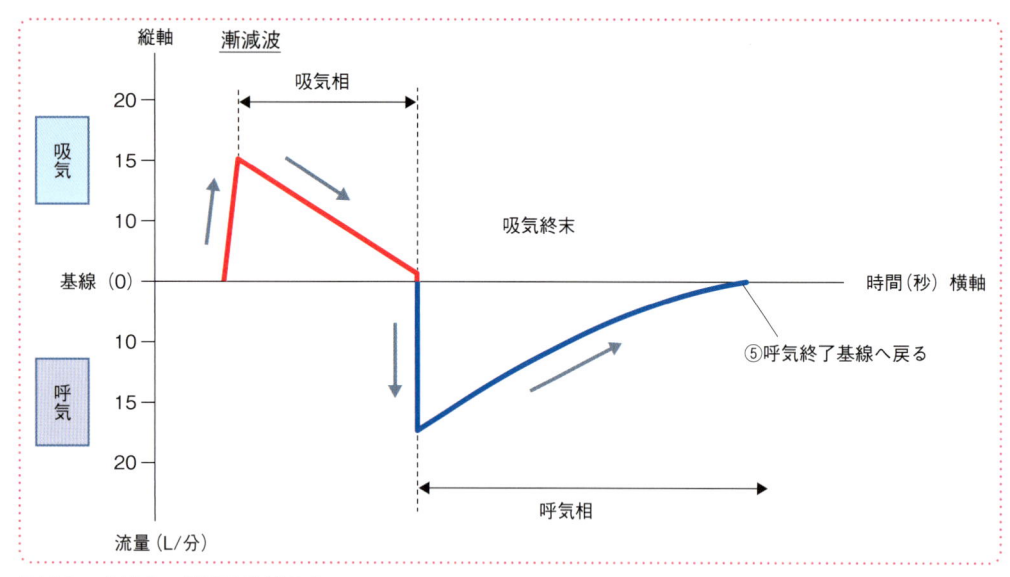

図10　流量―時間曲線PCV

る漸減波となり，吸気終了時に波形は基線0に戻ります．

呼気相

VCV，PCVともに吸気時間が終了し，呼気相に転じると，基線0から下側の波形で急激に呼気流量が増加します．その後，徐々に減衰する漸減波となり，呼気終了では基線0へ戻ります．

呼気流量では，肺や胸郭が戻ろうとする力（弾性抵抗）によって変化します．

5　F_IO_2って何？

吸入される酸素の濃度（吸入気酸素濃度）のことです．

F_IO_2とは，吸入気酸素濃度（fraction of inspired oxygen）の略で，人工呼吸では0.21〜1.0の範囲で設定します．

酸素化を改善するために酸素投与は有効となりますが，酸素は決して無害ではありません．そのため，高濃度の酸素投与による酸素毒性に注意する必要があります．

一般的に，F_IO_2 0.6以上を長時間吸入しつづけると，酸素毒性の危険性が高まると考えられています．高濃度の酸素投与がつづくと活性酸素が過剰になり，細胞・組織障害などを引き起こす危険性が高まります．不必要な高濃度の酸素投与を避けて，F_IO_2 0.6以下を目指すことが必要です．

そのためには，PEEPを積極的に用いてF_IO_2を調整することが重要になります．最適なPEEP設定は，患者の病態によって違いがあり一概には言えませんが，ARDSネットワークに準拠したF_IO_2とPEEPの設定は**表1**のようになります．

● 表記方法のしくみ

呼吸生理学で使用される記号には，いくつかの取り決めがあります．記号は，3つのグループに分かれて記載されます．F_IO_2で考えてみましょう．

まず，第1グループは分圧や飽和度，分画（割合）・濃度などの「物理量」を表しています．第1グループはすべて大文字で表し，F_IO_2のFは分画（割合）で「fraction」の「F」となります．

真ん中の第2グループは，場所を表しています．Iは，吸気ガスで「inspiratory」の「I」を表しており，気体の場合は大文字で，液体の場合は小文字で表します．

第3グループは，ガスの種類を表し，酸素「O_2」と化学式をそのまま表します（表2）．

吸入気酸素濃度を「FiO_2」と記載している場合がありますが，吸入気は気体なので，第2グループは大文字の「I」を小さく書いて「F_IO_2」が正しい表記となります．

また，分画表示では全体を「1.0」と表しますので「F_IO_2 60％」ではなく「F_IO_2 0.6」と表記します．

表1　F_IO_2とPEEP設定表

F_IO_2	0.3	0.4	0.5	0.6	0.7	0.8	0.9	1.0
PEEP（cmH₂O）	5	5〜8	8〜10	10	10〜14	14	14〜18	18〜24

表2　記号表記—F_IO_2の場合

F	I	O_2
第1グループ	第2グループ	第3グループ
物理量	検体の場所	物質の化学式
F：分画（割合）・濃度 P：分圧 S：飽和度 C：含量	気体（大文字） I：吸気 E：呼気 ET：呼気終末 液体（小文字） a：動脈 v：静脈	O_2：酸素 CO_2：二酸化炭素 N_2：窒素

Check!

ARDSネットワーク

ARDS（acute respiratory distress syndrome：急性呼吸促迫症候群）に関する臨床研究データやプロトコルなど，米国国立心肺血液研究所（NHLBI）主導の多施設共同臨床研究グループによってインターネット上で提供されている情報提供網のことを指します．

6　PEEPって何？

人工呼吸器の設定の1つで，つねに陽圧をかける機能です．
呼気終了時に肺内が大気圧となり，肺胞が虚脱することを防ぎます．

PEEP（positive end-expiratory pressure，呼気終末陽圧）とは，患者が呼気を吐き終えたときに（呼気終末），大気圧（0cmH₂O）となって肺胞が虚脱してしまわないように，陽圧をかけることです．

肺内シャントの改善

肺胞が虚脱してしまうと，血液が流れていても肺胞から酸素を受け取ることができません．血液は流れているが，肺胞が虚脱している状態をシャントといい，肺が原因で起こるので「肺内シャント」といいます（図11-①）．肺内シャントが多くなれば，低酸素血症の原因になります．

PEEPを付加すると，機能的残気量（functional residual capacity：FRC）が増大します．FRCとは，安静時の呼気の終わり（呼気終末時）に肺内に残っているガスの量のことで，実際にガス交換に関与しています．

ガス交換は，吸気時だけでなく呼気時や息を止めているときでさえ常時行われるため，FRCが増大すればガス交換がより促進されます．さらに，PEEPを付加し肺の虚脱が改善すると，肺胞から血液へより多くの酸素を受け取ることができ，酸素化が改善します（図11-②）．

肺水腫の改善

肺水腫の場合，肺の血管外の領域である間質や肺胞内に水分が貯留します（図11-③）．PEEPを付加すると，肺胞内に漏出した余剰な水分を間質へ移行させ，肺水腫を軽減することができます（図11-④）．

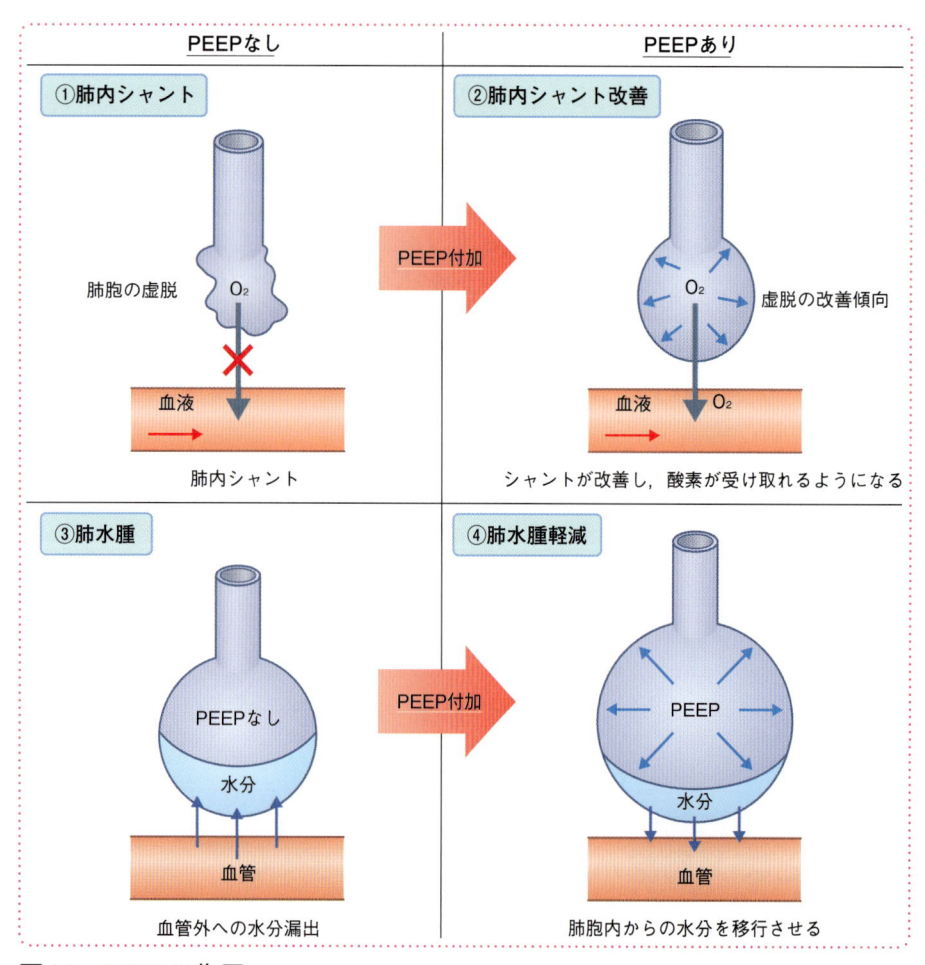

図11　PEEPの作用

静脈灌流量の減少

PEEPを付加すると，胸腔内圧が高まり，静脈灌流（心臓へ戻る血液量）が減少します．その結果，心臓への負担を減らす働きがあります．

しかしその一方で，悪影響を及ぼす場合もあります．PEEPによって静脈灌流量が減少すると，もともと循環血液量が不足している場合は，血圧が下がることがあるため，注意が必要です．

設定時の注意点

高いPEEPをかけているときに，不必要な気管吸引や回路交換などで人工呼吸回路をはずすと，PEEPが解除されて肺胞が虚脱し，急激に酸素化が悪化する場合があります．

そのため，人工呼吸器と気管チューブをなるべくはずさないように注意し，不用意なPEEP解除は避ける必要があります．

7 サチュレーション，酸素化って何?

> サチュレーションとは，動脈血中に含まれる酸素のことです．
> 酸素化とは，生体が必要とする酸素をガス交換によって取り込むことです．

サチュレーション

サチュレーションとは，酸素飽和度を意味し，動脈血酸素飽和度（arterial oxygen saturation：SaO_2）と経皮的動脈血酸素飽和度（percutaneous oxygen saturation：SpO_2）の2つが存在します．

2つの違いは，動脈血を採取して測定したものが「SaO_2」，パルスオキシメーターで測定したものが「SpO_2」となり，ほぼ同様の数値を示します．

SpO_2を理解するうえで重要となるのが，血液の酸素分圧とヘモグロビンの酸素飽和度の関係を示す曲線の「酸素解離曲線」（図12）です．

縦軸がヘモグロビンの酸素飽和度，横軸が血液の酸素分圧を示します．その関係は，S字状になっているのが特徴で，重要なポイントは酸素分圧60mmHg，酸素飽和度が90％のときです．

酸素分圧が60mmHgより低下すれば曲線カーブは急峻となり，酸素飽和度が急激に低下します．ヘモグロビンが酸素と結合する割合が減ってしまい，末梢組織に十分な酸素運搬ができない危険な状態となります．代表的なポイント（表3）と一緒に覚えてください．

酸素化

酸素化とは，ガス交換によって必要な酸素を取り込むことです．酸素化を評価する場合は，どの程度のF_IO_2が投与されているのかを踏まえる必要があります．通常，酸素化を評価する場合，SpO_2と動脈血酸素分圧（arterial oxygen tension：PaO_2）が用いられます．

PaO_2の場合はF_IO_2を濃くすれば値が大きく変わってしまうため，それだけで評価することはできません．たとえば人工呼吸中に，①F_IO_2 0.7でPaO_2 150mmHgと，②F_IO_2 0.4でPaO_2 110mmHgを比較した場合，どちらの酸素化がよいでしょうか？

このような場合に使用されるのがF_IO_2を加味したPaO_2/F_IO_2比（P/F比）と呼ばれる酸素化の指標です．$PaO_2 \div F_IO_2$で計算し，数値が高いほど酸素化がよい

図12 酸素解離曲線

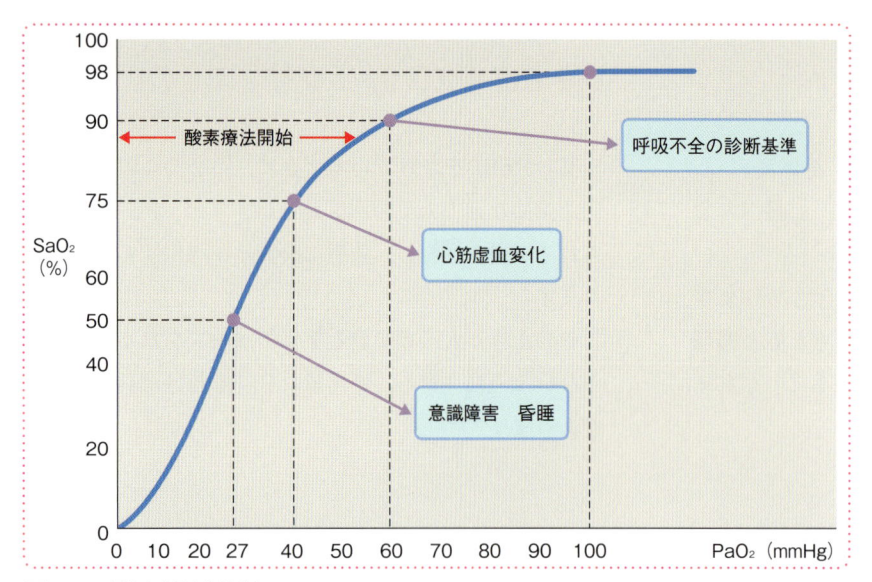

表3　代表的なポイント

	SaO$_2$（%）	PaO$_2$（mmHg）
A	98	100
B	90	60
C	75	40
D	50	27

- A（100mmHg, 98%）動脈血
- B（60mmHg, 90%）呼吸不全の境界値
- C（40mmHg, 75%）混合静脈血
- D（27mmHg, 50%）ヘモグロビンの酸素への親和性

ことを示し，正常は300以上となります．

① F$_I$O$_2$ 0.7でPaO$_2$ 150mmHg

　P/F比＝150÷0.7＝214

② F$_I$O$_2$ 0.4でPaO$_2$ 110mmHg

　P/F比＝110÷0.4＝275

2つを比較すると，①のほうがPaO$_2$は高いですが，②のほうが酸素化がよいことになります．

8　吸気時間って何？

> 息を吸う時間，人工呼吸管理では，ガスを送り込む時間のことです．

　呼吸は息を吸う（吸気, inspiration：I），息を吐く（呼気, expiration：E），休止期を1つのサイクルとしています（図13）．

　吸気時間とは文字どおり，「空気を吸っている時間」のことです．人工呼吸器側で考えると，空気を送り込んでいる時間となります．

　呼吸には図13のように吸気と呼気のあとには休止期（ポーズ）があるので，正確にいうと「空気を送り込んでから吐き出される直前までの時間（吸気＋吸気終末休止期＜ポーズ＞）」ということになります（図14）．

　吸気時間と呼気時間の比のことをI：E比といい，通常，人工呼吸を行う場合のI：E比は1：2になるように設定します．

● I：E比の例

　呼吸回数20回/分，I：E比1：2の設定の場合，1回の呼吸サイクルは3秒となり，吸気時間（I）1秒：呼気時間（E）2秒となります．

- 呼吸1回あたりの時間：60（秒）÷20（回）＝3（秒）
- I：E比1：2＝吸気時間（I）1秒：呼気時間（E）2秒（呼気1秒＋休止期1秒）

呼気は横隔膜の戻り（胸郭の戻り）によって行われています．つまり，人工呼吸器では吸気しか補助できません．非挿管時は，通常，吸気（I）：呼気（E）＝1：1です（休止期を考えれば，吸気：呼気：休止期＝1：1：1です）．ところが，人工呼吸器は吸気時にガスを送り込むだけなので，呼気と休止期で休むことになり，あわせて1：2となるのです．人工呼吸器のI：EのEには，休止期も含まれていることを知っておきましょう．

酸素化が極端に悪い場合などには，I：E比が逆転するBIPAP（二相性陽圧呼吸，biphasic positive airway pressure）やAPRV（気道内圧開放換気，airway pressure release ventilation）などの特殊なモードを選択する場合があります．

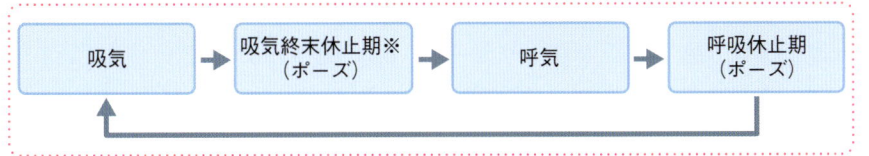

図13　呼吸のサイクル

※EIP（end-inspiratory pause，吸気終末プラトー）とよぶ

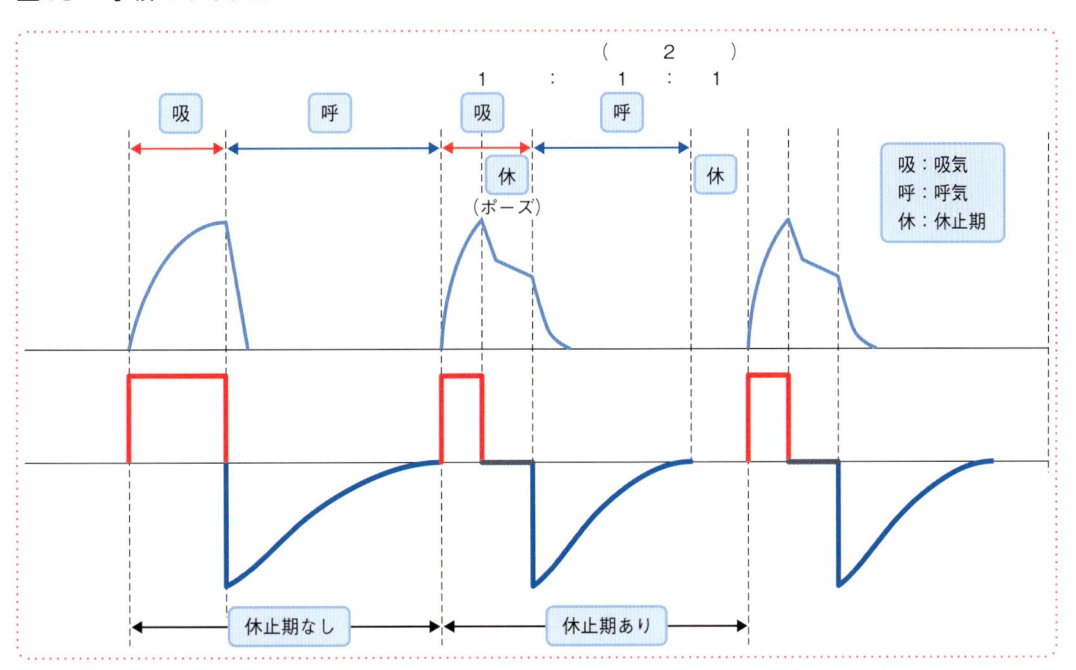

図14　吸気と呼気の波形

9　トリガー感度って何？

人工呼吸器が患者の自発呼吸を感知する感度のことです．

人工呼吸器が患者の呼吸にあわせて換気を行う場合には，人工呼吸器が患者の自発呼吸を感知する必要があり

ます．自発呼吸を感知することを「トリガーする」といいます．ちなみにトリガーとは「拳銃の引き金」のことで，引き金を引くと拳銃から弾丸が出るように，自発呼吸を感知すると吸気が開始されることを表しています．

自発呼吸を感知する方式は，「圧トリガー」と「フロートリガー」の2種類があります．

圧トリガー（図15）

人工呼吸器回路内は，つねに陽圧になっています．患者が息を吸うと，回路内に陰圧が発生します．その陰圧を感知（トリガー）すると，人工呼吸器から空気が送り込まれることになります．

フロートリガー（図16）

人工呼吸器回路には，つねに酸素とブレンドされた空気が巡回しています．自発呼吸が起こると，巡回している空気（フロー）の量が設定している量より減ります．量が減ったことを感知（トリガー）すると，人工呼吸器から空気が送り込まれることになります．

患者の状態にあわせた設定を

トリガーは，患者の自発呼吸の強さや換気状態など，状況にあわせて設定します．一般的に，フロートリガーは圧トリガーより鋭敏（感度がよい）といわれているので，自発呼吸が弱い患者に対してはフロートリガーのほうが有利といえます．

しかしトリガーが鋭敏すぎると，人工呼吸器回路の振動や結露の動きなどを自発呼吸と判断してしまう「オートトリガー」が起こる可能性もあるため，トリガーの設定には注意が必要です．

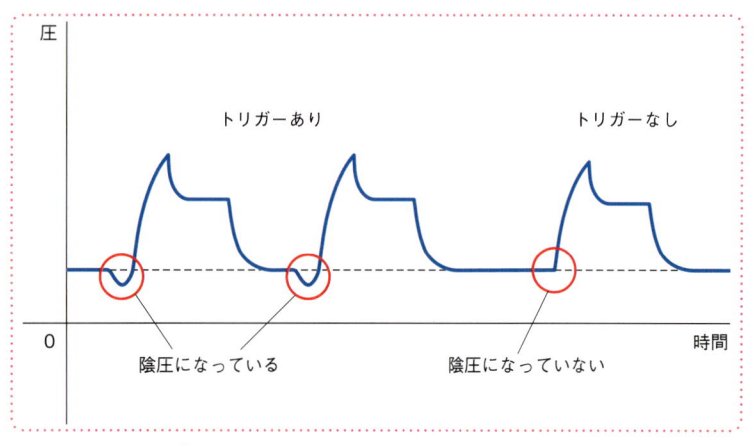

図15　圧トリガー
文献2）を参考に作成

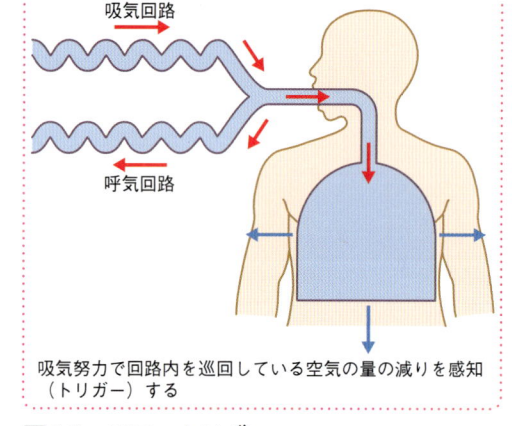

図16　フロートリガー
文献2）を参考に作成

> **Check!**
>
> **オートトリガー**
>
> オートトリガーとは，人工呼吸器のトリガーの設定が鋭敏な場合，自発呼吸以外の刺激で換気を行ってしまう状態です．人工呼吸器回路の揺れや回路内の結露の動きでも，自発呼吸と感知してしまい，換気を行います．オートトリガーが起こると自発呼吸と関係なく換気をしてしまうため，自発呼吸とタイミングが合わなくなってしまったり（ファイティング），過剰に換気をしてしまったり（過換気）する場合もあります．

引用・参考文献
1）道又元裕編著：人工呼吸ケア「なぜ・何」大百科．照林社，2005
2）卯野木健編著：決定版 人工呼吸ケアのポイント300．メディカ出版，2012
3）古川力丸：ナース・研修医のための世界でいちばん愉快に人工呼吸管理がわかる本．メディカ出版，2013
4）Ventilation with lower tidal volumes as compared with traditional tidal volumes for acute lung injury and the acute respiratory distress syndrome. The Acute Respiratory Distress Syndrome Network. N Engl J Med 342(18): 1301-1308, 2000
5）田中竜馬：人工呼吸に活かす！呼吸生理がわかる，好きになる．羊土社，2013
6）丸山一男：人工呼吸の考えかた いつ・どうして・どのように．南江堂，2009

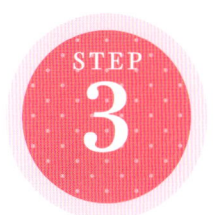

STEP 3 まずは，アラーム．とにかく対応してみよう

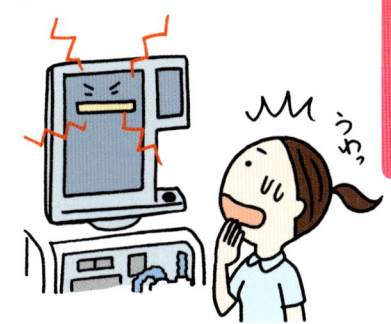

1 人工呼吸器のアラームってどんな役割がある？

アラームの役割

警報という言葉には「災害・危険が迫ったことを伝えて，注意・準備を促すこと．また，その知らせ」という意味があります．人工呼吸器の警報（アラーム）も人工呼吸器本体や呼吸器回路の異常，そして，患者の呼吸状態の変化などをわれわれ医療者に知らせるために備えられています．

医療機器の警報装置に関するガイドラインでは，人工呼吸器装着中の患者をケアする場合には，「各種アラームに関する基本的な知識を，医療スタッフは共有しておく必要がある」とあります．そのため，人工呼吸器装着患者にかかわるスタッフは，アラームの意味やどのような状況で発動するのかを理解し，適切に対処できるようにしておく必要があります．

アラームの種類

アラームは大きく分けて2つの種類があります（表1）．

1つは，人工呼吸器本体の異常を知らせるアラームです．電源プラグをコンセントに接続していない場合や，酸素配管に接続していない場合のアラームがこれにあたります．

もう1つは，患者の呼吸状態や人工呼吸器の作動状況の異常を知らせるアラームです．気道内圧下限アラームや無呼吸アラーム，分時換気量上限アラームなどがあります．

表1 人工呼吸器のアラームの種類

人工呼吸器本体の異常を知らせるアラーム	人工呼吸器と患者に関する異常を知らせるアラーム
●電源異常アラーム ●ガス供給異常アラーム ●人工呼吸器機能不良アラーム ●酸素濃度上限アラーム ●酸素濃度下限アラーム ●加温・加湿器アラーム	●気道内圧上限（上昇）アラーム ●気道内圧下限（低下）アラーム ●分時換気量上限（上昇）アラーム ●分時換気量下限（低下）アラーム ●一回換気量上限（上昇）アラーム ●一回換気量下限（低下）アラーム ●呼吸回数上限（上昇）アラーム ●呼吸回数下限（低下）アラーム ●無呼吸アラーム

アラームの重要性を認識しよう

上記のように，人工呼吸器から発せられるアラームは，医療者に重要なメッセージを送っています．

アラームが鳴ってもなんのアラームなのかわからず，「とりあえず消音ボタンでアラームを止め，ルーチンで吸引を行う」や「頻繁に鳴るから，鳴りつづけてもしばらく放置しておいた」という場面を臨床で見かけることがあります．アラームの役割を理解すると，これらの行動がとても危険なことだということがわかると思います．

人工呼吸器装着患者のケアにかかわる前に，アラームの重要性を必ず学ぶようにしてください．

2 人工呼吸器のアラームの種類で，最低限押さえておきたいことは？

人工呼吸器のアラームには，患者側と人工呼吸器側の2種類あることは説明しました．さらに，アラームは優先度によっても分類されています（表2）．

作動不良，ガス供給圧低下，電源供給異常のアラームは緊急的アラームに分類され，緊急事態が起こっており，ただちに対応する必要があるアラームです．

分時換気量下限，気道内圧下限，無呼吸のアラームは致命的アラームに分類され，致死的な状況に陥る可能性が高く，優先度の高いアラームです．

分時換気量上限，気道内圧上限，呼吸回数上限などのアラームは，予防的アラームに分類されます．優先度は中等度と致命的アラームほど高くありませんが，その状況が継続すると合併症を引き起こす可能性が高いアラームです．

人工呼吸管理されている患者にかかわる場合は，これらのアラームを最低限理解しておく必要があります．

人工呼吸器のアラームは，優先度がわかるような表示や警報音が設定されています（表3）．人工呼吸器のディスプレイを見るだけで，アラームの緊急度が理解できます．

表2 優先度によるアラームの分類

緊急的アラーム	作動不良，ガス供給圧低下，電源供給異常
致命的アラーム	分時換気量下限(低下)，気道内圧下限(低下)，無呼吸
予防的アラーム	分時換気量上限(上昇)，気道内圧上限(上昇)，呼吸回数上限(上昇)

表3 優先度別のアラームの特徴（Evita® XLの例）

優先度	表示	アラームランプ	アラーム音
高度	赤に白字で点滅 原因解消後，青色表示 "リセットチェック"キーを押すと消える	赤色の点滅	5音階×2回/15秒ごと "消音"キーを押すと2分間解除 原因解消後，自動的に解除
中等度	黄色に白字で点滅 原因解消後，自動的に消える	黄色の点滅	3音階×1/30秒ごと "消音"キーを押すと2分間解除 原因解消後，自動的に解除
低度	黄色に白字で点灯 原因解消後，自動的に消える	黄色の点灯	2階音×1回

優先度の高いアラームは，原因が解除されてもアラームが発生したことを知らせるため，表示が残るようになっています．表示されているアラームが現在進行形なのか過去形なのかは，点滅の有り無しなどで区別できるので，自施設で使用している人工呼吸器の表示を確認することが重要です．

人工呼吸器のアラームの特徴では，少なくとも「赤で表示される致命的アラームは急いで対応する必要がある」ということは押さえておきましょう．

3 アラームが鳴ったら，どうする・どう動く？

人工呼吸器に慣れていない時期に人工呼吸器のアラームを聞くと，慌てたり不安になったりすることがあると思います．そんなときは，まず深呼吸をするなどして，心を落ち着けて対応するようにしましょう．

人工呼吸器のアラームに遭遇したら，患者の状態を確認することが優先されます．アラームが鳴っているので，どうしても人工呼吸器に集中してしまうと思いますが，優先されるのは患者の状態の確認です．意識レベルや呼吸状態に変化はないのか，などを確認する必要があります．そして，どんなアラームが発生しているのかを確認し，先輩看護師へ報告します．

アラームが発生したが，すぐ鳴り終わった場合

アラームが発生した原因が，なんらかの影響で解除されたという状況です．たとえば咳嗽により，"気道内圧上限アラーム"が鳴ったが，咳嗽がなくなり，すぐに解除された場合です．

この場合は，患者の状態に変化がなければ，受け持ちの先輩看護師に「咳嗽後，気道内圧上限アラームが鳴っていた」と報告するとよいでしょう．

優先度の高いアラーム（致命的アラーム）が発生し，持続している場合

優先度の高いアラームが発生した場合は，生命の危機的状況に陥っている，または陥る可能性が高いことを伝えています．

たとえば，患者の呼吸回数が減少し"分時換気量下限アラーム"が発生した場合は，「回路の接続」「患者の意識レベル」「呼吸状態」「バイタルサイン」を確認し，低酸素などの問題があれば，すぐに先輩看護師に報告します．

すでに患者が，呼吸停止や極度の低酸素など危機的状況にある場合は，緊急コールをする必要があります．

危険な状況であることを周りのスタッフに知ってもらう必要があるので，患者の状態が安定するか，もしくは応援スタッフが揃うまでは，アラームは切らずに鳴らしておくほうがよいでしょう．先輩看護師や医師が到着するまで，患者の観察に努めます．

CPAPモードで患者が呼吸停止した場合は，バックアップ換気が作動します．モードを変更してもらう必要があるため，先輩看護師や医師にすみやかに報告します．また，バックアップ換気の設定をあらかじめ確認しておきましょう．

呼吸停止した場合は，その原因も考える必要があります．医師が到着するまでに，少なくとも意識レベル（鎮静レベル），バイタルサインは測定するようにしましょう．

優先度の高くないアラーム（予防的アラーム）が発生した場合

優先度の高くないアラームといっても，その状況が持続すると危機的状況に陥る場合もあります．

たとえば，分泌物の貯留で気道内圧上限アラームが発生した場合は，患者の状況を確認したあとに，受け持ちの先輩看護師に報告します．

患者の状態に大きな変化がなく，アラームが鳴った原因が把握できていて，「緊急度が高くない」と判断できる場合は，アラームを解除しても構わないと思います．

しかし，アラームの原因が特定できないようであれば，優先度の高いアラームと同じように周りのスタッフに知らせる必要があるので，アラームは解除しないほうがよいでしょう．

上記の分泌物の貯留による気道内圧上限アラームの発生では，気管吸引によって原因を除去することができます．あなたが対応可能な状況であれば，対処しても構わないと思います．その場合でも，先輩看護師への報告は必要です．

4 アラームが鳴って対応後に，再チェック

まずは，患者の状態を確認する

アラーム対応をする場合，気管吸引や体位変換など，患者に刺激を与えることも少なくありません．

たとえば，気道分泌物による気道内圧上限アラームの場合では気管吸引を行いますが，「吸引して分泌物がとれたから，もう大丈夫」ではありません．吸引をすれば，肺胞が虚脱して酸素化が悪化する場合もありますし，吸引チューブの刺激でバッキングが止まらず，有効な換気が行えない場合もあります．

そのため，アラーム対応をした場合，すぐにベッドサイドから離れるのではなく，しっかりと患者と人工呼吸器を観察し，「バイタルサインに変動はないか」「有効な換気が行えているか」を確認します．

アラームの設定が適切かを確認する

医療者に人工呼吸中の異常な状況を知らせてくれるアラームですが，鳴りすぎたり，鳴らなさすぎたりすることは問題です．

とくに鳴りすぎる場合は，医療者がアラームに対して

表4 おもなアラームの推奨値

種類	設定
気道内圧下限アラーム	気道内圧が安定した状態の約70%
分時換気量下限アラーム	実測値の約70～80%前後
一回換気量下限アラーム	実測値の約70～80%前後
気道内圧上限アラーム	気道内圧に＋10cmH$_2$O
無呼吸アラーム	通常15～20秒，患者の状態により設定

「また鳴ってる」と慣れてしまうことがあります．そのような状況では迅速にアラームに対応をせず，本当に危機的な状況を見すごしてしまう「オオカミ少年」のような状況に陥る危険性があります．

患者の状態に大きな問題がないにもかかわらず，頻繁に同じアラームが鳴るような場合には，「アラームの設定は適切なのか？」を考える必要があります．表4におもなアラームの推奨値を示します．

引用文献
1) 奥田晃久：必見!アラームの基本対応. 看護技術59(2)：23-34, 2013
2) 田中竜馬：トリガー　人工呼吸器は患者の呼吸をどのように知るのか. 人工呼吸に活かす!呼吸生理がわかる, 好きになる, p201-203, 羊土社, 2013
3) 日本呼吸療法医学会, 人工呼吸管理安全対策委員会：人工呼吸器安全使用のための指針　第2版, 2011
　　http://square.umin.ac.jp/jrcm/contents/guide/page06.html より2014年2月24日検索
4) 平成13年～14年度厚生労働科学研究『医療用具の警報装置の現状と問題点の調査研究』に関する調査・研究班編：医療機器使用者のための警報装置（アラーム）ガイドライン　第1版, 2003
　　http://www32.ocn.ne.jp/~ceanzen/alarmguidelineV1.pdf より2014年2月24日検索

PART 2

人工呼吸器に触れる機会が増えてくる
―「まずは機器を扱えるようになろう」編―

STEP 1 ▶ 人工呼吸器を知る
STEP 2 ▶ 回路を構成している　必要な物品を扱おう
STEP 3 ▶ 人工呼吸器を組み立てられるようになろう
STEP 4 ▶ 組み立てたあとは, どうする

日常的に使われる人工呼吸器だからこそ，新人でも普段からやっておくべきことがあるのです

人工呼吸器に触れる機会が増えてきたら，1人でも機器を扱えることを目指しましょう．
人工呼吸器を組み立てられるようになるためにも，回路を構成している物品をきちんと理解しましょう．

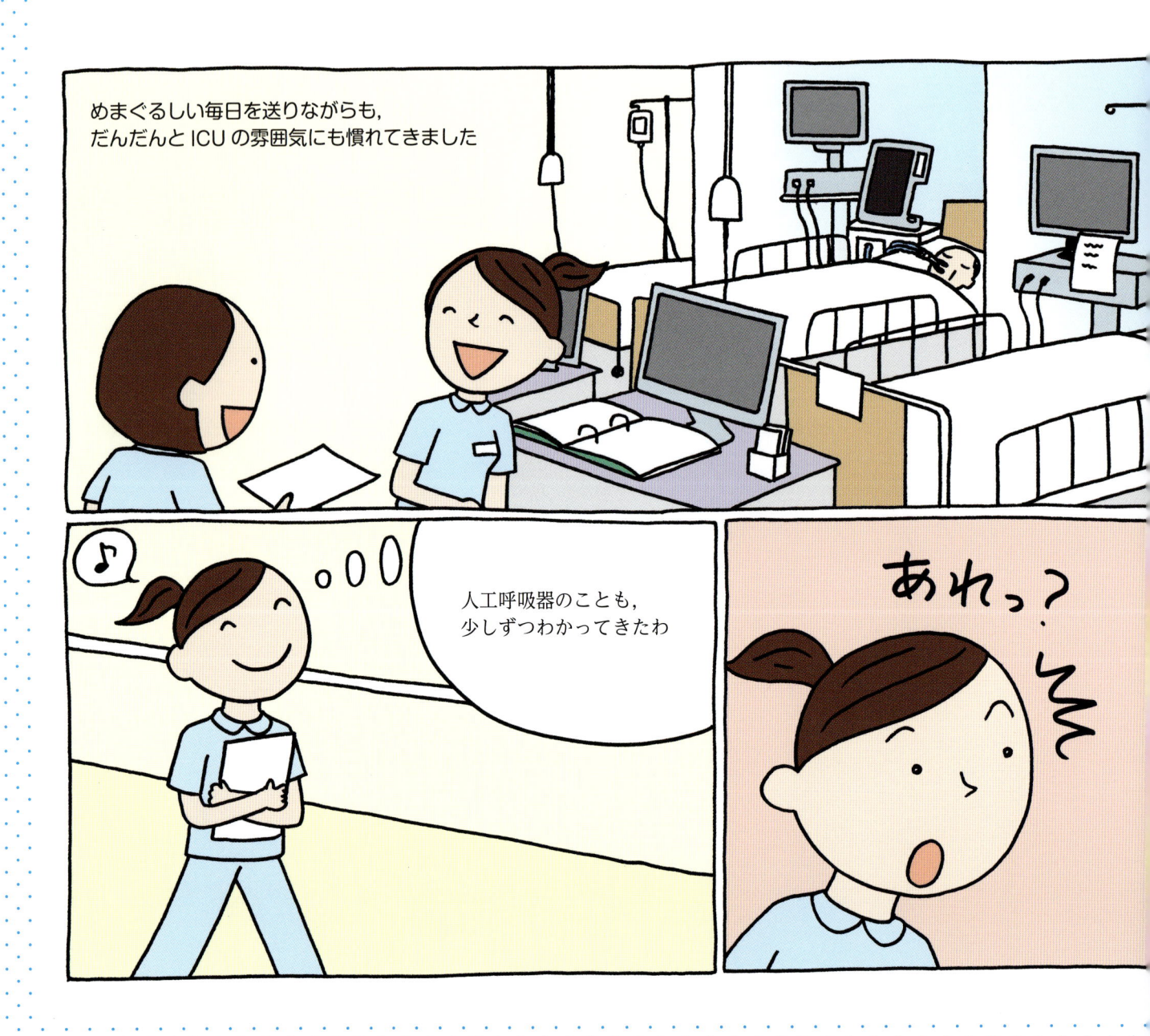

患者さんによって，回路が違う？

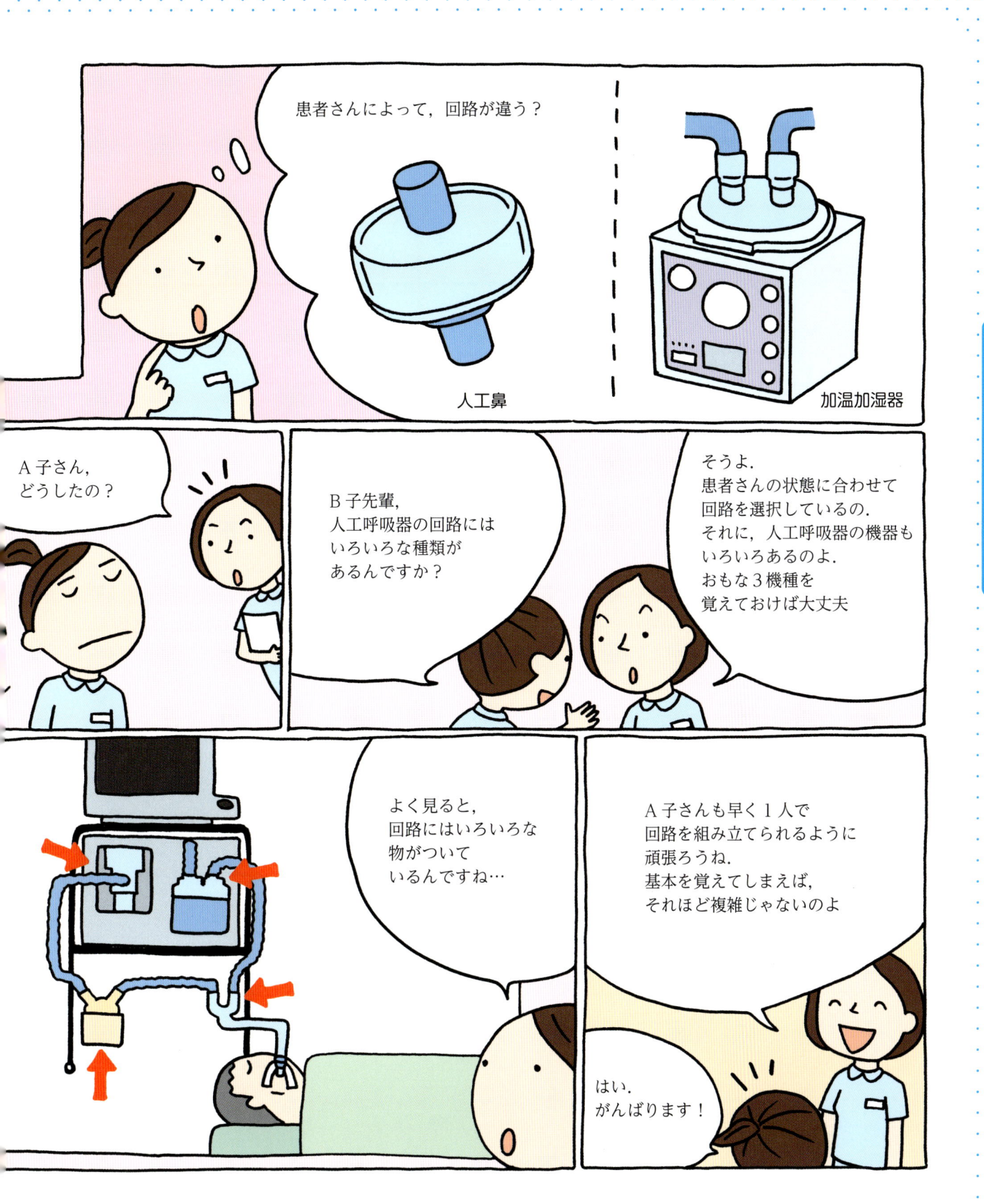

人工鼻

加温加湿器

PART 2 「まずは機器を扱えるようになろう」編

A子さん，どうしたの？

B子先輩，人工呼吸器の回路にはいろいろな種類があるんですか？

そうよ．患者さんの状態に合わせて回路を選択しているの．それに，人工呼吸器の機器もいろいろあるのよ．おもな3機種を覚えておけば大丈夫

よく見ると，回路にはいろいろな物がついているんですね…

A子さんも早く1人で回路を組み立てられるように頑張ろうね．基本を覚えてしまえば，それほど複雑じゃないのよ

はい．がんばります！

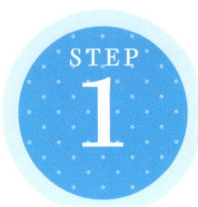

STEP 1 人工呼吸器を知る

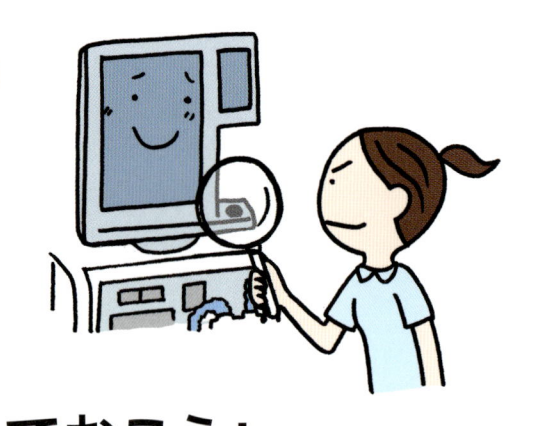

1 人工呼吸器の全体を知っておこう：どんな構造？

　人工呼吸器は，大きく分けると「人工呼吸器本体」と「呼吸器回路」から構成されています．

　人工呼吸器本体内部には，気道内圧，換気量などの情報表示や監視を行う「制御部」，患者に必要なガスに調整する「駆動部」，各種センサーを用いてさまざまな計測を行う「センサー部」などで構成されています．

　また，本体外部には，人工呼吸器を駆動させるための「電源コード」，酸素・圧縮空気を取り入れるための「ホースアセンブリ」が接続されています．

　一方，呼吸回路は，吸気回路，Ｙピース，加温加湿モジュール，呼気回路，ウォータートラップから構成されています．

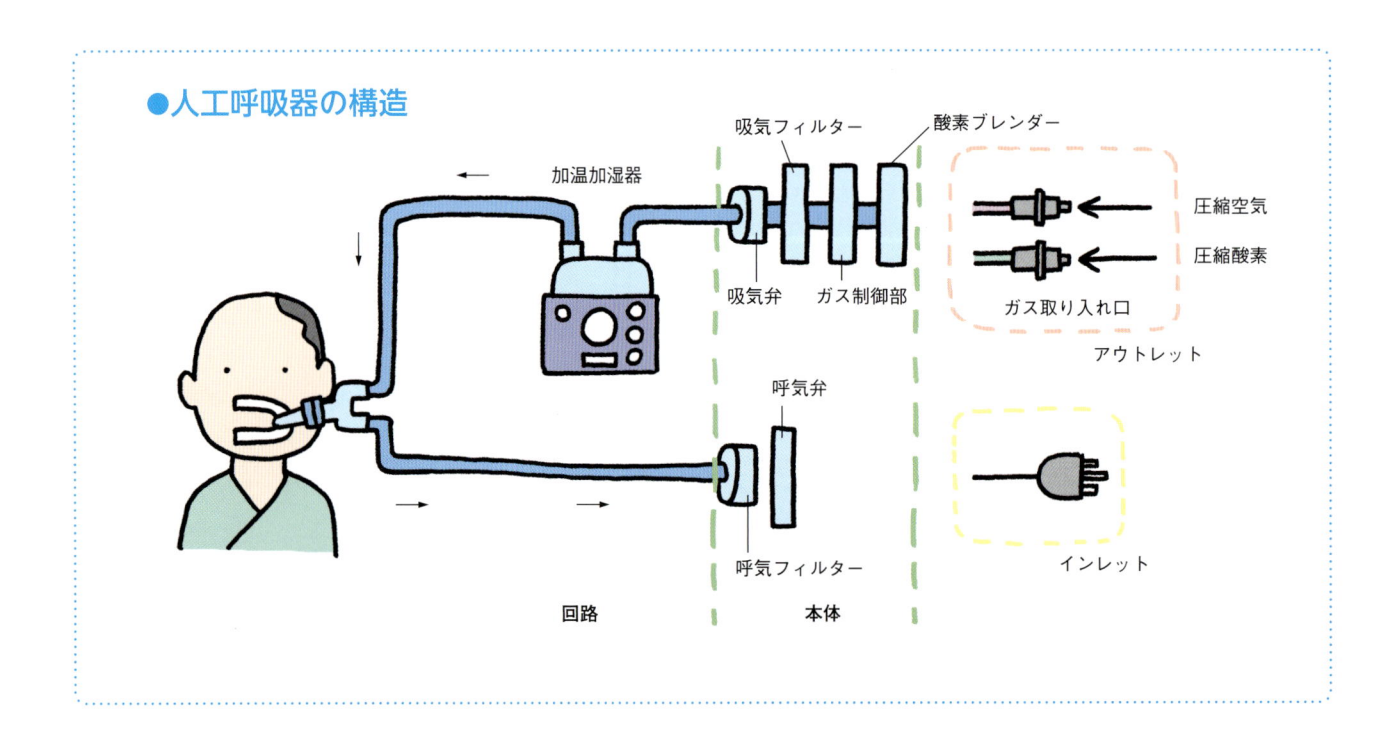

●人工呼吸器の構造

● 電源コンセントの接続

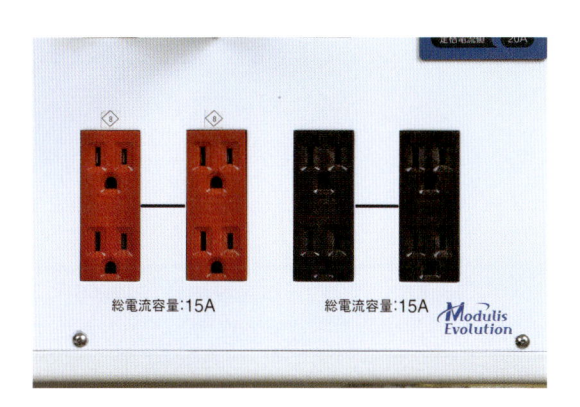

・電源は，必ず非常電源を使用します．
・災害など非常時に停電してしまっても，非常電源では途切れることなく電気を供給することができます．
・人工呼吸器は患者の命を守る重要な役割を果たしています．そのため，必ず非常電源に電源コンセントが接続されていることを確認しましょう．

● 医療ガスの供給

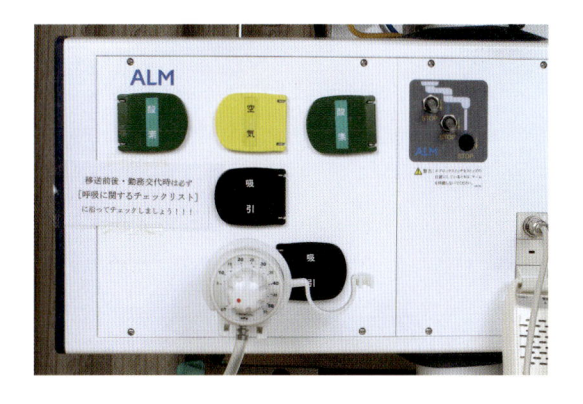

・人工呼吸器が駆動するためには，圧縮空気と酸素（医療ガス）が必要です．
・施設により異なりますが，医療ガスは施設内に設置された供給源から，配管を介して各部署に供給されています．
・供給されたガスは，配管端末器（アウトレット）からホースアセンブリを介して人工呼吸器本体に供給されます．

● 酸素ボンベの準備

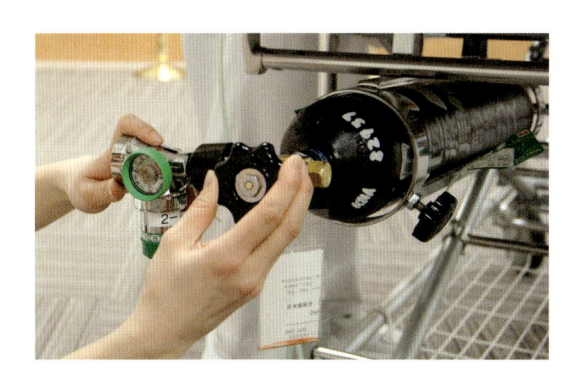

・人工呼吸器装着患者の移動時には，酸素ボンベを用いてガスを供給します．
・酸素ボンベを使用する際は，「圧力計（残量）」「酸素流量」の2つを確認するようにしましょう．確認するときは，酸素ボンベを立てて，設定し確認します．搬送時は写真のように寝かせてもいいですが，設定時に寝かせると正確に確認できません．

2 代表的な人工呼吸器：Puritan Bennett™ 840（コヴィディエン ジャパン）

機器の特徴

- Puritan Bennett™ 840は，従圧式換気（pressure control ventilation：PCV），圧支持換気（pressure support ventilation：PSV）の立ち上がり流量（速さ）を変更することにより，理想的な圧波形を保つことができます．
- 呼気感度（ESENS）を設定することができ，患者との同調性が向上します．
- 理想体重入力システムを採用しているため，患者理想体重（ideal body weight：IBW）を入力するだけで，標準設定，アラーム設定，無呼吸パラメーターが自動的に設定されます．
- 停電時は，標準搭載バッテリーで30分程度駆動することができます．

全体像

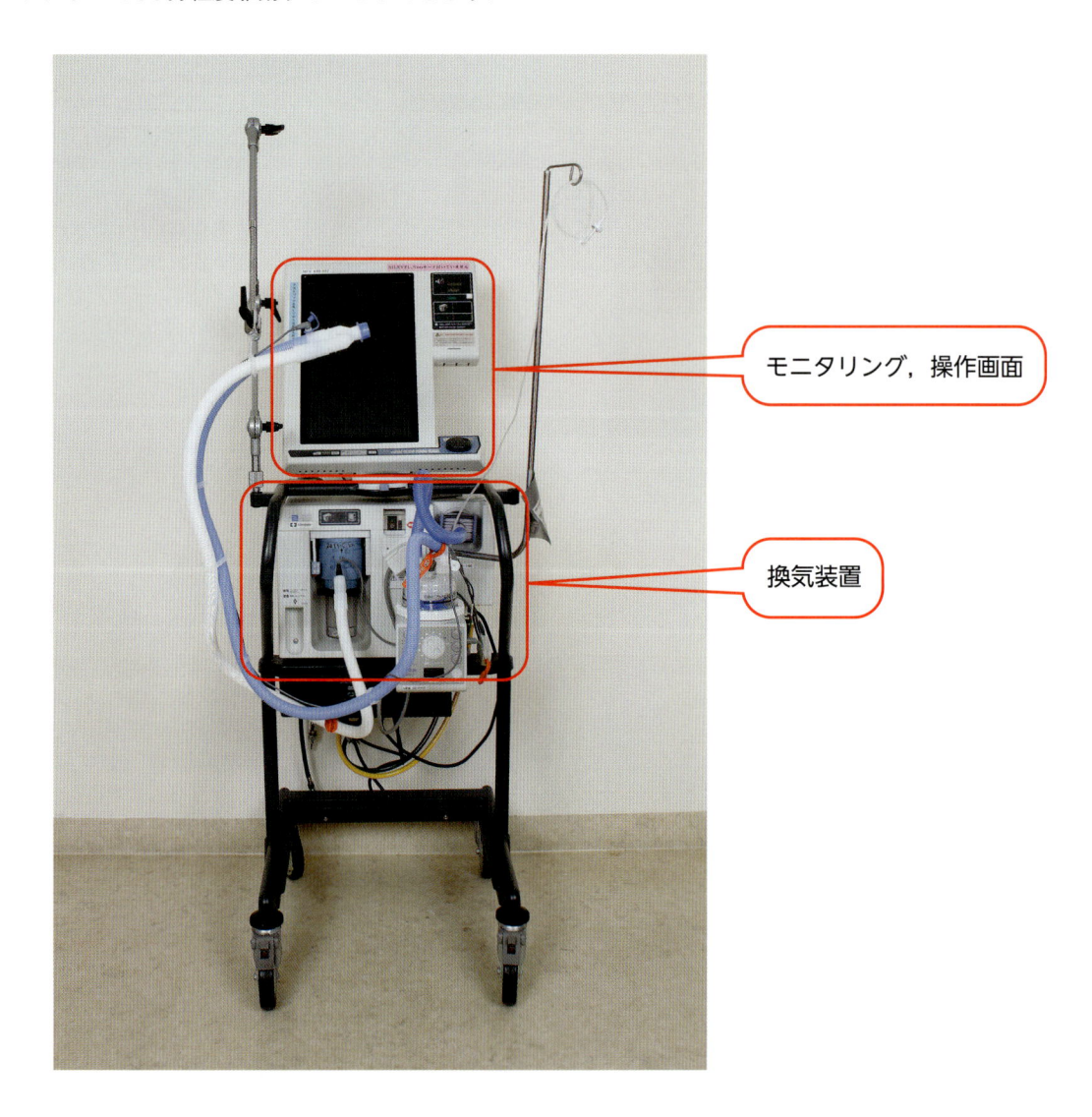

モニタリング，操作画面

換気装置

モニタリング，操作画面

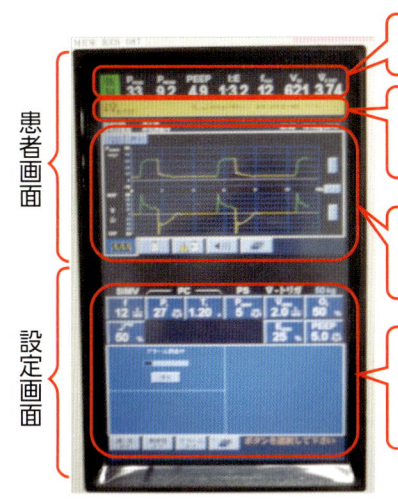

患者画面
- 測定値表示
- アラーム表示部
- グラフィック波形表示

設定画面
- 換気設定，アラーム設定表示部

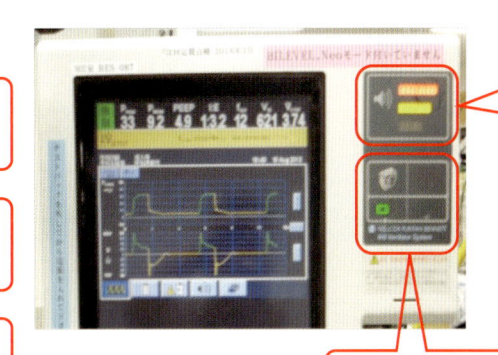

作動状況表示部
- 赤色：最優先
- 黄色：注意が必要
- 緑色：正常作動

換気装置異常ランプ
バッテリー表示ランプ
緑色点灯時：
ACコンセントで作動中

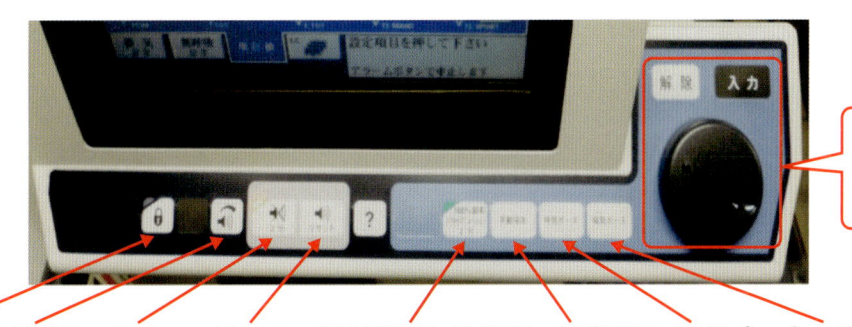

- キーロック
- 音量調節
- 消音（2分間）
- リセット
- 100％酸素（2分間）キャリブレーション
- 手動吸気
- 呼気ポーズ
- 吸気ポーズ

解除キー，入力キー
ロータリーノブ：
各種設定変更時使用

換気装置

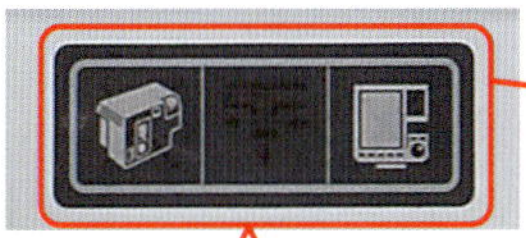

- 換気装置異常ランプ
- モニタリング，操作画面異常ランプ 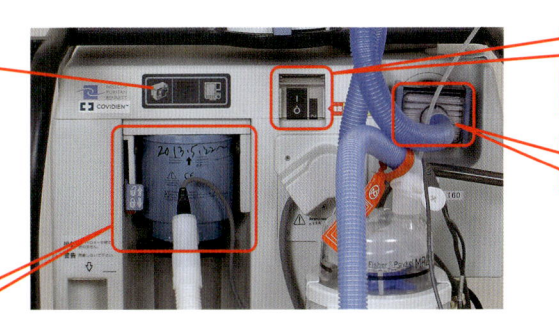
- 呼気側
- 電源スイッチ：作動時「緑」点灯
- 吸気側

3 代表的な人工呼吸器：Evita® XL
（ドレーゲル・メディカル ジャパン）

機器の特徴

- Evita® XLは，マイクロプロセッサー制御による高機能人工呼吸器で，体重3kg以上の小児から成人までの幅広い患者で使用できる人工呼吸器です．
- 大型画面を搭載しているため，画面を変えずに，たくさんの波形，数値を一度に確認することができ，患者の状態をすぐに把握して対応することができます．
- open valve（弁が閉じきらないために反応が早い）を採用しているため，ファイティングが減少します．
- 停電時は，内蔵バッテリーで約10分間駆動することができます．

全体像

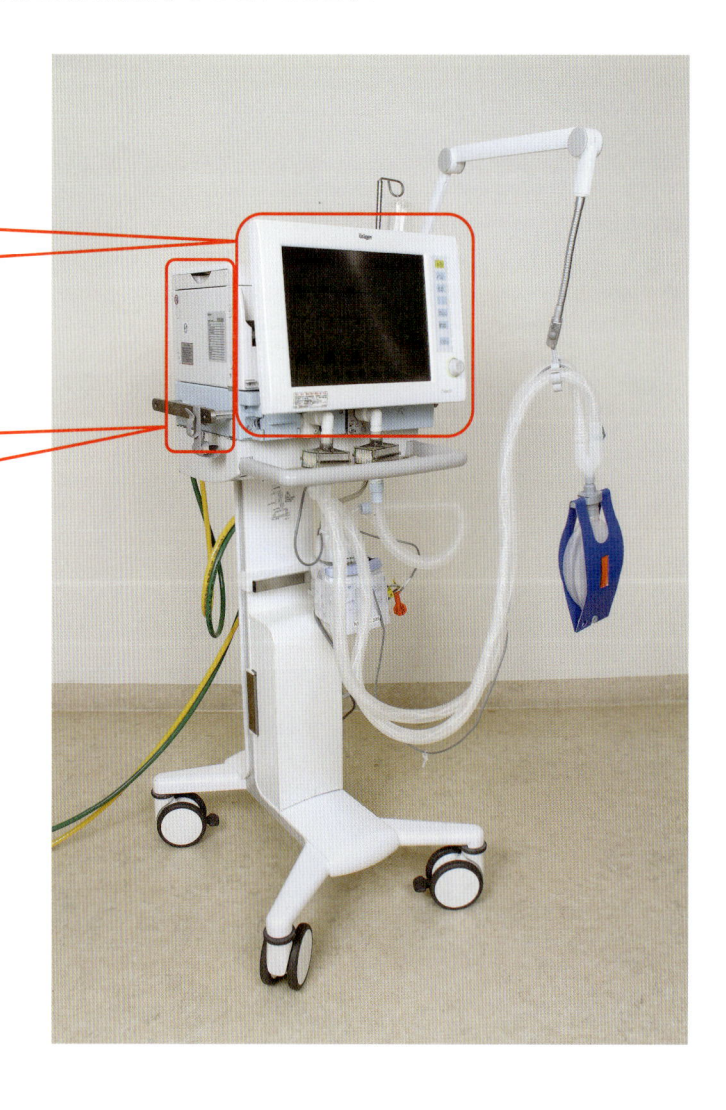

- モニタリング，操作画面
- 換気装置

モニタリング，操作画面

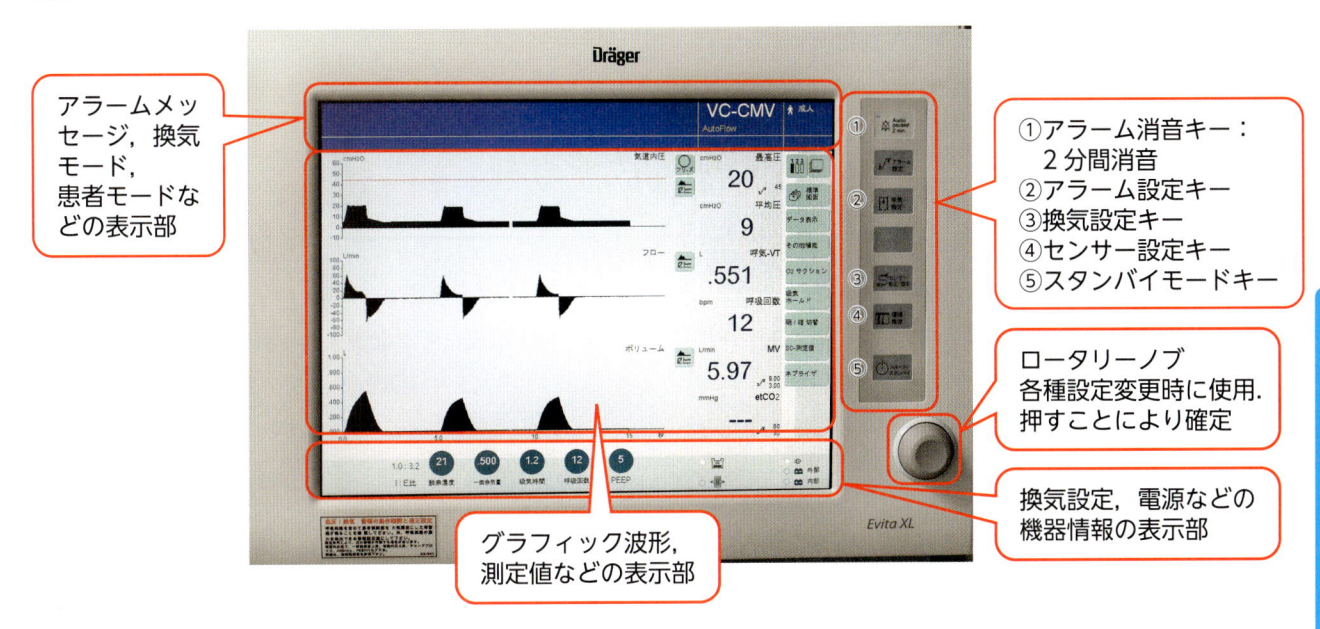

- アラームメッセージ，換気モード，患者モードなどの表示部
- ①アラーム消音キー：2分間消音
- ②アラーム設定キー
- ③換気設定キー
- ④センサー設定キー
- ⑤スタンバイモードキー
- ロータリーノブ　各種設定変更時に使用．押すことにより確定
- 換気設定，電源などの機器情報の表示部
- グラフィック波形，測定値などの表示部

換気装置

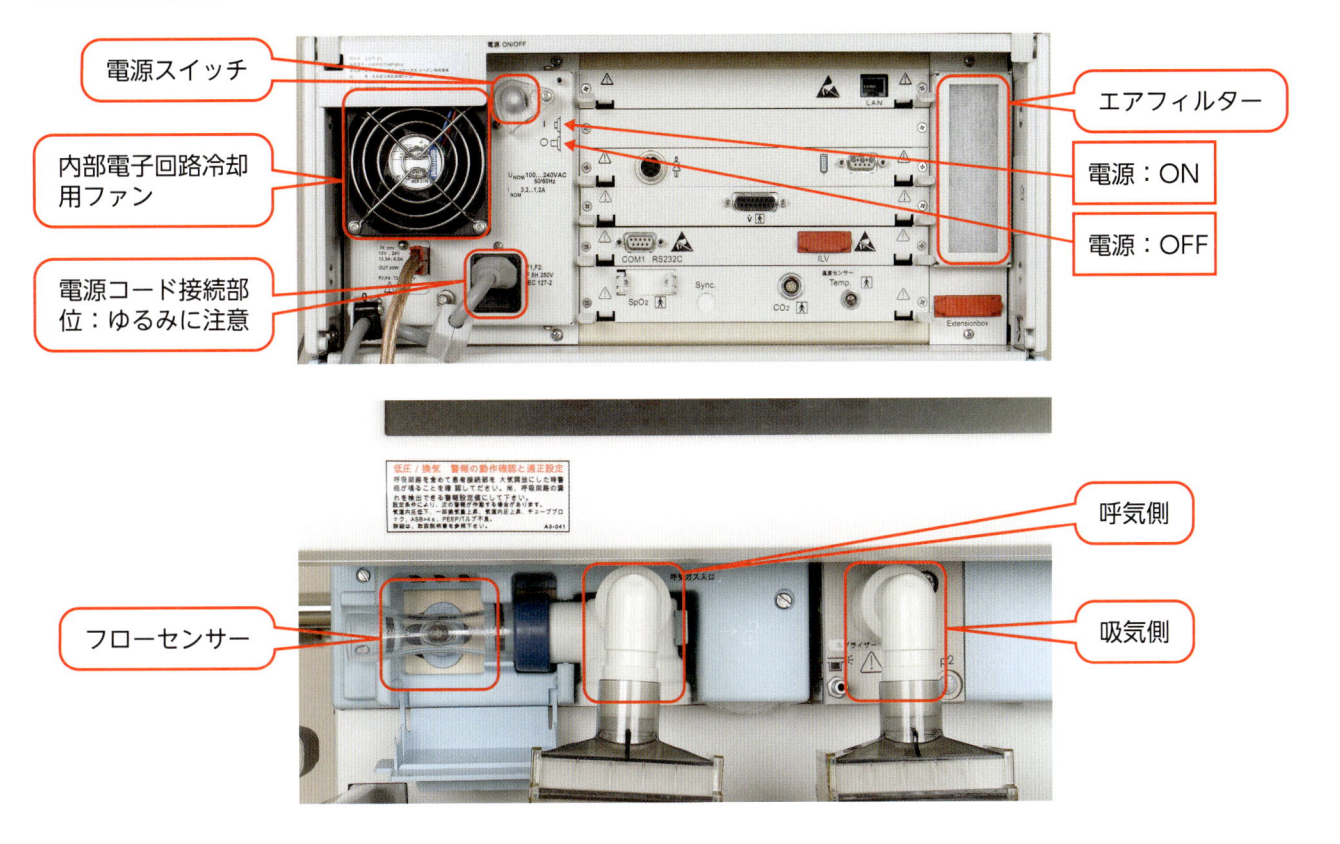

- 電源スイッチ
- 内部電子回路冷却用ファン
- 電源コード接続部位：ゆるみに注意
- エアフィルター
- 電源：ON
- 電源：OFF
- フローセンサー
- 呼気側
- 吸気側

PART 2　「まずは機器を扱えるようになろう」編

4　代表的な人工呼吸器：Servo i（フクダ電子）

機器の特徴

- Servo iは，アダルト（小児・成人用），インファント（新生児・小児用），ユニバーサルEX（新生児・小児・成人用）の3タイプがあり，必要に応じて換気モードをオプションで追加することができます．
- 24時間トレンド機能を搭載し，過去のデータ確認やアラーム履歴，操作履歴などを記憶することができます．
- 呼気システムに超音波フローセンサーを採用し，呼気抵抗をより抑えた換気をすることができます．
- 停電時は，標準搭載のバッテリーで1時間程度駆動することができます．さらに追加オプションにより，最大3時間まで延長することができます．

全体像

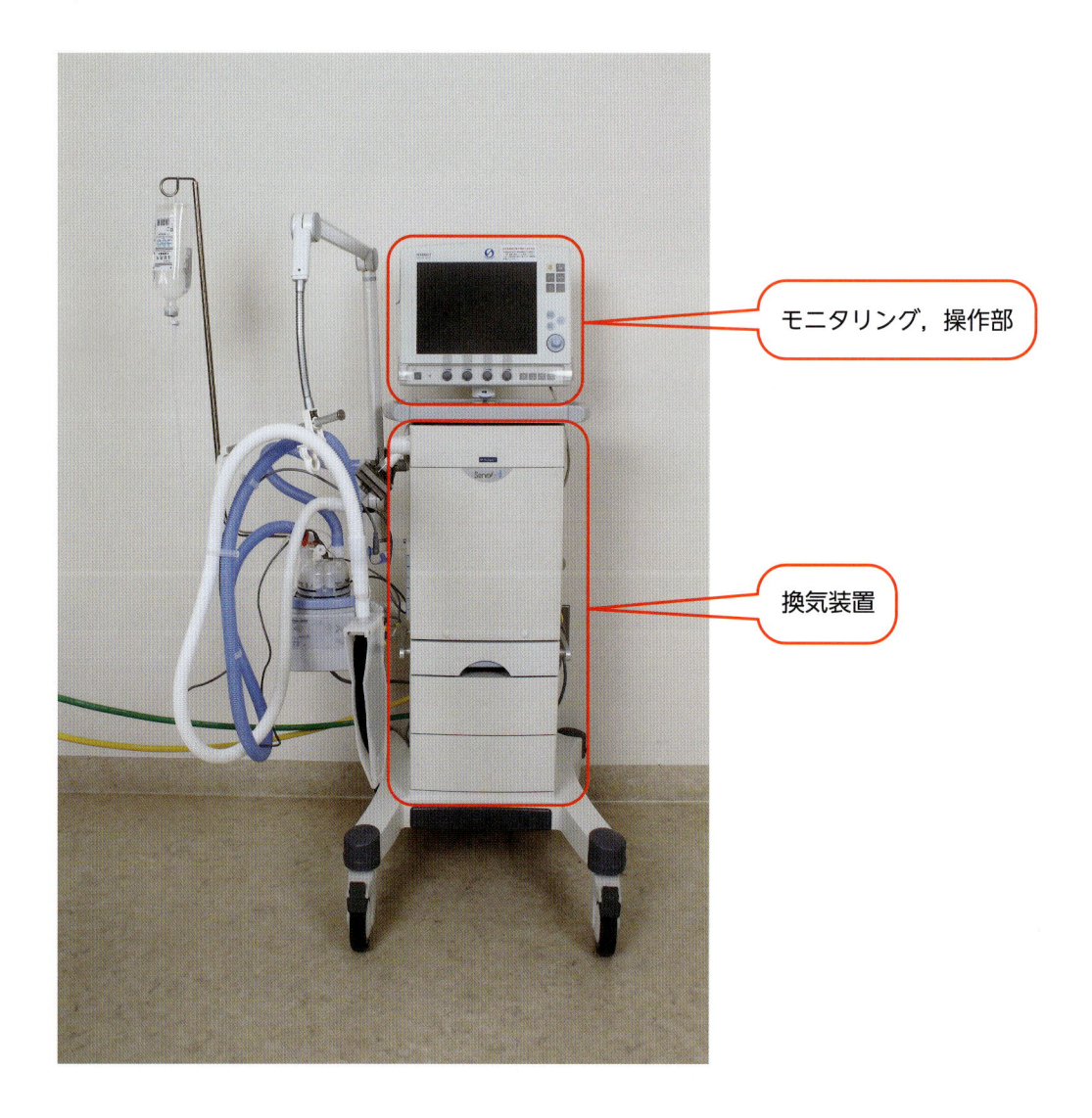

モニタリング，操作部

換気装置

モニタリング，操作画面

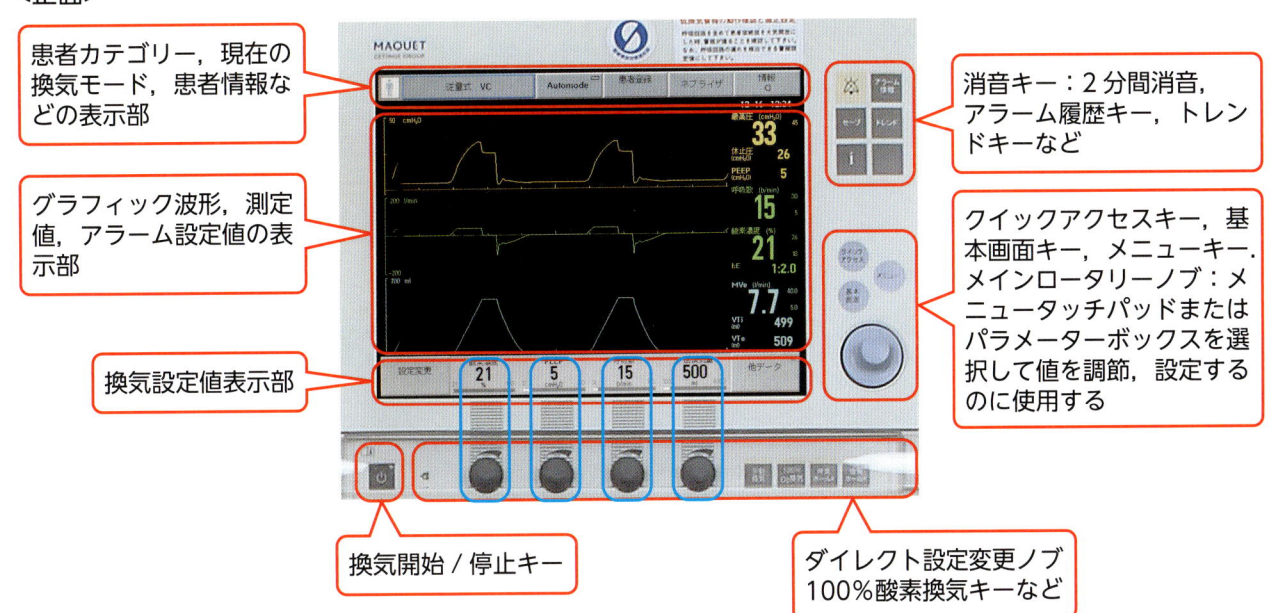

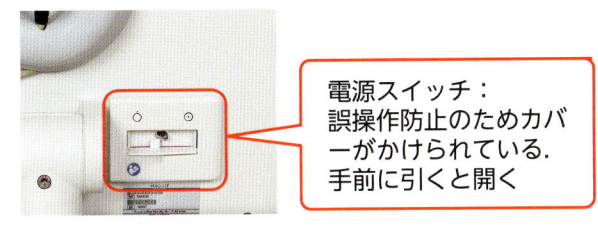

<正面>

- 患者カテゴリー，現在の換気モード，患者情報などの表示部
- グラフィック波形，測定値，アラーム設定値の表示部
- 換気設定値表示部
- 換気開始／停止キー
- 消音キー：2分間消音，アラーム履歴キー，トレンドキーなど
- クイックアクセスキー，基本画面キー，メニューキー．メインロータリーノブ：メニュータッチパッドまたはパラメーターボックスを選択して値を調節，設定するのに使用する
- ダイレクト設定変更ノブ　100％酸素換気キーなど

<背面>

- 電源スイッチ：誤操作防止のためカバーがかけられている．手前に引くと開く
- 電源：ON
- 電源：OFF

換気装置

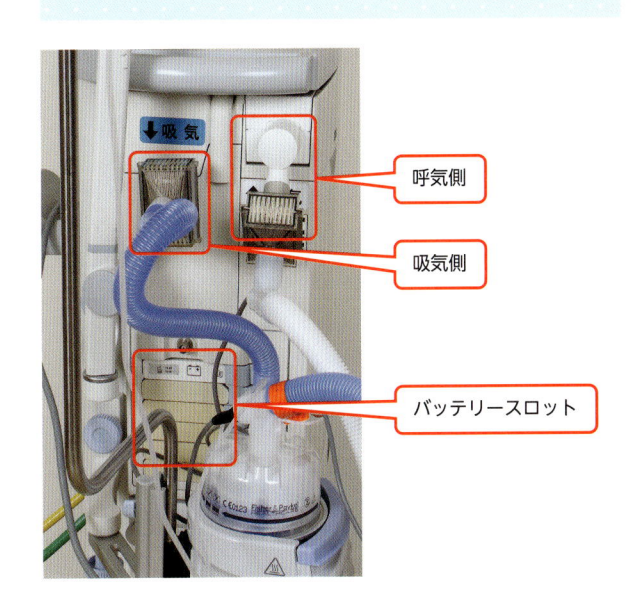

- 呼気側
- 吸気側
- バッテリースロット

PART 2 「まずは機器を扱えるようになろう」編

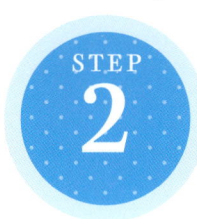

STEP 2 回路を構成している必要な物品を扱おう

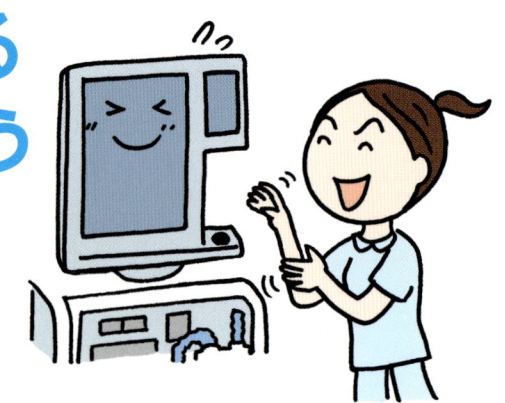

1 人工呼吸器の回路にはどんなものがある?

　人工呼吸器の回路（図1）には，大きく分けて，再利用が可能なリユーザブルのもの，再利用ができないディスポーザブルのものがあります．
　また，それぞれ吸気側・呼気側と回路が2本あるもの（図2）と，吸気側の回路の1本のみのものがあります（図3）．
　回路が1本のものは，在宅や移動用の人工呼吸器で多く用いられ，吸気側の回路のみで構成されています．呼気は，呼気弁または呼気ポートという穴（図4）から排出されますので，呼気ポートを塞がないようにする必要があります．
　回路の構成は，送気ガスを加温加湿するために加温加湿器を使うか，人工鼻を使うかによって変わってきます．加温加湿器を使い，吸気側に加温するヒーター線がない

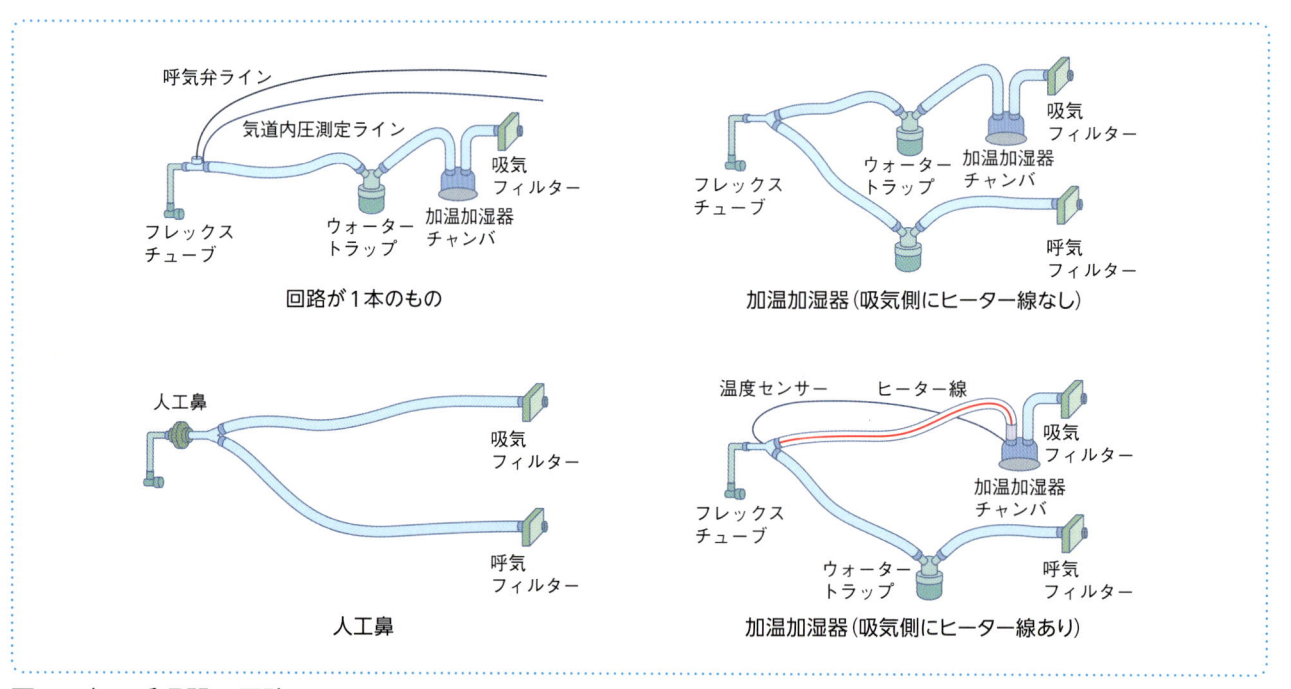

図1　人工呼吸器の回路

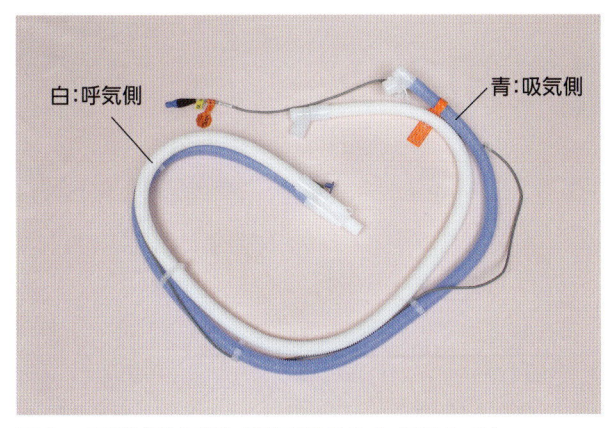

図2 回路（吸気側・呼気側の2本あるもの）

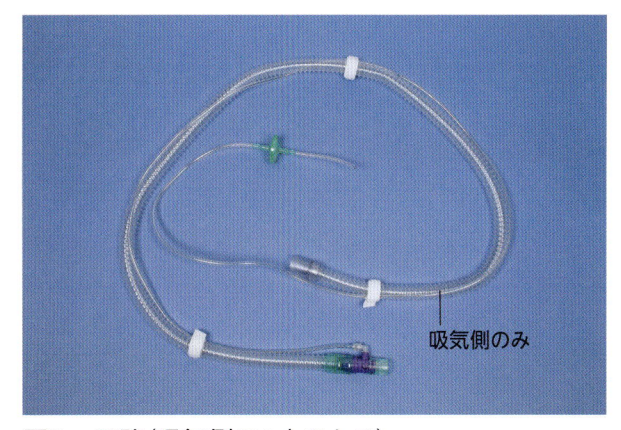

図3 回路（吸気側の1本のもの）

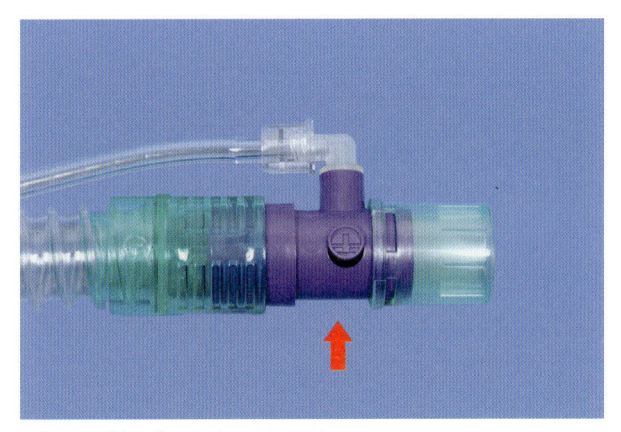

図4 呼気ポート（1本回路）

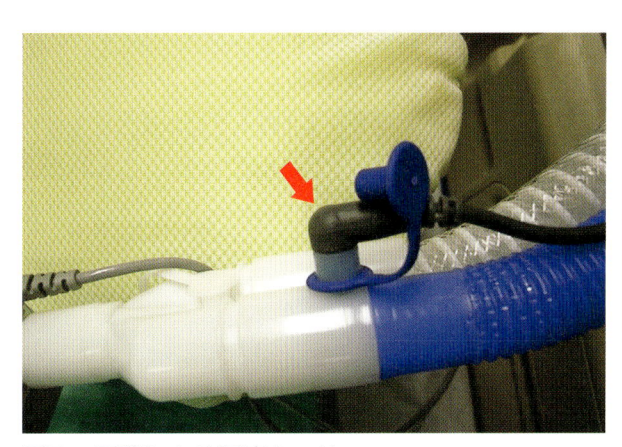

図5 回路にある温度センサー

もの，あるいはヒーター線が回路の外側に巻かれているタイプではないものは，吸気側の回路にウォータートラップが入ります．吸気側回路の外側にヒーター線があるものは，吸気側での結露がほとんどないため，ウォータートラップは必要ありません．

呼気側も吸気側同様，ヒーター線がないものは回路にウォータートラップが入り，ヒーター線があるものはウォータートラップがありません．

人工鼻を使うときは，吸気・呼気のどちらにもウォータートラップがないのが基本構成です．

また，ヒーター線がある回路には，後述する加温加湿器のチャンバ温と，回路の口元温を測定し，チャンバ温を調節するためのセンサーがついています．

このセンサー部分が下側になってしまうと，回路内の結露水によりセンサーで測定する温度が低下してしまうことがあるため，センサー部が下側にならないようにします（図5）．

2 加温加湿器（チャンバ）を知ろう

　酸素配管から送られてきたガスは乾燥しており，気管挿管や気管切開により上気道をバイパスされた状態では，加温加湿を行う必要があります．

　人工呼吸管理中の加温加湿の方法の1つとして，加温加湿器があります．加温加湿器のタイプは，以前はBubble Diffusion型が存在しましたが，現在はPass-over型（図6）が主流です．

　Pass-over型の加温加湿器は，チャンバ内で蒸留水を加温し，ガスが水面を通過するときに水蒸気を含ませるものです．蒸留水の補充は，自動で行われるものと医療者が補充するものがあります．補充の際には，補充する液体が滅菌蒸留水であるか，期限などの問題はないか，を確認することが重要です．

　加温加湿器で温められたガスは，回路を移動するあいだに温度が低下し，結露となります．この温度低下を防ぐ目的で，回路内にヒーター線がある回路を用いることがあります．

　加温加湿器の電源は，人工呼吸器の電源とは別にあることが多いため，使用の際には電源が入っていることを確認することが必要です．また，チャンバが温かいかどうか，手で触れて確認することも重要です（金属部分に触れると熱傷の可能性があるため，注意してください）．

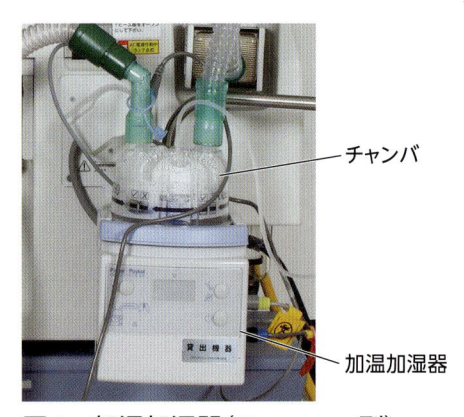

図6　加温加湿器（Pass-over型）

Check! チャンバ内の水位

　チャンバには注入する蒸留水の上限線が記してあります．しかし，この線まで蒸留水を入れる必要はありません．チャンバ内に水が入っていなければなりませんが，水の量が多すぎると加熱に時間を要し，温度が不安定になるので，チャンバ内の水は少なければ少ないほどよいです．そのため，自動給水タイプが推奨されます．

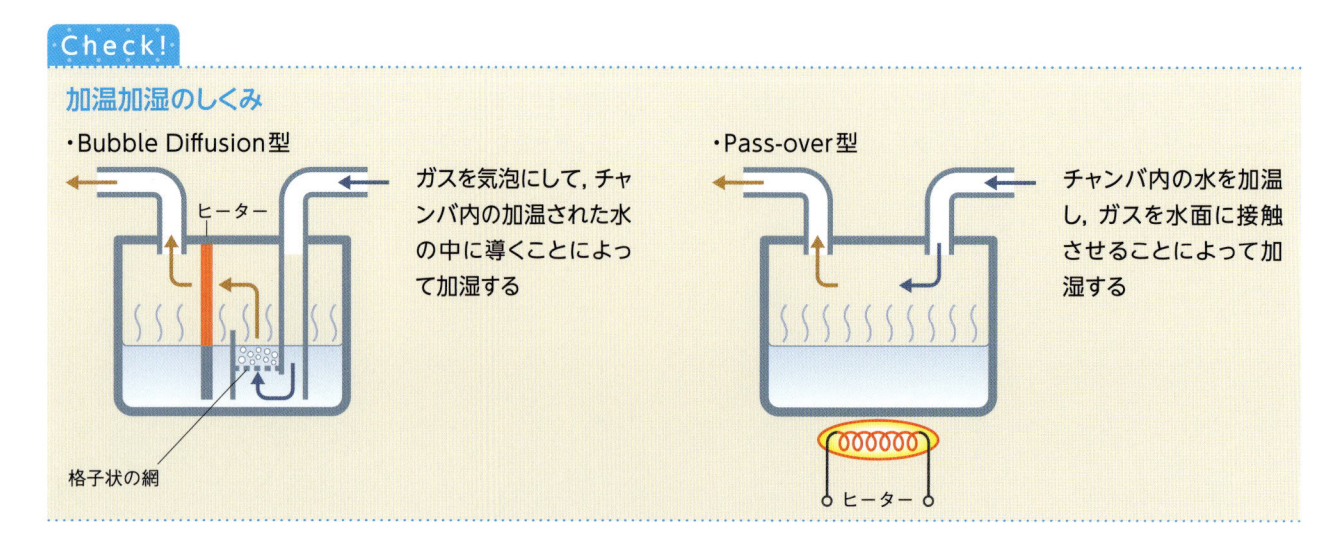

Check! 加温加湿のしくみ

- Bubble Diffusion型
ガスを気泡にして，チャンバ内の加温された水の中に導くことによって加湿する

- Pass-over型
チャンバ内の水を加温し，ガスを水面に接触させることによって加湿する

3 人工鼻を知ろう

　加温加湿のもう1つの方法は，人工鼻です．人工鼻は，特殊繊維，紙，スポンジなどでできています（図7）．加温加湿機能に加え，バクテリアフィルターを備えたものもあります（バクテリアフィルターについては後述）．

　人工鼻のしくみは，呼気中に含まれる熱や水蒸気を人工鼻に蓄え，つぎの吸気で医療ガスを加温・加湿します（図8）．加温加湿器を使用した場合にくらべ，回路の接続部が少なくなることや，余剰な結露が発生しにくいなどの利点がありますが，使用する際は使用禁忌がないか確認する必要があります（表1）．

　人工鼻は，気道分泌物などの粘液で濡れてしまうと，気道抵抗となったり，窒息するリスクがあります．肺水腫などで気道の分泌物が人工鼻近くまで上がってくるような場合は，加温加湿器への変更を検討しましょう．

　また，人工鼻と加温加湿器をどちらも使用している施設では，人工鼻と加温加湿器を併用してしまう，というインシデントに注意しなければなりません．人工鼻と加温加湿器を併用してしまうと，人工鼻が過剰に加湿されることで，呼気抵抗が増加してしまい，患者の呼吸仕事量が増大します．人工鼻を用いているときに吸入を行う場合は，人工鼻より患者側で行う必要があります．

　加温加湿器，人工鼻のいずれを用いた場合でも，適切な加温・加湿がなされているかをアセスメントすることは重要です（表2）．

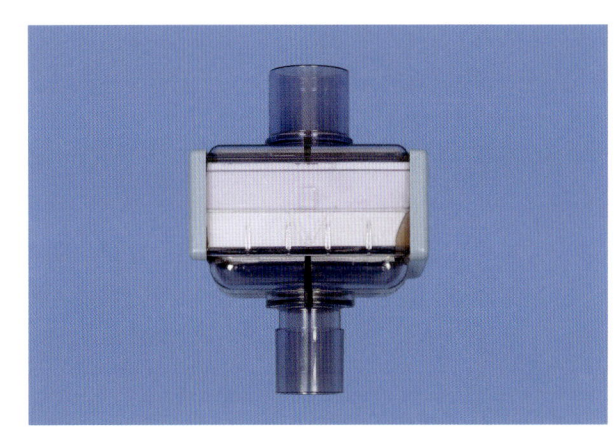

図7　人工鼻

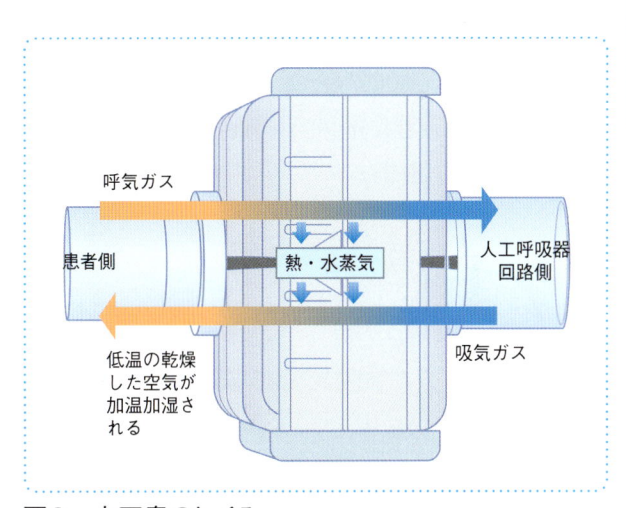

図8　人工鼻のしくみ

表1　人工鼻使用の禁忌

- 大量の気道分泌物
- 粘稠度の高い分泌物が人工鼻まで到達する場合
- 血性の気道分泌物が人工鼻まで到達する場合
- 低体温療法中の患者（<32℃）
- 分時換気量が多く，人工鼻で加湿不十分な場合（>10L/分）
- 呼気時の一回換気量が吸気の70％以下である患者（カフなしチューブ，カフ周囲からのリークがある場合）
- 拘束性肺疾患
- 気管胸膜瘻のある患者
- 持続的ネブライザーを使用している患者
- 気道熱傷のある患者
- 人工鼻の抵抗や死腔が無視できない患者

表2　適切な加温・加湿をアセスメントするための観察項目

- Yピースやフレックスチューブ部の結露
- 吸引カテーテルの進み具合
- 気道分泌物の性状

4 ウォータートラップを知ろう

加温加湿器を使用，かつヒーターを使用しない状態では，加温加湿器で温められた吸気は，患者の気道に到達するまでに温度が低下してしまいます．

加温加湿器のチャンバの出口では，たとえば40℃相対湿度100％であった吸気ガスが，30℃まで低下するとどうなるでしょう？　相対湿度は100％ですが，温度が変わることで，同じ容積に含むことのできる水蒸気量が変化します．この，容積に対しどの程度水蒸気を含むことができるかを表したのが絶対湿度です．

40℃での絶対湿度は51.1mg/Lで，30℃での絶対湿度は30.4mg/Lです．このガスに溶け込むことのできなかった水蒸気は，回路内で水滴となります．吸気が回路を移動する際，温度が低下します．その現象は，吸気が送られてくるたびに発生し，回路に結露が貯留することになるのです（図9）．

ヒーターワイヤーの入っていない吸気回路と呼気回路では，回路を通過するあいだにガスが冷やされ，結露が発生するため，ウォータートラップがついています（図10）．

ウォータートラップを使用する際の注意点は，水受けを再装着する際にリークが起こりやすいということです（図11）．過去に，ウォータートラップを再接続する際に，リークしたままにしてしまい，患者の呼吸に影響を与える，というインシデントが多発しました．そのため，対策として，ウォータートラップに「ガスリーク注意」「空気漏れ注意」といった注意喚起の表示をすることが推奨されています．

ウォータートラップの水を破棄したあとは，視診で患者の胸郭の挙上を観察し，聴診で呼吸の有無を確認するようにしましょう．

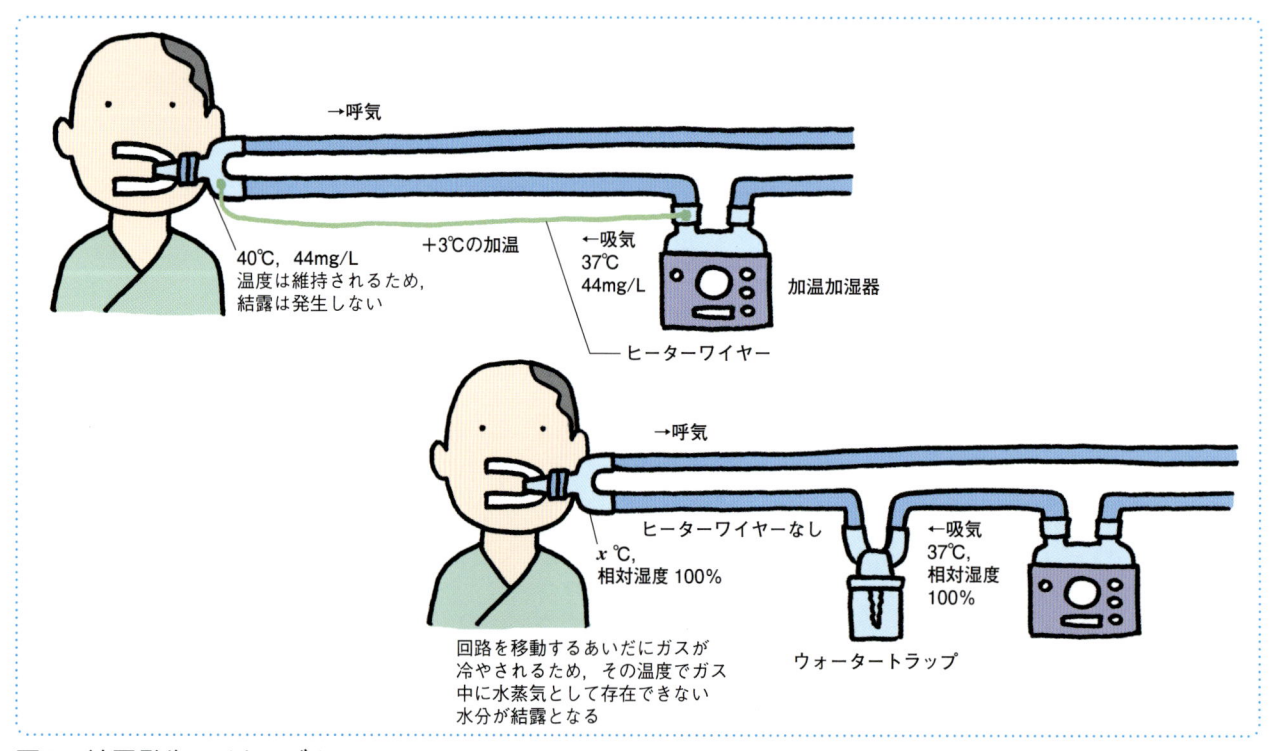

図9　結露発生のメカニズム

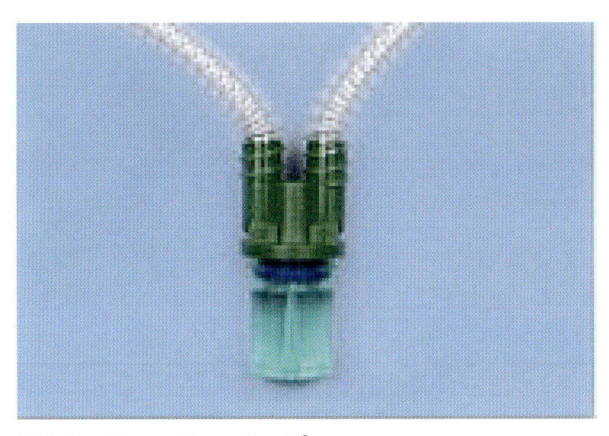

図10 ウォータートラップ

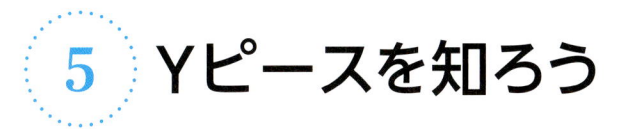

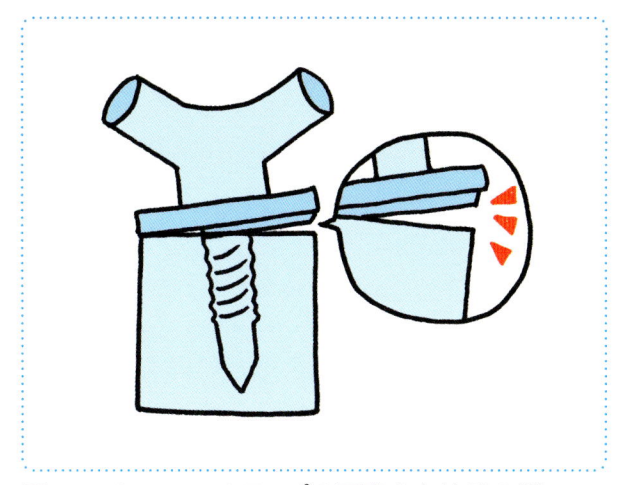

図11 ウォータートラップの不完全な接続の例

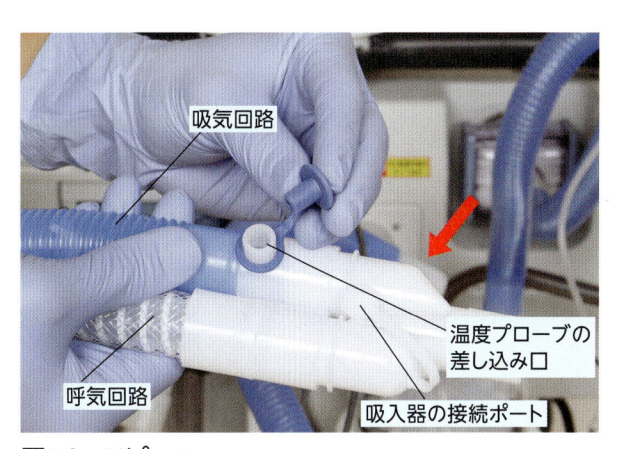

5 Yピースを知ろう

　Yピースとは，人工呼吸器の吸気・呼気回路と気管チューブや気管切開チューブをつなぐものです（**図12**）．熱線入りの加温加湿器を使用しているときは，この部分に口元温を測定する温度プローブを接続するための穴が開いています．また，定量噴霧式吸入器（metered dose inhaler：MDI）を接続するためのポートがついているものもあります（**図13**）．

　加温加湿器の口元温センサーのはずれや蓋のはずれは回路リークの原因になるため，きちんと接続されているか，蓋が閉じているか，回路を点検するときに確認することが必要です（**図14**）．

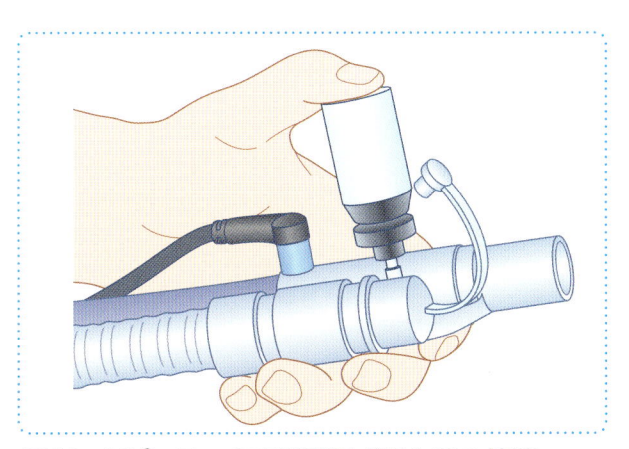

図12 Yピース
（吸気回路／呼気回路／温度プローブの差し込み口／吸入器の接続ポート）

図13 Yピースへの定量噴霧式吸入器の接続

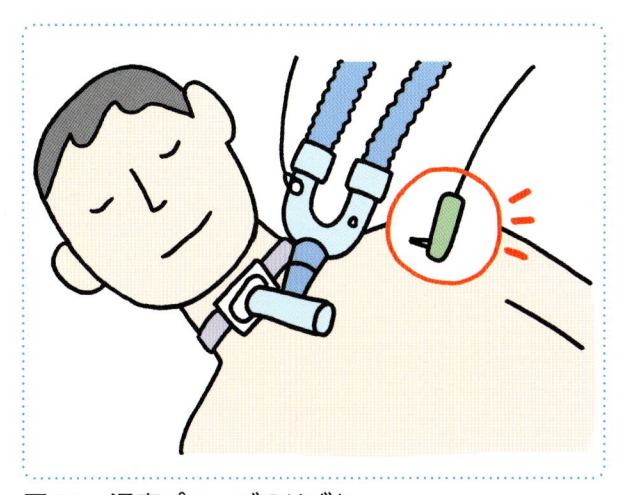

図14 温度プローブのはずれ

6 バクテリアフィルターを知ろう

　バクテリアフィルター(図15)は，患者・医療者の交差感染を予防する目的で用います．人工呼吸器回路に組み込んで使いますが，用いる場所は回路の吸気の最初の部分と呼気の最後の部分です(図16)．また，加温加湿方法に人工鼻を用いる場合，人工鼻とバクテリアフィルターが一緒になっているものがあります．

　バクテリアフィルターの異物除去のメカニズムは，機械的タイプと静電気タイプがあります．機械的タイプは，①直接遮断，②慢性衝突，③拡散による濾過，の3つの濾過原理でバクテリアを除去します．静電気タイプは，帯電加工を施した不織布繊維がフィルターに組み込まれており，静電気的吸着原理でバクテリアを除去します．

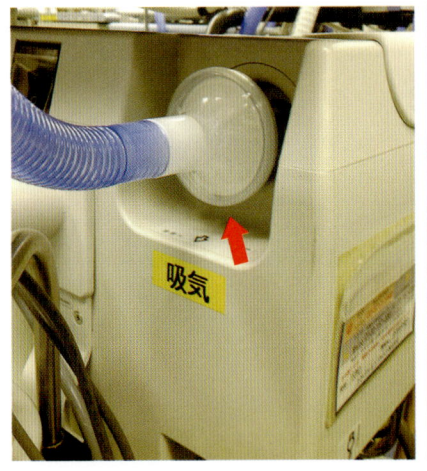

Puritan Bennett™ 840(吸気フィルター)　　Puritan Bennett™ 840(呼気フィルター)　　Servo i(呼気フィルター)

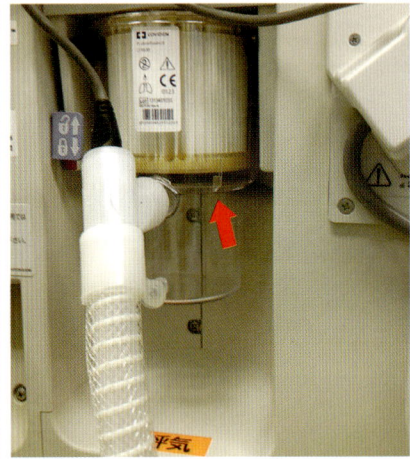

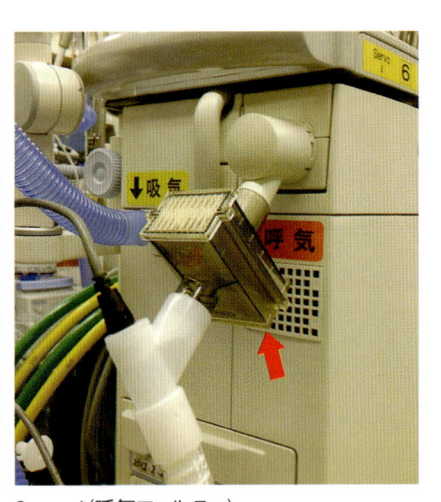

図15　バクテリアフィルター

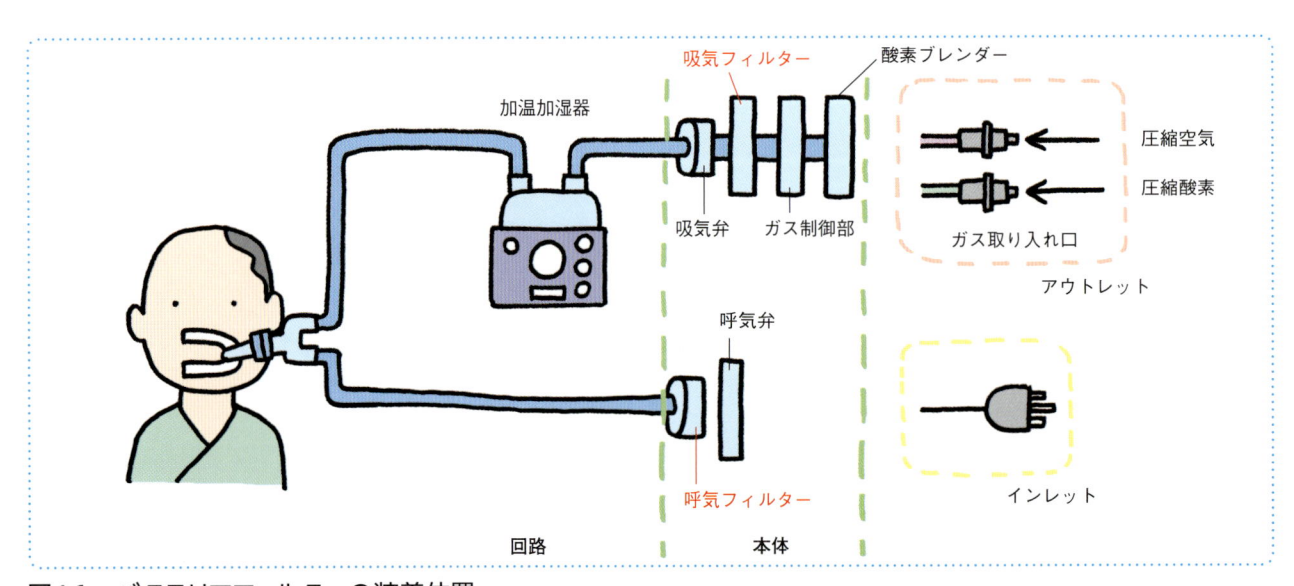

図16　バクテリアフィルターの装着位置

バクテリアフィルターの細菌・ウイルス濾過率はほぼ100％で，結核菌や最も微細なウイルスであるC型肝炎ウイルスなども捕集できます．

外見だけでは，人工鼻とフィルターの判別が難しいことがあるため，適切に使用されているかを確認する必要があります．

7 フレックスチューブを知ろう

Yピースと気管チューブ・気管切開チューブを接続する，長さ約10〜25cmのチューブで，カテーテルマウント，ともいわれます（図17）．体位調整時など，呼吸器回路を動かしたときに気管チューブに直接テンションがかかり，回路はずれが起きることを防ぐために装着します．

人工呼吸器回路側のコネクターの口径は直径22mmで，患者側のコネクターの口径は直径15mmと，太さが異なります（図18）．

また，接続部分はサイズが同じでも「オス」「メス」と分かれています．15mmの口径だと，15M（オス側）は外径が15mm，15F（メス側）は内径が15mmとなっており，メス側のコネクターがかぶさるような形になっています（図19）．そのため，オス―オスや，メス―メスという接続方法はできないようになっています．

患者側の形状も，用途によってさまざまな種類があります（図20）．

フレックスチューブは蛇腹になっており，柔軟に曲がるため，可動性がよくなります．しかし，フレックスチューブは死腔になるため，呼吸努力の大きい患者や二酸化炭素の貯留を起こしやすい患者への使用は考慮が必要です．

また，人工鼻や加温加湿器の温度センサーの前に装着するため，室温で冷却され，結露を生じやすくなります．

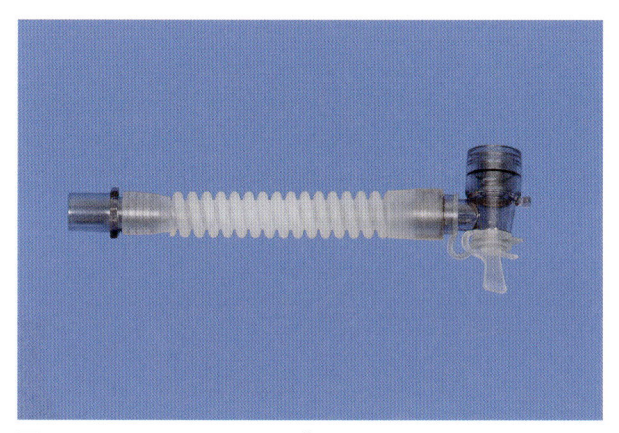

図17　フレックスチューブ

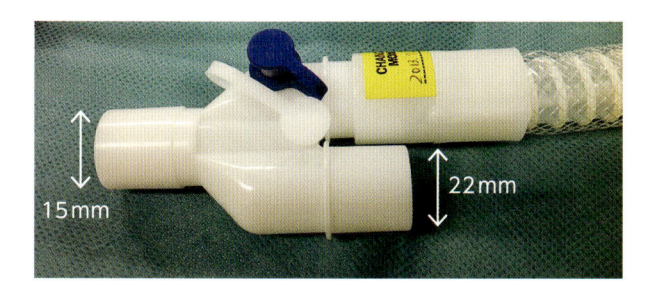

図18　患者側のコネクター
口径の直径がそれぞれ15mmと22mmで太さが異なる．

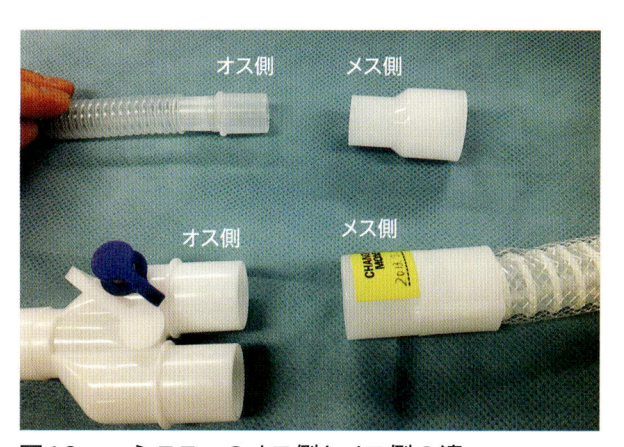

図19　コネクターのオス側とメス側の違い

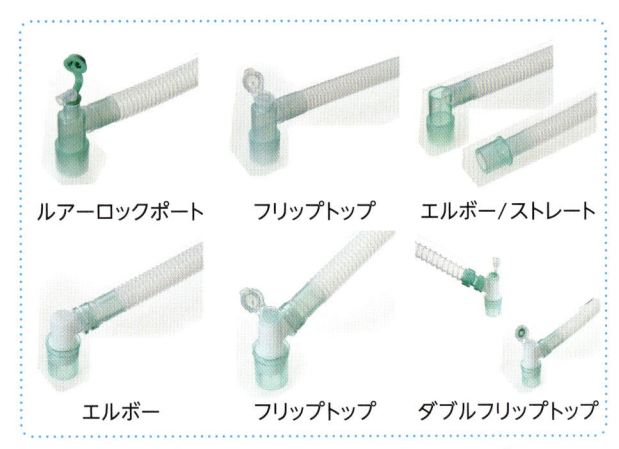

図20 さまざまな種類のフレックスチューブ
（写真提供：Intersurgical Ltd.）

8 アームを知ろう

　アームには，人工呼吸器の回路を固定する役割があります．アームの接続部分は，角度を調整して固定することができるようになっています（**図21，22**）．
　アームだけで回路の保持（**図23**）が十分にできないときには，サポートスタンドを使用する場合もあります（**図24，25**）．
　体位変換の際，回路を固定していることを忘れて行うと，チューブ抜去のリスクがあるので，体位変換やベッドの上げ下げのときは注意が必要です．

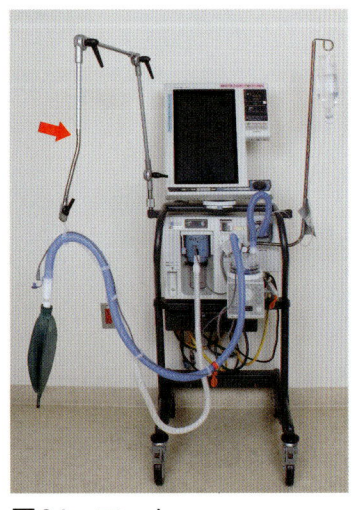

図21　アーム

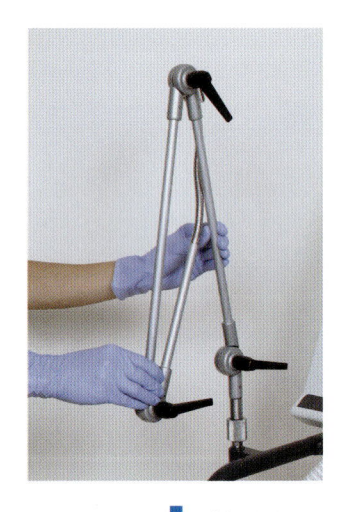

↓ 折りたたまれているアームを伸ばす

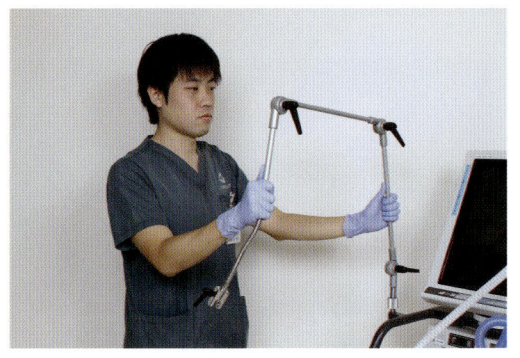

図22　アームの設置

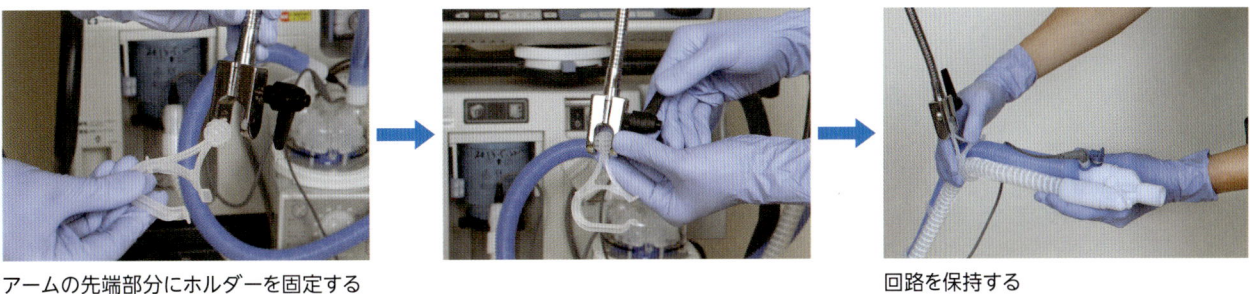

アームの先端部分にホルダーを固定する

回路を保持する

図23　回路の保持

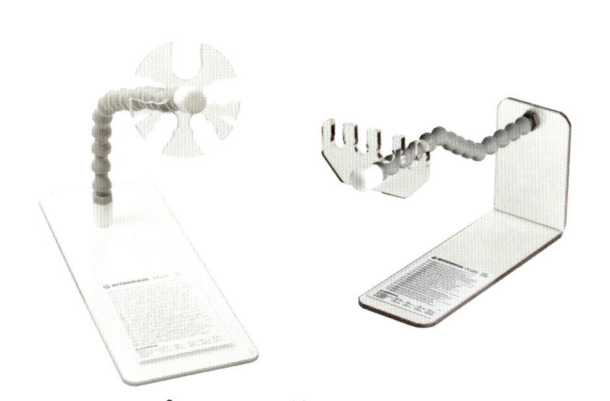

図24　サポートスタンド
（写真提供：Intersurgical Ltd.）

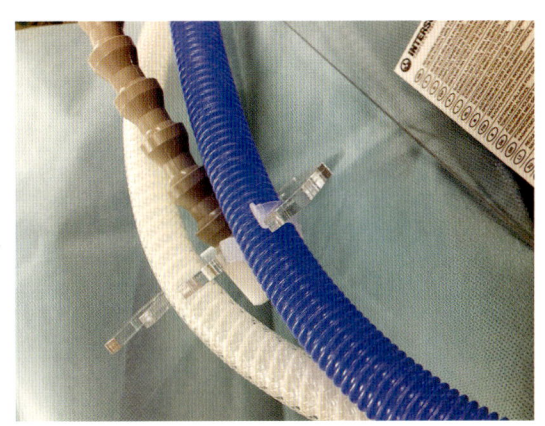

図25　サポートスタンド使用の例

引用・参考文献
1) 道又元裕編著：人工呼吸ケア「なぜ・何」大百科. 照林社, 2005
2) 道又元裕, 小谷透, 神津玲編：人工呼吸管理実践ガイド. 照林社, 2009
3) 財団法人日本医療機能評価機構：ウォータートラップの不完全な接続. 医療事故情報収集等事業 医療安全情報 No. 32, 2009年7月
　　http://www.med-safe.jp/pdf/med-safe_32.pdf より2014年4月15日検索
4) 独立行政法人医薬品医療機器総合機構：人工呼吸器の取扱い時の注意について（その1）. PMDA医療安全情報 No. 7, 2009年1月
　　http://www.info.pmda.go.jp/anzen_pmda/file/iryo_anzen07.pdf より2014年4月15日検索
5) 磨田裕監修：呼吸管理におけるフィルターの役割. 日本ポール株式会社, 2004
6) コヴィディエン ジャパン株式会社：DARブリージングシステム 添付文書
7) エム・シー・メディカル株式会社：インターサージカル製品総合カタログ2013

PART 2　「まずは機器を扱えるようになろう」編

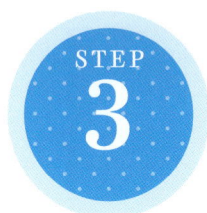

STEP 3 人工呼吸器を組み立てられるようになろう

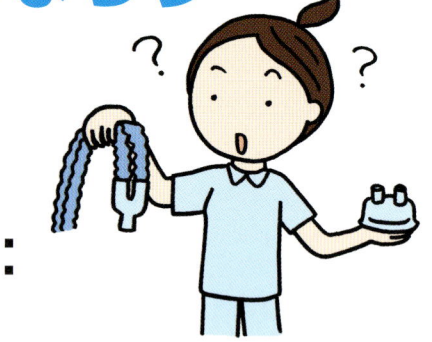

1 人工呼吸器を組み立てる前に：組み立て方の基本と注意点

　人工呼吸器を実際に患者に使用するには，まずいくつかの準備が必要です．そして，駆動に必要な物品を組み立て，患者に使用することができるかを確認したあとで，初めて患者に装着することができます．

　準備は機種によって異なる部分がありますが，人工呼吸器の構造はどの機種でもおおむね同じです．ここでは，現在国内でも数多く稼働しているPuritan Bennett™ 840（コヴィディエン ジャパン，以下PB840）を例に，起動前の組み立て方法の基本と注意点について説明していきます．

環境

　人工呼吸器を使用するにはまず，使用に適した環境であることが重要です．人工呼吸器は生命維持装置であり，安全で安定した動作が求められ，異常時にはすぐに対応できる環境であることが必要です．

　具体的には，人工呼吸器が駆動するための電気を供給できること，そして酸素・空気といった医療ガスを供給できる部屋で使用することです．

　また，つねに患者の観察が可能で，異常時にはすみやかに処置が行えるだけの広さがあることも重要です．

電源

　電源は通常，普通電源，非常電源に分けられます．普通電源は，停電時は使用できません．無停電装置は，災害などによる停電時でも途切れることなく電気を供給できる装置です．

　電源の種類は，コンセントの色で分けられています．バッテリー駆動のできる人工呼吸器もありますが，停電時も途切れることなく電気を供給できる非常電源を使用します（図1）．

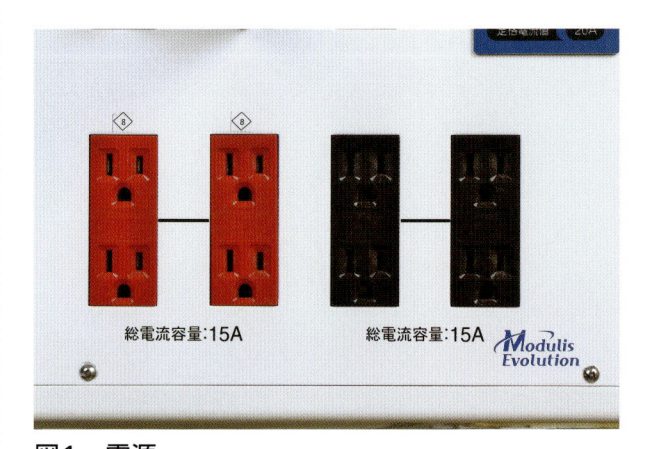

図1　電源
人工呼吸器は非常電源（赤）に接続する

医療ガス

人工呼吸器を駆動させるには，電気のほかに酸素・空気といった医療ガスが必要です．酸素供給がなくても駆動できる人工呼吸器もありますが，病院内で使用するときには，酸素と圧縮空気を供給させて使用するのが通常です．

人工呼吸器に必要な医療ガスには，酸素，空気，吸引が挙げられます．酸素は，高濃度の酸素を供給するために必要です．空気には，圧縮空気と合成空気があります．圧縮空気は自然界の空気をコンプレッサーで圧縮して清浄化したものをいい，合成空気は液体酸素と液体窒素を気化混合して空気と同じ組成（酸素：22％，窒素：78％）にしたものです．吸引は，患者の気道分泌物を吸引する際に必要となります．

人工呼吸器の駆動に必要な医療ガスの供給方式としては，中央配管方式が挙げられます．中央配管方式は，医療施設内に医療ガスの供給源を設置し，そこから各部署に設けられた配管を介して医療ガスを供給します（**図2**）．供給されたガスの取り出し口は配管端末器（アウトレット）といい，各部屋やベッドサイドに配置されています．配管端末器は壁取り付け式，ホース取り付け式などがあります．

人工呼吸器本体と医療ガス配管端末器をつなぐホースを，ホースアセンブリといいます（**図3**）．誤接続を防ぐためにホースアセンブリには識別色があり，酸素は緑色，空気は黄色になっています．また，配管端末器の接続用ピンもピン方式やシュレーダ方式など，誤接続を防ぐために特殊な形状となっています．

保守点検

人工呼吸器を使用する環境が整ったら，人工呼吸器を組み立て，駆動させる準備に入ります．使用中はつねに安定した作動でなければならないため，臨床での使用に問題がないか臨床工学技士やメーカーによる保守点検を受けている機器であることを確認し使用します．

機器の管理は，中央で一括管理している施設や，部署ごとに管理している施設などさまざまです．日頃から，自施設での人工呼吸器の管理はどうなっているのかを確認し，いざ使用するときに迷うことなくスムーズに機材を準備できるようにすることが必要です．

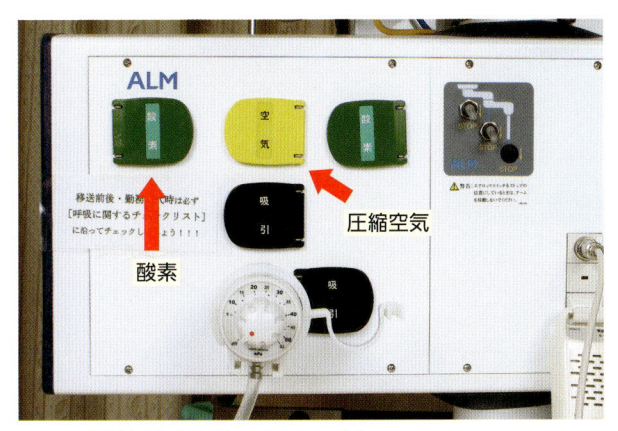

図2　配管端末器（アウトレット）

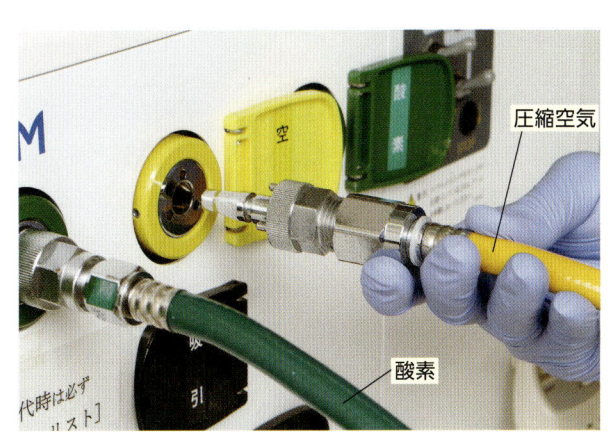

図3　配管端末器と人工呼吸器のホースアセンブリの接続

2 物品準備の心得

人工呼吸器は，機械のみ単体では使用できません．機械と患者をつなぐための回路や，緊急時の対応に必要な物品，人工呼吸器装着中の患者のケアに必要な物品を準備します．

ここでは，人工鼻使用の場合と加温加湿器使用の場合の，それぞれの回路の準備物品について紹介します．

人工鼻使用の回路の必要物品（図4）

呼吸回路（吸気回路，呼気回路），人工鼻，フレックスチューブ，閉鎖式吸引カテーテル

※開放式吸引を選択する場合は，閉鎖式吸引カテーテルではなく，L字のフレックスチューブを準備する．

加温加湿器使用の回路の必要物品（図5）

加温加湿用呼吸回路（吸気回路，呼気回路），加温加湿器，温度プローブ，フレックスチューブ，閉鎖式吸引カテーテル（※必要時，ウォータートラップ）

※筆者の施設では，加湿用の回路は特殊フィルムで水蒸気を逃がすものを使用しているため（**図5**），呼気側の回路に水が溜まらない構造になっています（p.73「Check! 水分貯留の少ない呼吸回路」参照）．そのため，ウォータートラップは使用していません．水蒸気を逃がさないタイプの回路を使用するときには，ウォータートラップが必要です．

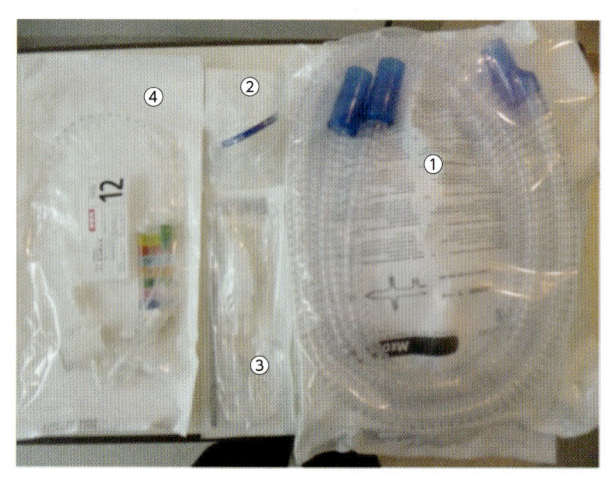

図4 人工鼻回路の準備物品
①呼吸回路本体，②人工鼻，③フレックスチューブ，④閉鎖式吸引カテーテル

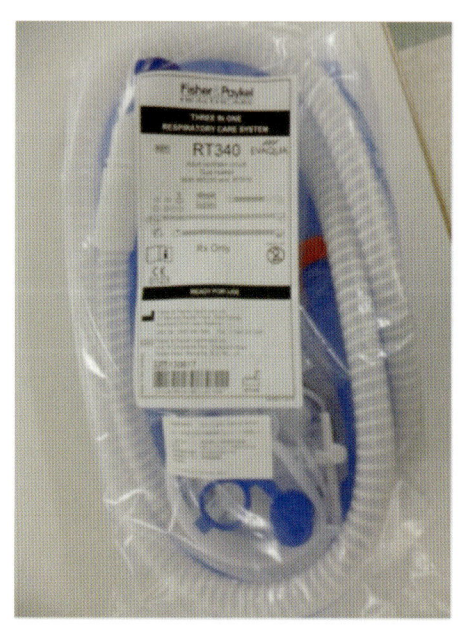

図5 加温加湿回路
加温加湿モジュールと呼吸回路が一包化されている

両回路に共通の必要物品（図6, 7）

吸引器・吸引用ホース（ホースは吸引器につなぎ，吸引器は中央配管に接続する），吸引用のアルコール綿，滅菌蒸留水，閉鎖式吸引カテーテル洗浄用の単包タイプの生理食塩水，口腔内の分泌物を吸引するカテーテルなど，テスト肺，用手式人工呼吸用器具

※ケアに必要な物品以外に，テスト肺，用手式人工呼吸用器具を準備します．テスト肺は，呼吸回路が気管チューブなどと接続されていない場合に，回路の気密性を維持し，清潔を保つこと，そして，始業点検の際に回路の圧が上昇しすぎることを防止する役割があります（つまり，自然の肺に近い動作をすることができる）．そのため，回路の先端につけておくことが必要です．用手式人工呼吸用器具は，リザーバー付きのバッグバルブマスク，もしくはジャクソンリース回路を準備します．用手式人工呼吸用器具は人為的に呼吸器をはずすとき，また，緊急時に患者の換気を維持するために使用します（**図7**）．

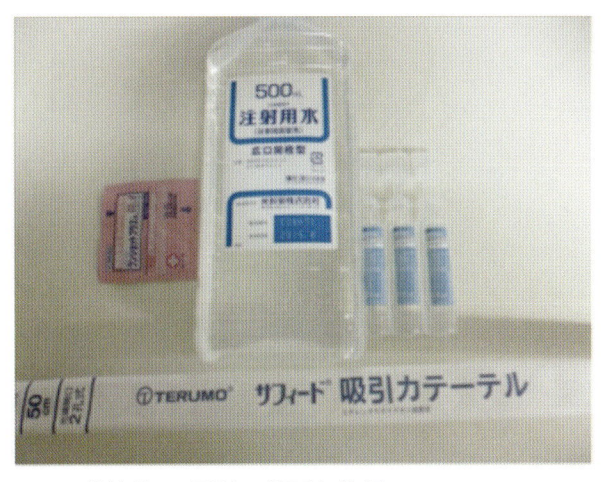

図6　分泌物の吸引に必要な物品
注射用水の右側が単包の生理食塩水

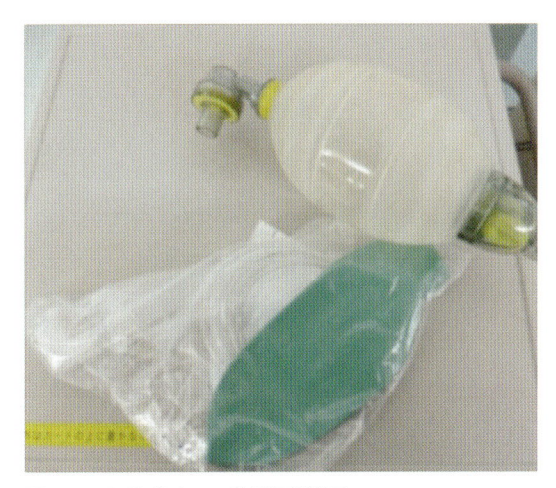

図7　用手式人工呼吸用器具
上：バッグバルブマスク，下：ジャクソンリース回路

Check!
加温加湿器と人工鼻の併用に注意

加温加湿器と人工鼻の併用は禁忌です．加温加湿器使用の回路では，吸気回路内のガスは加湿されています．人工鼻のフィルターは濡れることで目詰まりを起こしてしまうため，回路を塞いでいるのと同じ状況になり，患者が窒息してしまう可能性があります．

Check!
水分貯留の少ない呼吸回路

従来の呼吸回路は，呼気が回路内の冷たい表面に接触することにより結露を生じます．これは，冬に暖かい室内で窓ガラスに結露が生じるのと同じです．回路内には水が溜まってしまうので，水受けのウォータートラップを装着し，水が溜まるたびに排水する必要があります．
EVAQUA™（Fisher & Paykel社）は，呼気回路内の湿気が結露して液体になる前に，過剰な水分を特殊な膜を通して放出する構造になっています．そのため，回路内に水が溜まることがなく，ウォータートラップを装着して排水する必要がありません．

3 人工呼吸器を組み立てよう

　人工呼吸器の組み立ては，おもに回路の組み立てを指します．人工呼吸器回路は人工呼吸器と患者をつなぐ重要な部分であり，組み立て方法は熟知しておく必要があります．ここではPB840を例に，人工鼻使用の場合と加温加湿器使用の場合の回路について解説します．

共通の準備

　両者に共通の準備として，人工呼吸器本体に吸気フィルターと呼気フィルターを取り付けます．

人工鼻使用の回路

　人工鼻タイプは，装着する人工鼻で加温・加湿を行うため，回路の接続部が少なく，シンプルな構造となります．

①吸気フィルターと呼気フィルターにそれぞれ回路を接続する

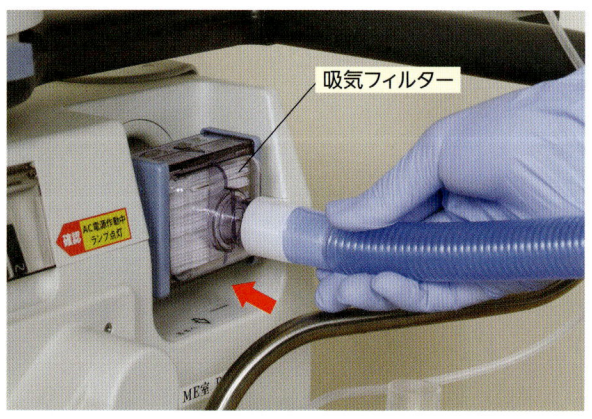

吸気フィルター（回路を接続）

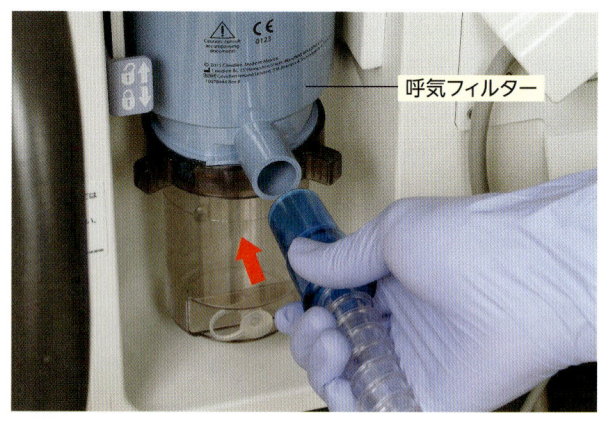

呼気フィルター（回路を接続）

②回路のYピースに人工鼻を接続する

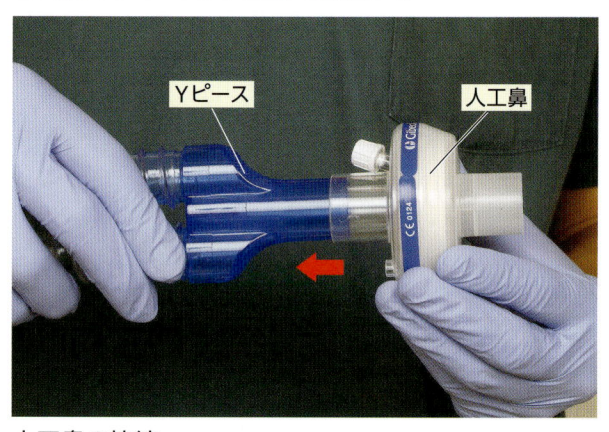

人工鼻の接続

③人工鼻の患者側にフレックスチューブを接続する

④閉鎖式吸引カテーテルを接続する

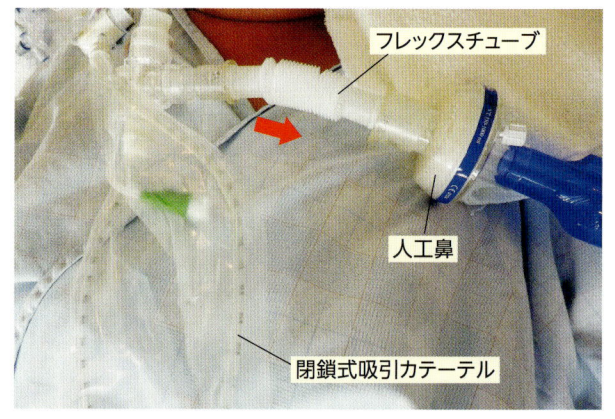

フレックスチューブと閉鎖式吸引カテーテルの接続

加温加湿器使用の回路

加温加湿器タイプは，人工呼吸器と患者のあいだに加温加湿器を通すので，人工鼻タイプにくらべて，組み立てはやや複雑になります．ここではPB840にFisher & Paykel社の加温加湿器を装着する場合を例に解説します．

①ivポールを人工呼吸器に取り付ける
②加温加湿器をivポールに取り付ける

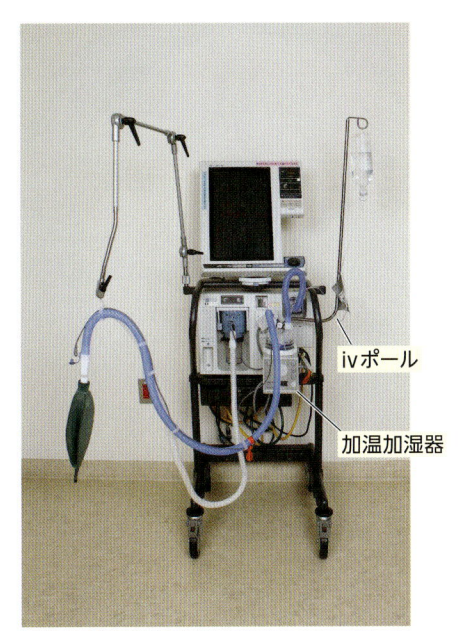

ivポールと加温加湿器の設置

③加温加湿器のチャンバを準備する
1．青色のリングを上に引っ張り，呼吸回路接続用のポートについているキャップをはずす（Ⓐ）
2．給水チューブを巻いたカセットを取りはずし（Ⓑ），ivポールにかける（Ⓒ）

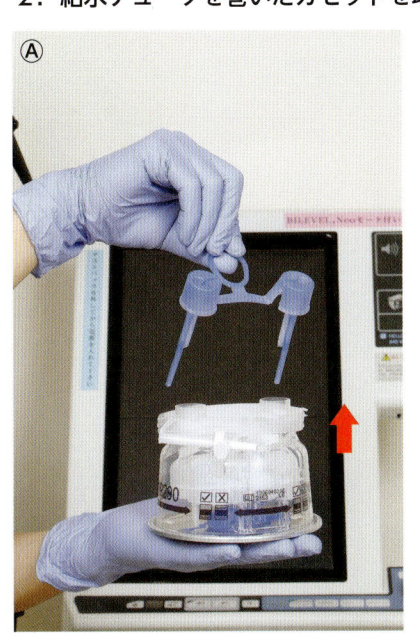

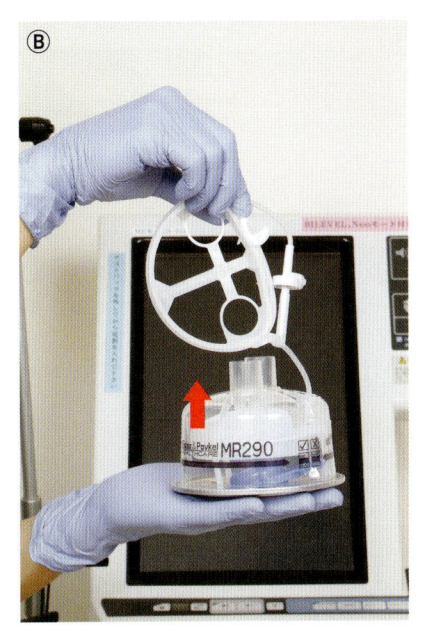

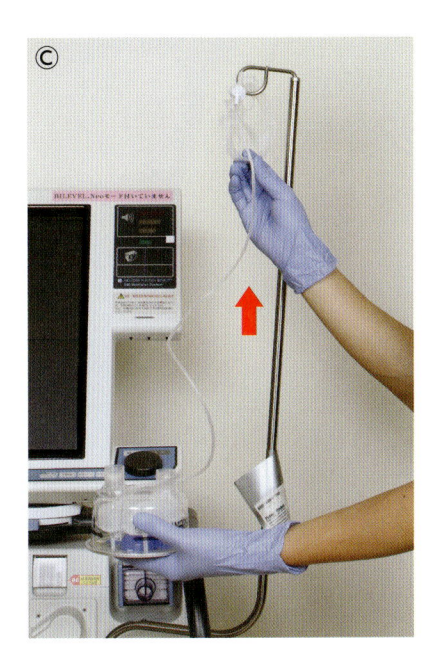

④チャンバと吸気回路を接続する

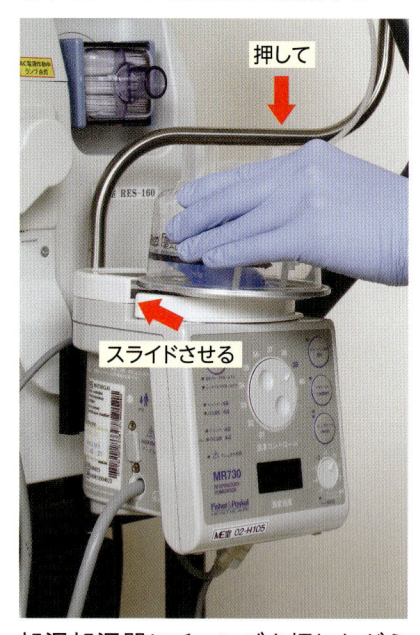

押して
スライドさせる

加温加湿器にチャンバを押しながらスライドさせて取り付ける

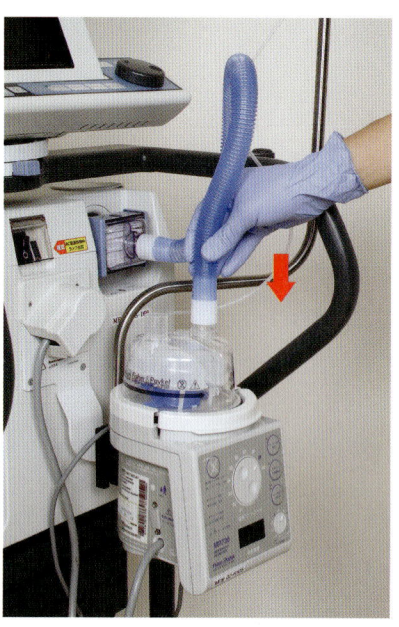

チャンバに短い吸気回路を接続する

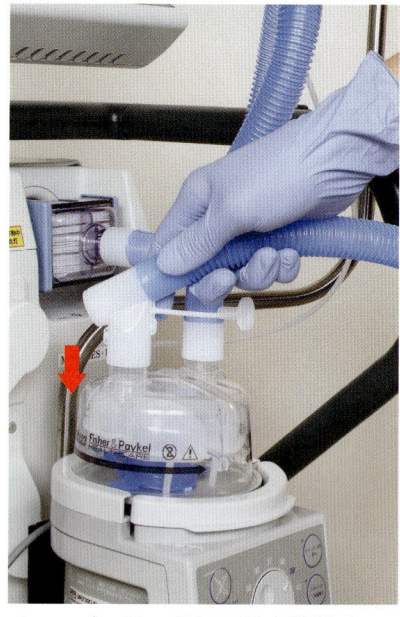

チャンバに長い吸気回路を接続する

⑤チャンバと呼気回路を接続する

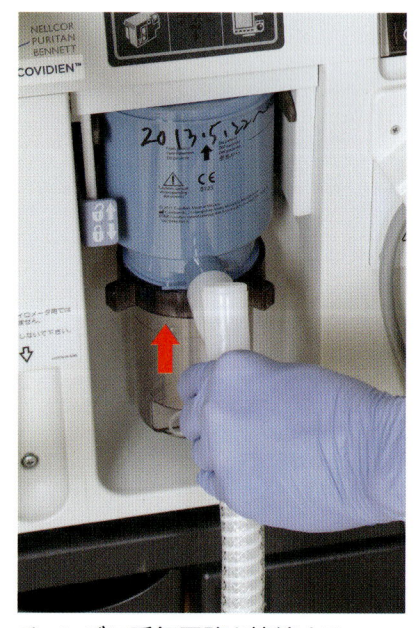

チャンバに呼気回路を接続する

⑥温度プローブを吸気回路の患者側の端（Yピース），チャンバの入口，加温加湿器本体の3か所に取り付ける

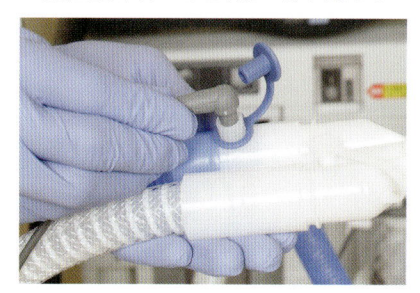

Yピースに温度プローブの先端を取り付ける

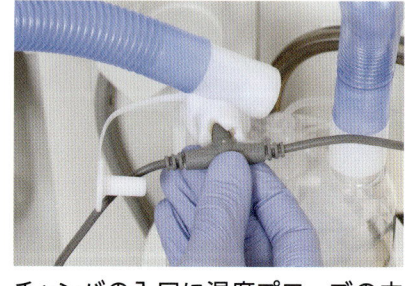

チャンバの入口に温度プローブの中央を取り付ける

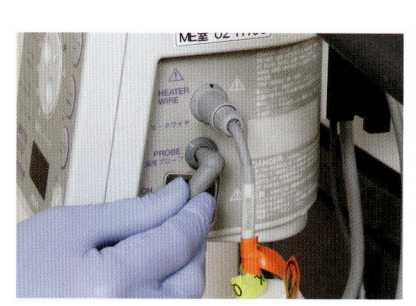

加温加湿器本体に温度プローブの末端を取り付ける

⑦ホースヒーターコードを吸気側，呼気側，加温加湿器本体の３か所に取り付ける

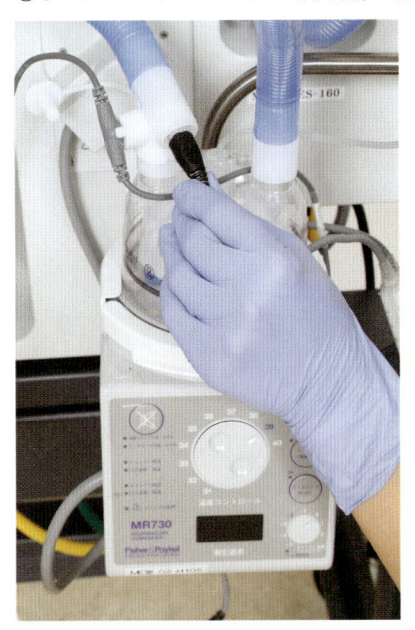

吸気側に取り付ける

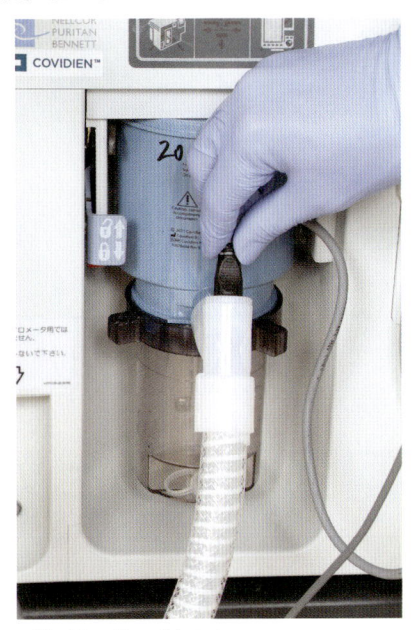

呼気側に取り付ける
（呼気にもヒーター線のあるタイプ）

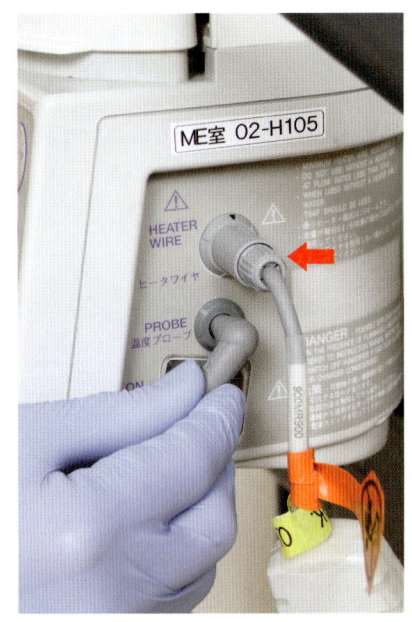

加温加湿器本体に取り付ける

⑧フレックスチューブを接続する　　⑨閉鎖式吸引カテーテルを接続する

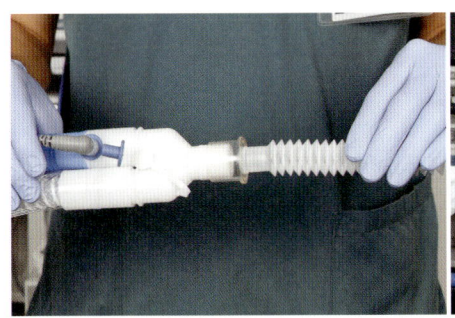

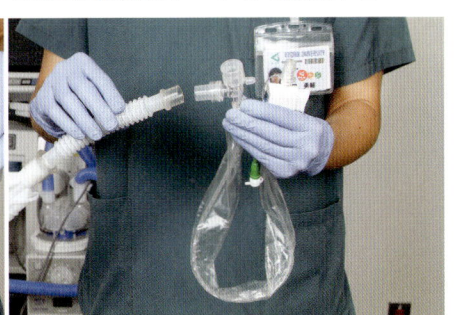

Yピースとフレックスチューブの接続

フレックスチューブと閉鎖式吸引カテーテルの接続

※必要であれば，吸気側の回路にウォータートラップを接続する．

※準備の段階では，回路内の気密性を十分に保つため，チャンバと滅菌蒸留水の接続は行わない．

電源・医療ガスへの接続

回路の組み立て後は，人工鼻タイプ・加温加湿器タイプ共通の作業として，人工呼吸器本体の電源コンセントを無停電装置の電源に差し込みます．次に，酸素と空気のホースアセンブリをそれぞれアウトレットに装着します．

また，ベッドサイドに緊急用の用手式人工呼吸用器具（リザーバー付きのバッグバルブマスクもしくはジャクソンリース回路）や吸引カテーテル，蒸留水など分泌物を吸引する用具もあわせて準備します（図6，7）．

＊

上記の一連の作業で組み立ては完了です．しかし，このまま電源を入れて患者に装着することはできません．安全に使用できる状態にあるか，患者に接続する前に確認を行います．

参考文献
1）廣瀬稔ほか：医療ガスの基礎．第13回3学会合同呼吸療法認定士認定講習会テキスト（荒井他嘉司編），p224-228，3学会合同呼吸療法認定士認定委員会，2008
2）田中博之：医療ガス源．人工呼吸器学シリーズ3 ベネット840（田中博之編），p130-131，p134-135，メディカ出版，2008

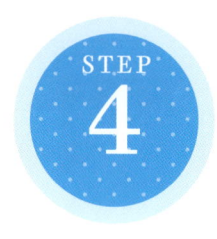

STEP 4 組み立てたあとは，どうする?

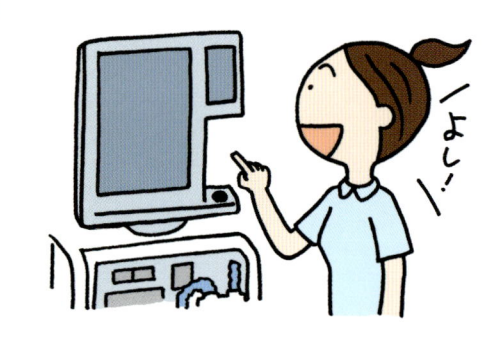

1 人工呼吸器回路を再チェックしよう

　人工呼吸器の回路を組み立てたら，駆動前に回路に問題がないかを点検します．人工呼吸器はつねに安定した動作が求められます．駆動中に万が一異常が発見された場合，部品や機器自体を交換することは困難です．

　起動前の点検は，おもに目視で行います．点検する項目は①亀裂や破損，汚染の有無，②回路・部品の誤接続や接続忘れの有無，です（図1）．

亀裂や破損，汚染の有無の確認

　人工呼吸器本体，回路，人工鼻，加温加湿器，電源コード，温度センサーワイヤー，ホースアセンブリを中心に確認します．

　人工呼吸器の回路やコードは，接続の際に乱暴に扱うと断線など破損してしまう可能性があります．また，経年劣化のために亀裂が入っていたり，破損していたりすることがあります．

　汚染がないかを確認することも重要です．とくに人工鼻では，フィルターが濡れていると目詰まりを起こすため，注意が必要です．

回路・部品の誤接続や接続忘れの有無の確認

　人工呼吸器は使用までに，さまざまな手順をふんでいく必要があります．

　人工呼吸器の組み立ては簡便かつ誤接続がないように工夫されていますが，誤接続や接続忘れはしばしば起こります．人工呼吸器のマニュアルなどと照らし合わせて，正しく組み立てられているかを確認するようにしましょう．

　加温加湿器使用の回路の場合は，温度センサーや加温加湿器への接続が必要となるので，人工鼻使用の回路と比較すると複雑になります．加温加湿器は吸気側の回路に接続することと，温度センサーの回路や加温加湿器への接続忘れはとくに起こりやすいので注意が必要です．

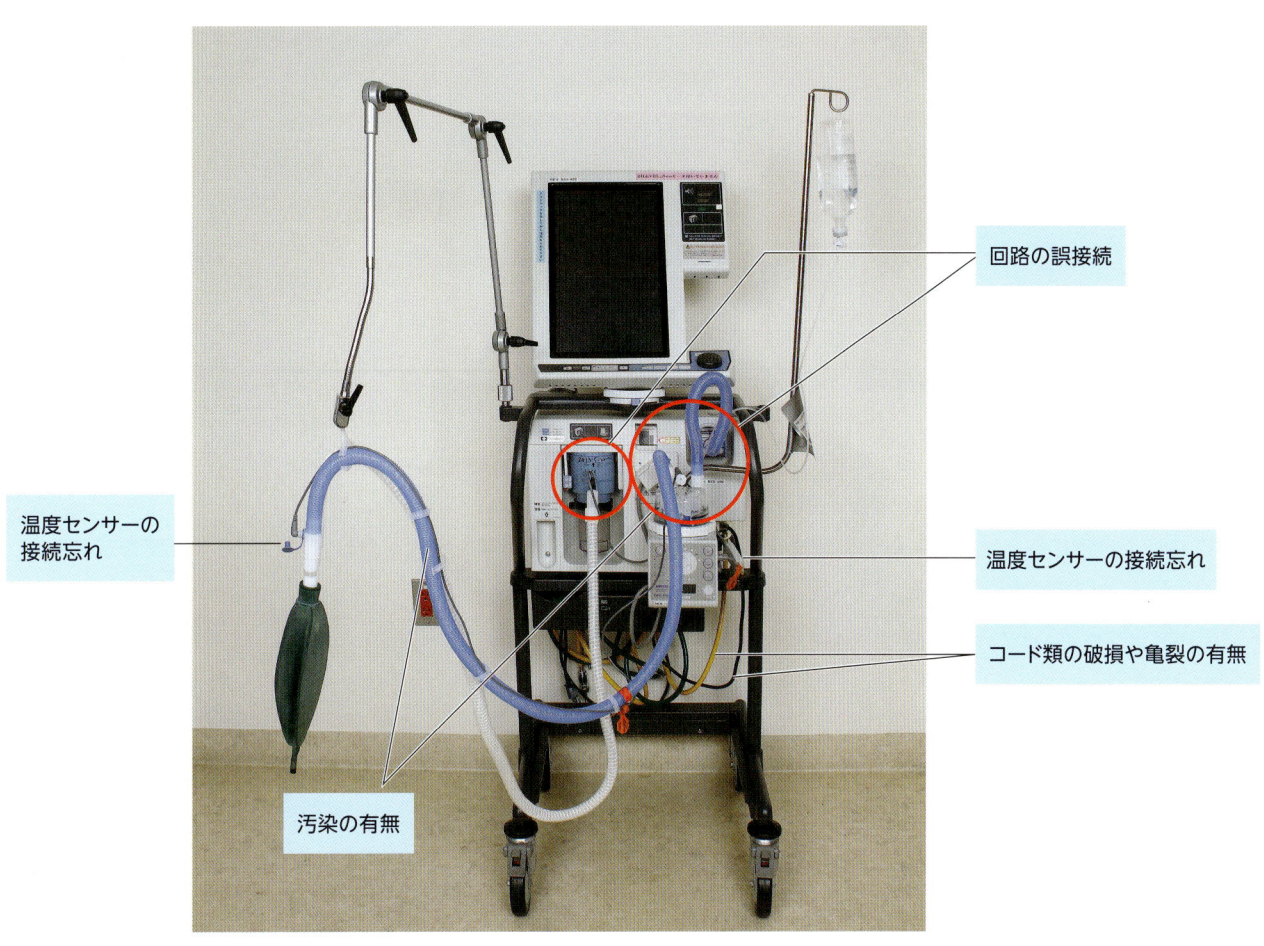

図1　確認が必要な箇所

② 人工呼吸器の始業点検をしよう

　人工呼吸器の回路を組み立て，問題がないかを手と目で確認しました．いよいよ患者に装着して換気開始，といきたいところですが，再度問題がないかを確認する必要があります．人間の目や耳では確認できない部分について，人工呼吸器自身による始業前点検で最終確認します．

　PB840では，この始業点検前を「ショート・セルフ・テスト（short self test：SST）」と呼びます．SSTは各種動作や回路からのリークを発見するほか，回路のコンプライアンス・フィルターの抵抗を測定できます．5分程度で完了するので，回路を組み立てたら，患者に装着する前に実施するようにしましょう．

　ここでは，加温加湿器使用の回路でのSSTの流れを説明します．

①人工呼吸器の電源のスイッチをONにし，起動画面のSST欄をタッチする．そして，5秒以内に本体左側のTESTボタンを押す

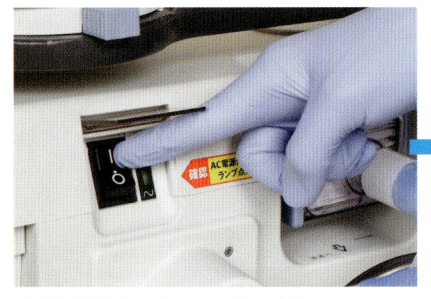

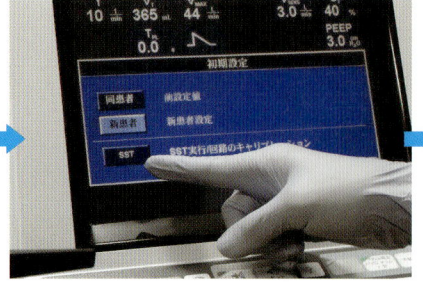

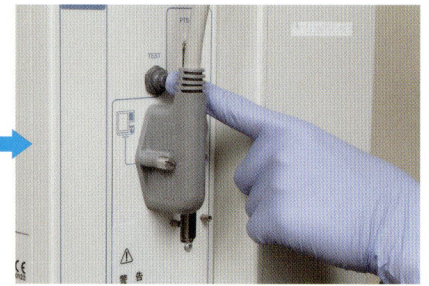

電源のスイッチをONにする　　　画面のSST欄をタッチする　　　本体左側のTESTボタンを押す

②本体画面で回路と加温加湿器のタイプを選択すると，SSTが始まる
③SSTでは，順番に従って各パートの確認を行う．項目によっては，回路を開放したり，閉じたりする操作が必要となる．画面の指示に従い，実行していく
・フローセンサーテスト（Ⓐ）：Yピースを塞ぐ⇒加温加湿器を接続する
・回路内圧テスト
・回路リークテスト
・呼気フィルターテスト（Ⓑ）：呼気フィルターから回路をはずす⇒再接続する
・回路抵抗テスト（Ⓒ）：Yピースを開放する
・コンプライアンス計算テスト（Ⓓ）：Yピースを塞ぐ⇒開放する

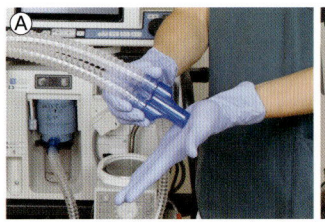

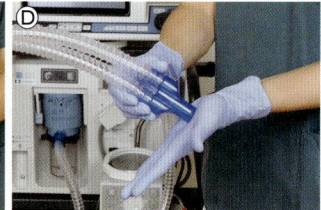

フローセンサーテスト　　呼気フィルターテスト　　回路抵抗テスト　　コンプライアンス計算テスト

④SSTの途中でエラーが検出されなければ，最後にSST終了マークが出てテストは終了．テスト終了後に起動画面が表示されるので，設定の確認を行う
※SST中のエラーは，リークの存在や機器に欠陥がある可能性がある．回路に問題がなく，それでもエラーとなる場合は，機器の点検が必要である．エラーが検出される機器は，患者に装着してはいけない．
※加温加湿器使用の場合，患者に装着する直前に加温加湿器の電源を入れるのと同時に滅菌蒸留水を接続する．

参考文献
1）石井宣大：人工呼吸器の仕組みと使い方．人工呼吸ケア「なぜ・何」大百科（道又元裕編），p396-398，照林社，2005
2）田中博之：設定をはじめる前に．人工呼吸器学シリーズ3 ベネット840（田中博之編），p136-139，メディカ出版，2008

PART 3

いよいよ患者を受け持つことに
―「人工呼吸器を使いこなそう」編―

STEP 1 ▶ 準備段階　押さえておこう知識のいろは
STEP 2 ▶ 人工呼吸器の設定チェック
STEP 3 ▶ まずは1日の業務の観察項目
STEP 4 ▶ 今度は自分でケアしてみよう
STEP 5 ▶ 日々のケアのトラブル　こんなときどうする?
STEP 6 ▶ アラームをもっと効率よく

先輩からみっちり仕込まれること3か月．明日から独り立ちです．先輩！前日練習につきあってください！

先輩と一緒に行動し，人工呼吸器の基本はしっかりと身につきました．いよいよ人工呼吸器を装着した患者さんを受け持つことに．自信をもって"独り立ち"できるように，やるべきことと注意点をしっかりおさえていきましょう．

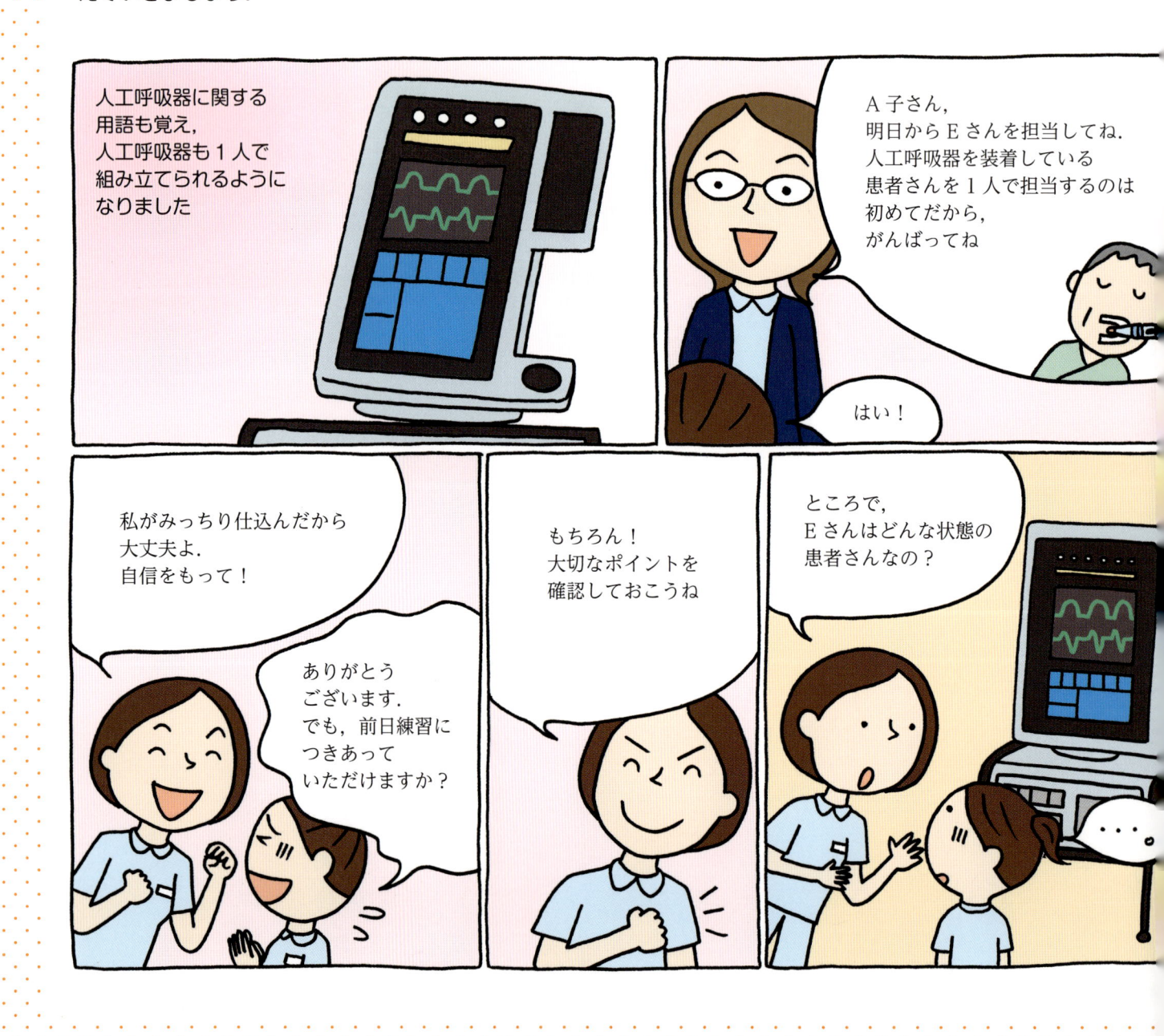

人工呼吸器に関する用語も覚え，人工呼吸器も1人で組み立てられるようになりました

A子さん，明日からEさんを担当してね．人工呼吸器を装着している患者さんを1人で担当するのは初めてだから，がんばってね

はい！

私がみっちり仕込んだから大丈夫よ．自信をもって！

ありがとうございます．でも，前日練習につきあっていただけますか？

もちろん！大切なポイントを確認しておこうね

ところで，Eさんはどんな状態の患者さんなの？

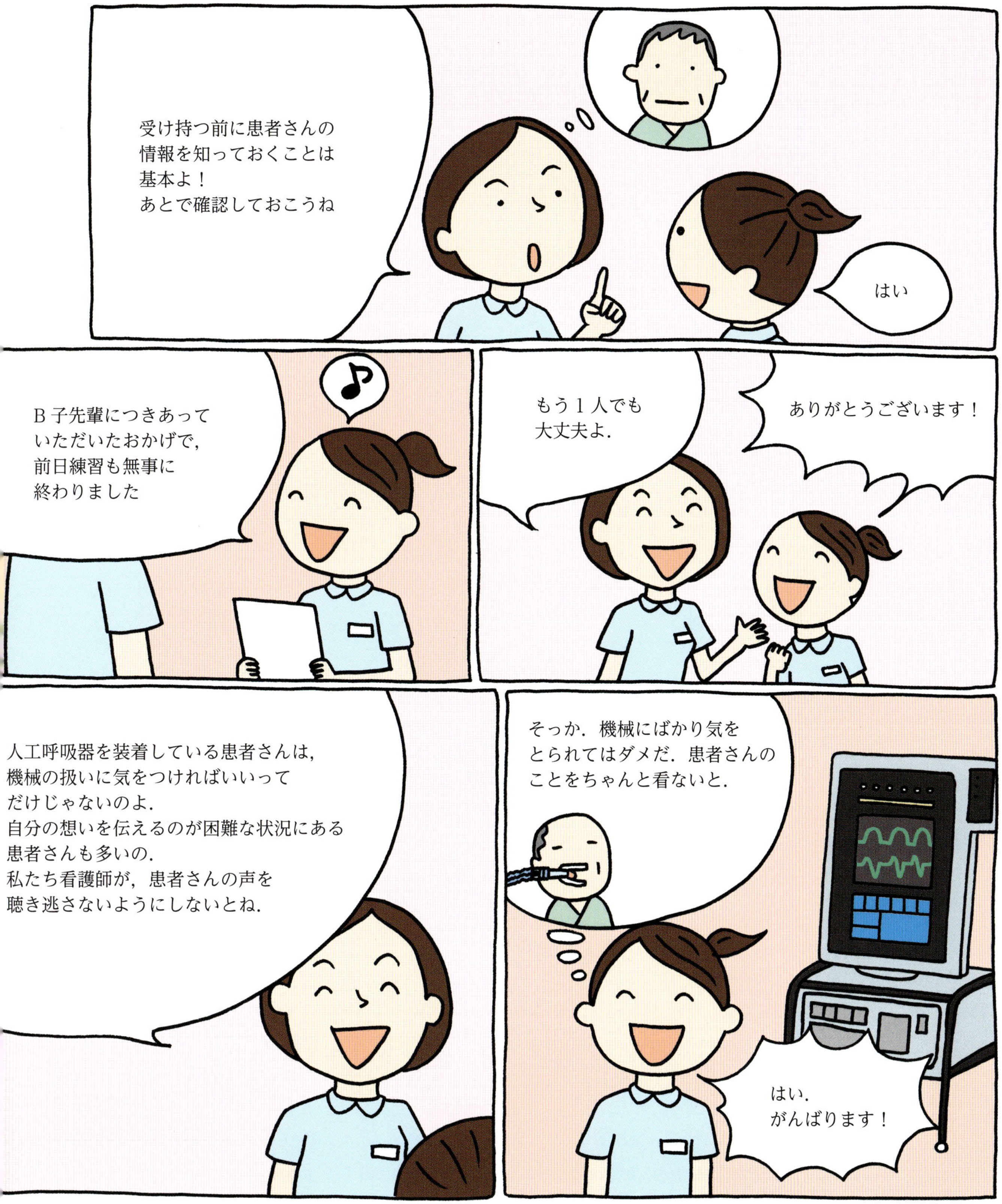
受け持つ前に患者さんの情報を知っておくことは基本よ！あとで確認しておこうね
はい
B子先輩につきあっていただいたおかげで，前日練習も無事に終わりました
もう1人でも大丈夫よ．
ありがとうございます！
人工呼吸器を装着している患者さんは，機械の扱いに気をつければいいってだけじゃないのよ．自分の想いを伝えるのが困難な状況にある患者さんも多いの．私たち看護師が，患者さんの声を聴き逃さないようにしないとね．
そっか．機械にばかり気をとられてはダメだ．患者さんのことをちゃんと看ないと．
はい．がんばります！

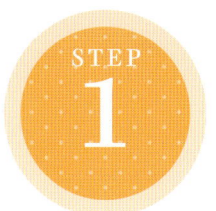

STEP 1 準備段階 押さえておこう知識のいろは

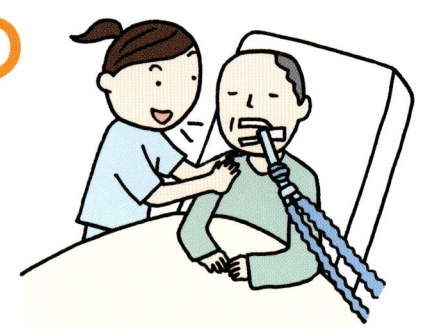

1 人工呼吸器装着患者を受け持つときの心構えは？

初めて人工呼吸器装着患者を受け持つときは，誰しも緊張するものです．けれど，最も緊張しているのは命を預けている患者のほうですので，なるべく慌てずに，落ち着いて対応するよう心がけましょう．

また，人工呼吸器を使用している患者に対応する際には，ついつい機械にばかり気をとられがちです．「機械ではなく患者を看ている」ことを忘れずに，患者の「声にならない言葉」に積極的に耳を傾けるようにしましょう．**表1**に，人工呼吸器装着患者を受け持つ際の心構えをまとめます．

表1　人工呼吸器装着患者を受け持つ際の心構え

①落ち着いて，堂々と
- 観察項目と手順を明確に
- 疑問点は，すぐにメモして必ず確認
- 緊急コールとその際の対応をイメージトレーニング

②声にならない言葉を聴く
- 患者の気持ちを「聴きに行く」「探しに行く」
- アラームは患者からのナースコール

落ち着いて対応するためのポイント

「慣れていない」「何をすればよいか，わからない」という心理は，不安と動揺をよびます．まず何をすればよいか，手順を明確にしておくことが重要です．観察項目と手順がわかっていれば，あとは一つひとつていねいに見ていくだけです．疑問点はメモし，必ず確認するようにします．経験の積み重ねが自信へとつながりますので，患者を受け持つ経験を大事にしていきましょう．

また，急変に直面することもあると思います．急変は「待ったなし」ですので，最悪の事態を回避するために必要な「緊急コール番号の把握」「分離換気（用手換気）の手技の確認」を，よく復習しておくようにしましょう．

声にならない言葉を聴く

人工呼吸器装着患者は，特殊な場合を除き，発声することができません．また，鎮静薬などにより意識がはっきりせず，自分の意思を伝えられないことも多いです．そのため，人工呼吸器装着患者を受け持つ際には，患者の気持ち，苦痛やニーズを自分から「聴きに行く」「探しに行く」姿勢をもつことが重要です．

モニターや人工呼吸器のアラームは，患者からのナースコールです．迅速な対応はもちろん，「何が起こったのか」「どうしてほしいのか」といった，患者の声にならない言葉に積極的に耳を傾けましょう．

2 受け持つ前に，患者情報，どんなことを押さえておく？ それはなぜ？

人工呼吸器装着患者に対応する際には，機械や設定，患者の状況について大まかに把握しておくことがポイントです．

患者を受け持つ前には，少なくとも以下の3つの視点をおさえて，患者情報を整理しておきましょう．具体的に確認しておきたい患者情報を**表2**にまとめます．

人工呼吸器に関連する情報

人工呼吸管理を行っている理由や期間，治療目標や評価指標といった，人工呼吸器使用開始から現在までのサポート状況と今後の見通しを，患者の呼吸状態とあわせて確認します．

設定確認では，換気モードや自発呼吸の有無など，どの程度人工呼吸器に依存しているのかを把握することがポイントです．これにより，急変や人工呼吸器トラブル時の緊急度を判断することができます．

患者対応に関連する情報

鎮痛薬や鎮静薬の量を含めて，患者の意識レベルやコミュニケーションの方法などを確認します．そのうえで，患者にどのように話しかけ，鎮痛薬や鎮静薬をどのようにコントロールして対応すればよいのかを整理します．

患者の意識がある場合には，人工呼吸器に対する患者の理解や受容の程度についても情報収集しておきましょう．これは，不安や緊張などの精神状態が，患者の呼吸状態に大きな影響を及ぼすためです．

実際，精神的な問題が原因で「呼吸が人工呼吸器と合わない」「人工呼吸器から離脱できない」というケースも少なくありません．

アラームや自覚症状への対処に関連する情報

よく鳴るアラームや患者の訴え，その対処方法などの情報を整理しておきます．

よく起こる問題を把握しておくことで，同じ状況に遭遇した際の問題の確認や対処を効率的に行うことができるようになりますし，「看護師が代わっても自分を理解してくれている」という患者の思いを支えるうえでも効果的です．

表2 人工呼吸器装着患者を受け持つ前の情報収集でおさえたい，3つの視点

①人工呼吸器に関連する情報
- 装着日，装着期間
- 装着理由
- 設定（モード，自発呼吸の有無，酸素濃度）
- 設定変更の有無とその理由
- 離脱や気管切開など，治療目標や評価指標

②患者対応に関連する情報
- 意識レベル（鎮静深度）
- コミュニケーションの方法（文字盤，筆記，単語帳など）
- 鎮静薬の有無，種類と特徴，増減と理由
- 鎮痛薬の有無，種類と特徴，増減と理由

③アラームや自覚症状への対処に関連する情報
- どのようなアラームが，どの程度鳴っているか
- アラームにどう対処しているか
- どのような症状を，どの程度（頻度）訴えているか
- 訴えにどう対処しているか
- 対処後の患者の反応はどうか

3 患者を受け持ったときに、どんなことを確認すればいい？

患者を受け持ったら、①呼吸状態や人工呼吸器の作動状況の確認、②前勤務（記録）の確認と比較、③管理範囲（基準値）の確認と比較、を行います（図1）。

呼吸状態や人工呼吸器の作動状況の確認

患者の呼吸状態や意識レベル、人工呼吸器の設定や作動状況などを詳細に確認します。

観察の手順は決まっていませんが緊急時の対処を考えると「モニター」→「フィジカルアセスメント」→「チューブや回路」→「人工呼吸器本体」の順に観察すると、効率的でしょう。おもな観察項目を図2に示します。

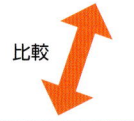

前勤務（記録）の確認と比較

前勤務者の判断・記録を確認し、自分の観察結果と差異がないかを比較します。これにより、判断基準のすり合わせができ、患者の変化を継続的に把握し、評価することができます。

管理範囲（基準値）の確認と比較

管理目標や管理基準値、異常時の指示などを確認し、現在の状態が「管理範囲内（基準値）にあるか」を判断します。

とくに、バイタルサインや経皮的動脈血酸素飽和度（SpO_2）がコントロール範囲内にあるか否かの判断や、コントロール方法の把握は、急変を見逃さないために、あるいは異常時にすみやかに対応するために重要です。

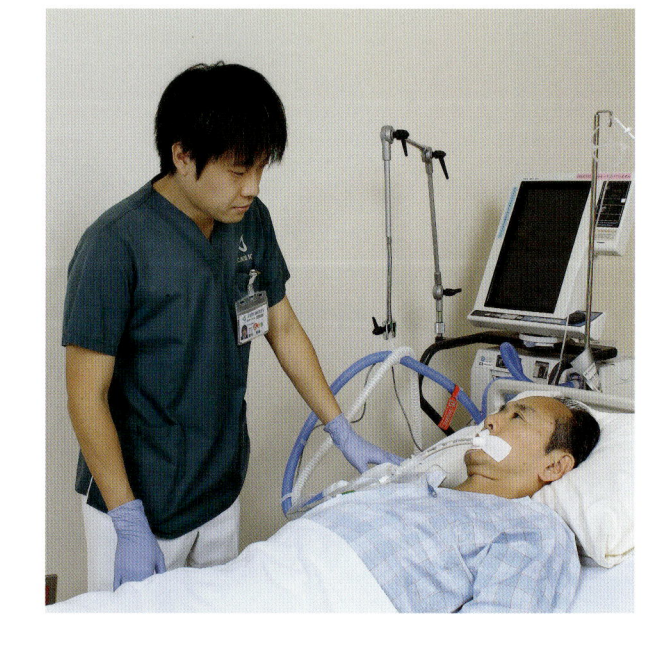

図1 人工呼吸器装着患者を受け持ったあとの確認と比較

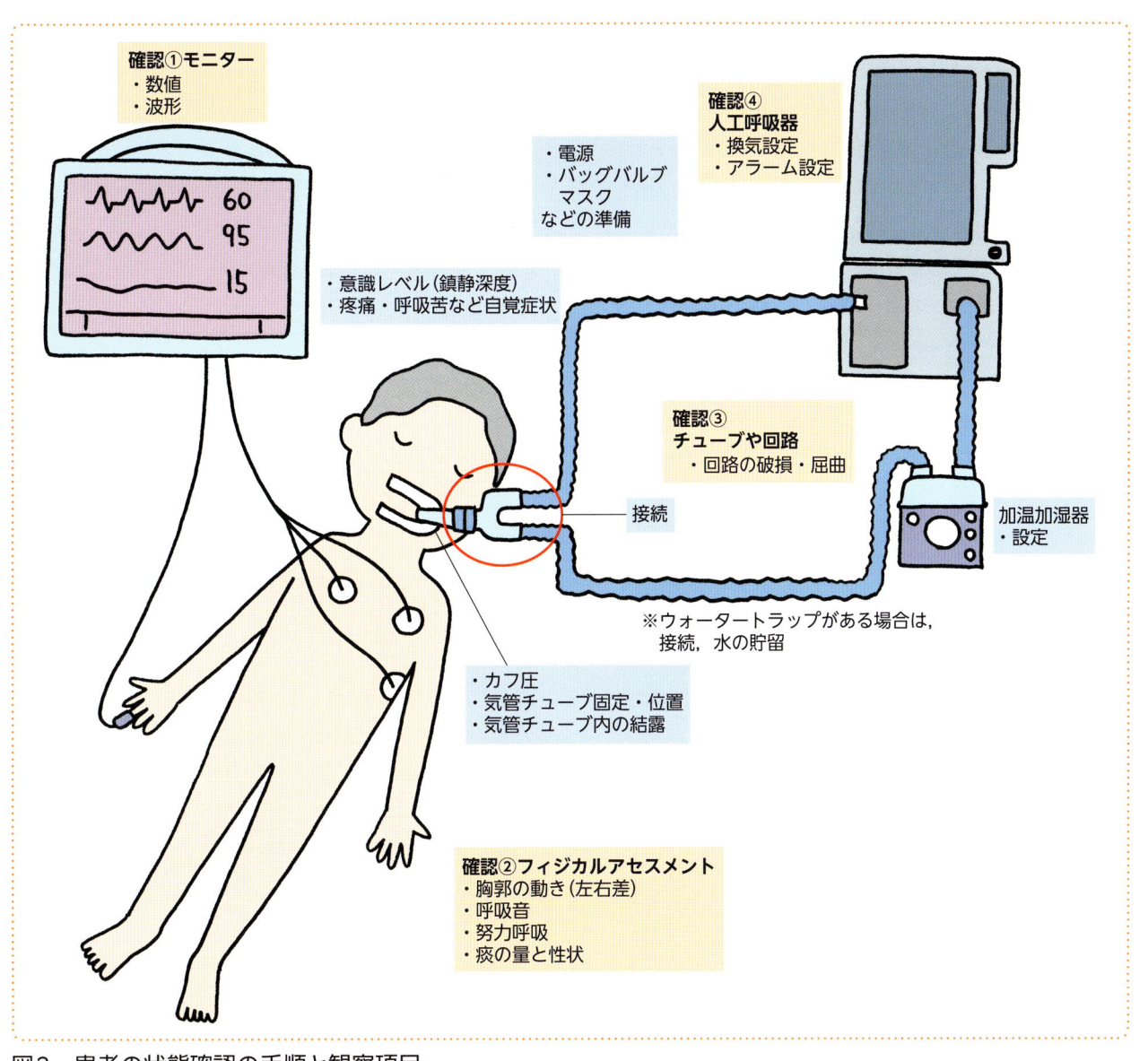

図2　患者の状態確認の手順と観察項目

確認①モニター
・数値
・波形

確認④人工呼吸器
・換気設定
・アラーム設定

・電源
・バッグバルブマスク
などの準備

・意識レベル（鎮静深度）
・疼痛・呼吸苦など自覚症状

確認③チューブや回路
・回路の破損・屈曲

接続

加温加湿器
・設定

※ウォータートラップがある場合は、接続，水の貯留

・カフ圧
・気管チューブ固定・位置
・気管チューブ内の結露

確認②フィジカルアセスメント
・胸郭の動き（左右差）
・呼吸音
・努力呼吸
・痰の量と性状

4　人工呼吸器の設定はどこをどう見る？

　人工呼吸器の設定は「人工呼吸（換気）設定」と「アラーム設定」の2つを確認します．

　まず人工呼吸（換気）設定をチェックし，医師の指示と差異がないことを確認します．つぎに，アラーム設定を確認しますが，その前に「実測値」をチェックし，現在の人工呼吸設定でどのくらいの「換気量」や「気道内圧」になっているのかを把握します．

　そのうえでアラーム設定を確認することで，アラームが患者の状態に対して正しく設定されているかを判断することができます．おもな観察項目と観察の際の注意点

を**表3**に示します．

人工呼吸設定の確認

　酸素濃度や換気モードなどの「換気設定」や「加温加湿器設定」が，医師の指示どおりの設定条件となっているか，変更されていないかを確認します．

　設定が変更されている場合には，その理由も確認しましょう．

実測値の把握

　換気量や気道内圧，呼吸回数など，実測値を確認します．

1）設定どおりの実測値か？

　たとえば，一回換気量500 mLで設定した患者の吸気量と呼気量がともに500 mL前後であるか，あるいは設定圧15 cmH$_2$Oの患者の気道内圧が15 cmH$_2$Oになっているのかなど，設定した値で実際に人工呼吸ができているのかを確認します．

2）設定で担保できない値は？

　従圧式換気（pressure control ventilation：PCV）やCPAP（continuous positive airway pressure，持続的気道陽圧），圧支持換気（pressure support ventilation：PSV）など，圧を規定して呼吸を管理している場合は，得られる換気量が患者の肺の状態で変わります．そのため，PCVの患者では換気量に注意する必要があります．

　また，従量式換気（volume control ventilation：VCV）の場合は，換気量を規定して呼吸を管理しているので，気道内圧に注意しなければなりません．

　なお，自発呼吸では患者の呼吸パターンによって実測値が変動するので，呼吸は複数回確認して，どの程度の範囲にあるのかを把握しましょう．

アラーム設定の確認

　人工呼吸器のアラームは「緊急的アラーム」「致命的アラーム」「予防的アラーム」の3つに分かれますが（p.45「まずは，アラーム．とにかく対応してみよう」参照），設定で確認できるのは致命的アラームと予防的アラームの2つです．

1）おのおのの設定値を確認

　設定値が医師の指示どおりか，変更されていないかを確認します．設定が変更されている場合には，その理由も確認しましょう．

2）患者の実測値に対し，どの程度のアラーム設定になっているのかを確認

　アラーム設定は，人工呼吸管理開始時には基本設定（施設により基準が異なる）になりますが，その後，患者の状態（実測値）に応じて適正な値に変更します．

　一般に，分時換気量下限（低下）アラームは実測値の70％程度に，気道内圧下限（低下）アラームは最高気道内圧の70％程度に設定します．

　アラーム設定を確認した際には，設定が患者のいまの状態に合っているか，アラームが鳴るギリギリの状態（アラームが鳴りそうな状態）になっていないかを判断します．もしギリギリの状態であれば，患者の呼吸状態を評価して原因に対処するか，換気設定の変更を検討する必要があります．

　徐々に悪化している（アラームレベルに近づいている）にもかかわらず，アラームが鳴るまで様子を観察するのでは，設定を確認するメリットが半減してしまいます．

　ただし，アラームレベルに近づいてきた（あるいは，頻繁にアラームが鳴る）からといって，容易にアラーム設定を変更してはいけません．

表3 人工呼吸器の観察項目と注意点

観察項目	注意点
①人工呼吸設定	指示どおりの設定値か, 変更されていないかを確認
●換気設定	
酸素濃度（O_2）	長期の高濃度酸素投与は肺障害のリスクあり
換気モード	
PCV圧（P_I）・一回換気量（Vt）	PCVは（P_I）, VCVは（Vt）を確認
吸気時間（T_I）・吸気流速（$\dot{V}_{MAX}$）	PCVは（T_I）, VCVは（$\dot{V}_{MAX}$）を確認
呼吸回数（f）	設定した呼吸回数
トリガー感度（圧：P_{SENS}・フロー：$\dot{V}_{SENS}$）	
PSV圧（P_{SUPP}）	通常, SIMVやCPAPの際に設定される
PEEP・CPAP	
●加温加湿器設定（人工鼻との併用は厳禁）	人工鼻と加温加湿器を併用すると, 人工鼻が目詰り（閉塞）する危険あり
加温加湿器の温度	
②実測値	設定した量や圧になっているか実測値を確認 自発呼吸の場合は, 複数回の呼吸で判断
一回換気量	PCVでは換気量が, VCVでは気道内圧が患者の肺の状態により変化する
分時換気量	
最高気道内圧	
③アラーム設定	医師の指示どおりの設定値か, 変更はないか, 適切な設定になっているかを確認
分時換気量下限（低下）アラーム（通常, 実測値の70％）	致命的アラーム（生命を維持するために必要な換気や呼吸が行われていない可能性あり）
気道内圧下限（低下）アラーム（通常, 最高気道内圧の70％）	
無呼吸アラーム	
気道内圧上限（上昇）アラーム（通常, 40cmH_2O以下）	予防的アラーム（持続すれば, 気胸や呼吸筋疲労などの合併症を起こす可能性あり）
呼吸回数上限（上昇）アラーム（通常, 40回/分以下）	

SIMV（synchronized intermittent mandatory ventilation, 同期式間欠的強制換気）
PEEP（positive end-expiratory pressure, 呼気終末陽圧）

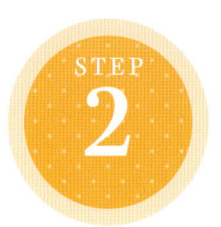

STEP 2 人工呼吸器の設定チェック

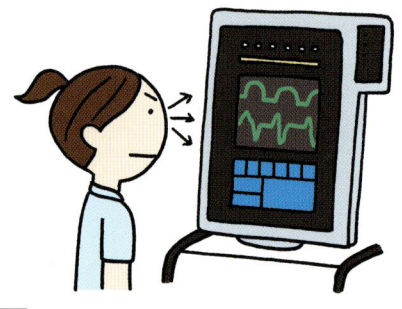

1 パネルを見ながら基本チェック どこに何がある?

「あれ，この機種ではこの設定項目はどこを見ればいいの?」と，ベッドサイドで疑問や不安に思ったことはないでしょうか．実は，人工呼吸器の概念は共通したものであっても，機種によっては各設定の表示が異なっているのがほとんどです．

ここでは，国内の多くの施設で使用されているPuritan Bennett™ 840（コヴィディエン ジャパン，図1），Evita® XL（ドレーゲル・メディカル ジャパン，図2），Servo i（フクダ電子，図3）の3機種について，以下に示す①〜⑪の表示方法を見ていきます（詳細は各機器の取り扱い説明書を参照してください）．

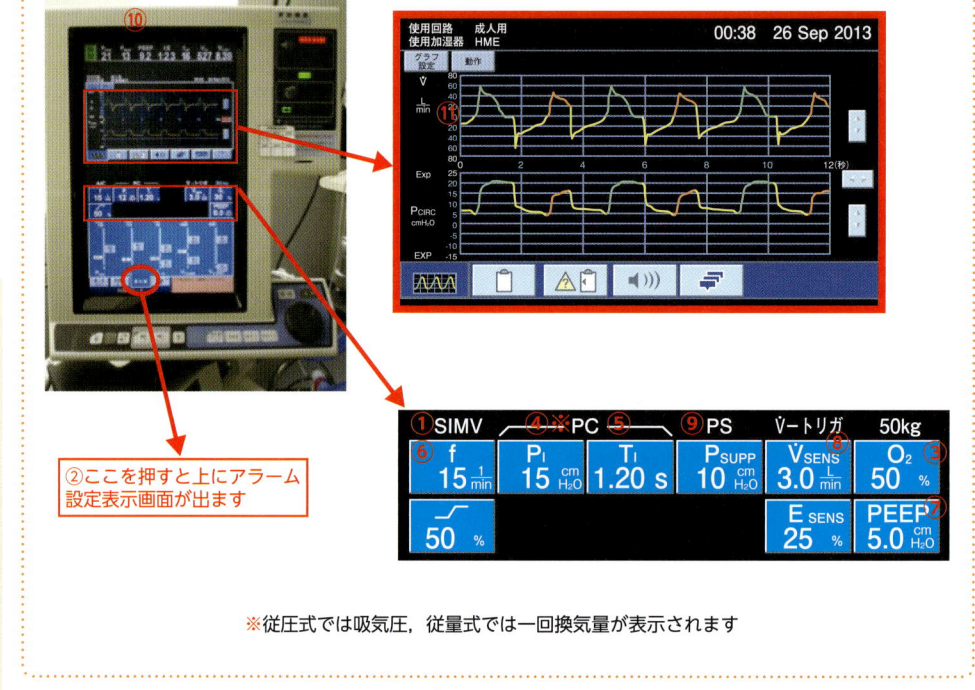

設定チェック項目
① 呼吸器設定のモードは?
② アラーム設定は?
③ 吸入気酸素濃度（F_IO_2）は?
④ 一回換気量は?
⑤ 吸気時間は?
⑥ 換気回数は?
⑦ PEEP（positive end-expiratory pressure，呼気終末陽圧）は?
⑧ トリガー感度は?
⑨ PS（pressure support，プレッシャーサポート）は?
⑩ 気道内圧は?
⑪ 流量は?

② ここを押すと上にアラーム設定表示画面が出ます

※従圧式では吸気圧，従量式では一回換気量が表示されます

図1 Puritan Bennett™ 840の設定表示と確認方法

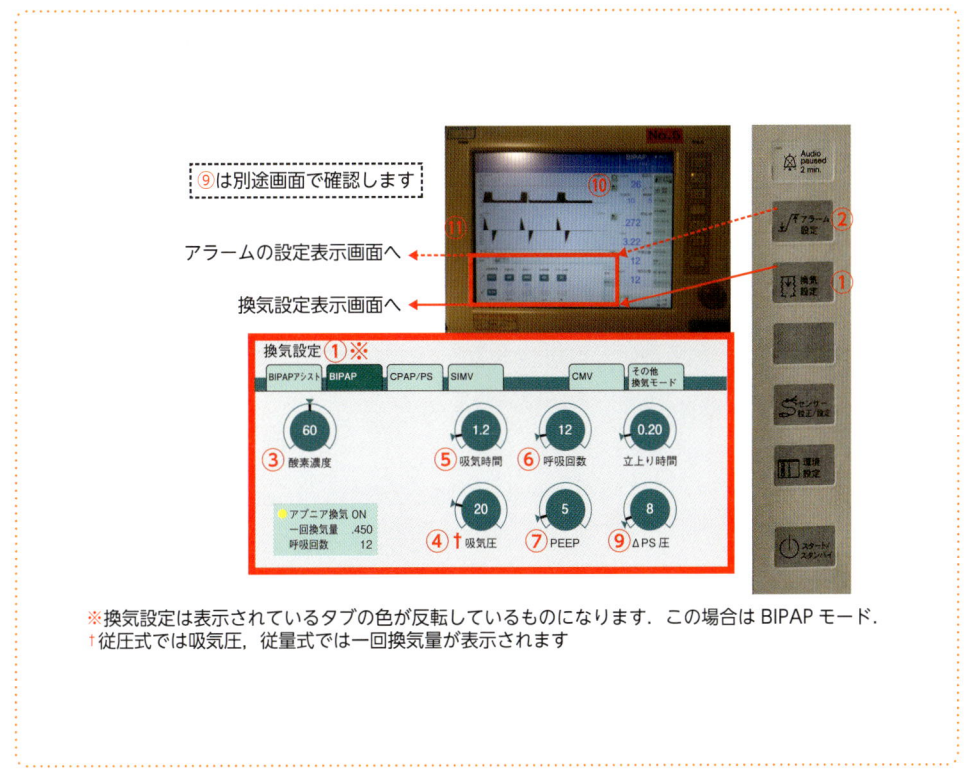

図2 Evita® XLの設定表示と確認方法

図3 Servo iの設定表示と確認方法

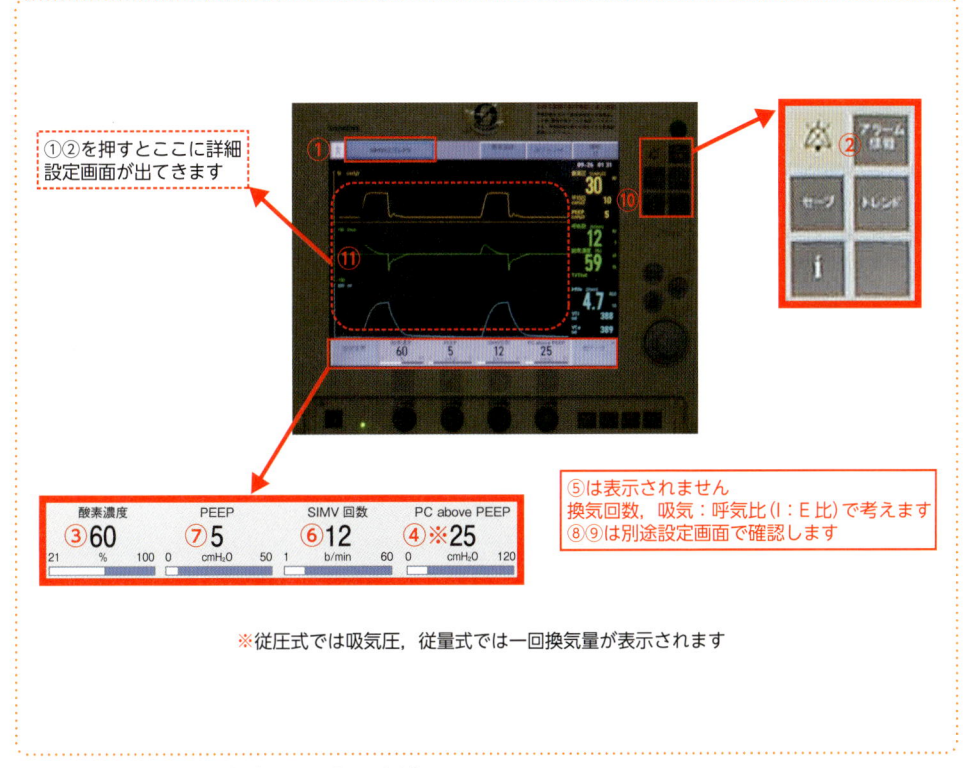

図1〜3のように，機種によって表示される項目やその項目を確認する画面/方法が異なっていることがわかったと思います．ぜひ，この機会に，自施設で使われている人工呼吸器の特徴をあわせて確認してみましょう．

2 アラーム設定はどうみる，どうチェックする？

どうみる？

まず大事なことは"アラームの設定"を確認することです．その理由は言うまでもありませんが，人工呼吸器は生命維持装置であり，管理中の異常は早期に対応しなければならないからです．

人工呼吸器にも慣れてくれば，それほど厳密にアラームを設定しなくても，異常を見抜くことができるようになりますが，初めのうちはアラームは確実に設定しておく必要があります．

また，「ICUというつねに患者をみている環境だから大丈夫」といっても，現実的には，つねに人工呼吸器の変化だけを観察することは難しいです．患者の状態や臨床状況に合わせて適切なアラーム設定を心がけましょう．

どうチェックする？

基本的には患者の状態によって左右するため，アラームはこの値で設定しなければならない，という決まりはありません．安全管理面で考えたときのおおよその目安を表1に示しますので，参考にしてください．

Check! アラームの「消音」と「リセット」

"アラームが鳴った"とき，どのように対応すべきでしょうか．アラームを消す方法として，「消音」と「リセット」のボタンがありますが，絶対に先に「リセット」のボタンを押してはいけません．

アラームが鳴った際は，「消音」のボタンを押してアラーム音を消し，表示されるメッセージに従って対応します．なお，アラームの緊急度は，高，中，低に分けられています．

Check! 適切なアラーム設定

アラーム設定は，勤務や休憩の交代時などに人工呼吸器の設定とともに確認するのが一般的です．

しかし，確認チェックリストなどで，数日間同じアラーム設定になっている状況を目にすることがあります．数日間アラームの設定に変更がないということは，意味のあるアラーム設定ができていない，と考えることができます．数日もすれば，当然患者状態は異なってきますし，数時間でも変化することは少なくありません．アラームは，必ず患者の状態に合わせて設定しましょう．

ただし，施設によっては医師が設定する場合もありますので，自施設の方法に則って行うようにしましょう．

表1 人工呼吸器のアラーム設定の目安

項目	設定の目安
気道内圧上限（上昇）アラーム	通常（安静時）の気道内圧 +10cmH$_2$O
気道内圧下限（低下）アラーム	気道内圧が安定した状態の約70%
一回換気量上限（上昇）アラーム	患者状態に合わせる
一回換気量下限（低下）アラーム	実測値の約70〜80%前後
分時換気量上限（上昇）アラーム	患者状態に合わせる
分時換気量下限（低下）アラーム	実測値の約70〜80%前後
呼吸回数上限（上昇）アラーム	患者状態に合わせる
呼吸回数下限（低下）アラーム	患者状態に合わせる
無呼吸アラーム	通常15〜20秒，患者状態により設定

文献1, 2) より引用

3 F_IO_2 はどうみる, どうチェックする?

人工呼吸器は,「人工的」に「呼吸」そのものをサポートしていくものですから, 送気するガスについて,「どのくらいの酸素濃度で」「どのくらいの量を」「どのようなタイミングや方法で」送っていくかを医師の指示に基づき決めていきます.

そのため, 人工呼吸器が指示どおりに, 適切に駆動しているかを確認する必要があります.

どうみる?

吸入気酸素濃度(F_IO_2)の設定表示は, **図1～3**に示したとおり, 機種によってさまざまです(以下のチェックではこの点は省略します). モニター画面のどこに表示されるのかは, 自施設で使われている機器で確認しておきましょう.

表示方法も, アナログで表示されるものや, デジタルで表示されるものなどさまざまです. 近年では, デジタルで表示されているほうが多いでしょう.

どうチェックする?

F_IO_2がどこに表示されているのかがわかれば, つぎはそのチェック方法が重要です. たとえば, Evita® XLのモニター画面(**図4**)では, F_IO_2の設定は②の部分に表示されます.

実際の人工呼吸器回路に充満しているF_IO_2の濃度を表示できる機種もあります. 大事なことは患者の酸素化の状態を全体的に見ていくことです. 必ず患者の血液ガスデータや経皮的動脈血酸素飽和度(SpO_2), そのほかにバイタルサインなどもあわせて観察していきましょう.

なお, それ以外にも, 酸素配管自体の損傷, 接続不良により, 人工呼吸器に酸素が適切に供給されていない場合や, 呼吸器回路の損傷によりリーク(漏れ)が生じて酸素濃度が安定していない場合などがあります(トラブルシューティングになります). 人工呼吸器に付属する機器(酸素供給回路, 人工呼吸器回路など)の点検や確認が必要な場合があることも念頭に置いておきましょう.

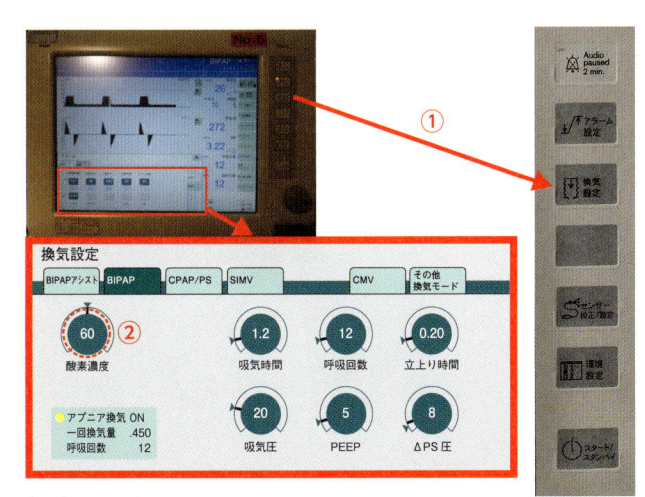

①換気設定を押します
②表示されている数値が指示と相違がないか確認します
③それ以外に血液ガスデータ, SpO_2, バイタルサインも確認します

図4　Evita® XLのF_IO_2表示例とチェック方法

4 一回換気量はどうみる，どうチェックする？

どうみる？

　私たちは，ほとんど無意識で「吸いたいときに吸いたい量の空気を吸い（吸気），吐きたいときに吐きたい量の空気を吐いている（呼気）」と思います．

　しかし，人工呼吸器を装着している患者では，どうでしょうか．普段は無意識で行っている呼吸も，人工呼吸器を装着すると閉鎖回路内での呼吸に変わり，人工呼吸器の設定に従って呼吸が決められることとなります（図5）．

　さらに，鎮静や鎮痛が行われると，その深度によっては人工呼吸器による換気に依存せざるを得ない状況（陽圧換気）にもなります．

　そのため，患者にとって適切で安楽な人工呼吸器の設定かどうかのチェックは重要であり，その1つに一回換気量の設定の確認とチェックがあります．

　近年では，人工呼吸器のモニター画面上にグラフィック波形を表示できる機種も多くなってきているので，数値だけでなく，波形もあわせて見るようにしましょう（図6）（p.177「グラフィックモニターでもっと深く患者をとらえよう」参照）．

どうチェックする？

　量規定のモード設定であれば，設定した換気量が毎回患者に送られていますが，圧規定のモード設定では換気量は毎回変わります．

　そのため，圧規定が設定されているときは，実際にどの程度の換気量が患者に送られているのか，とくに注意して確認するようにしましょう．

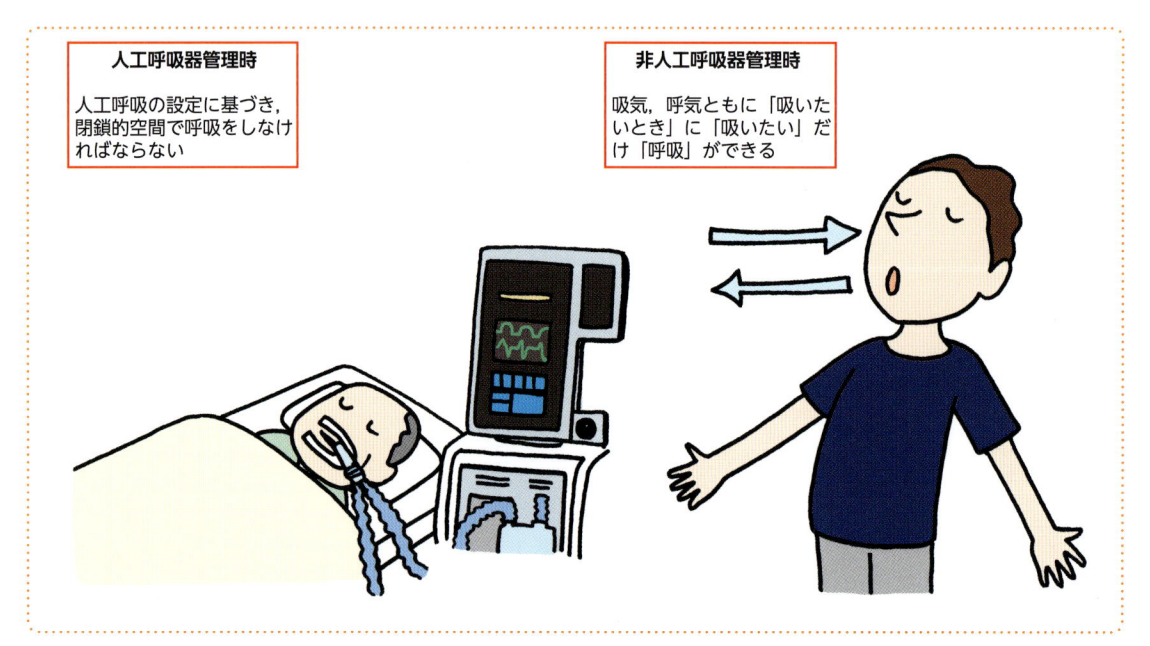

図5　人工呼吸器管理時と非人工呼吸器管理時の特徴

人工呼吸器管理時
人工呼吸の設定に基づき，閉鎖的空間で呼吸をしなければならない

非人工呼吸器管理時
吸気，呼気ともに「吸いたいとき」に「吸いたい」だけ「呼吸」ができる

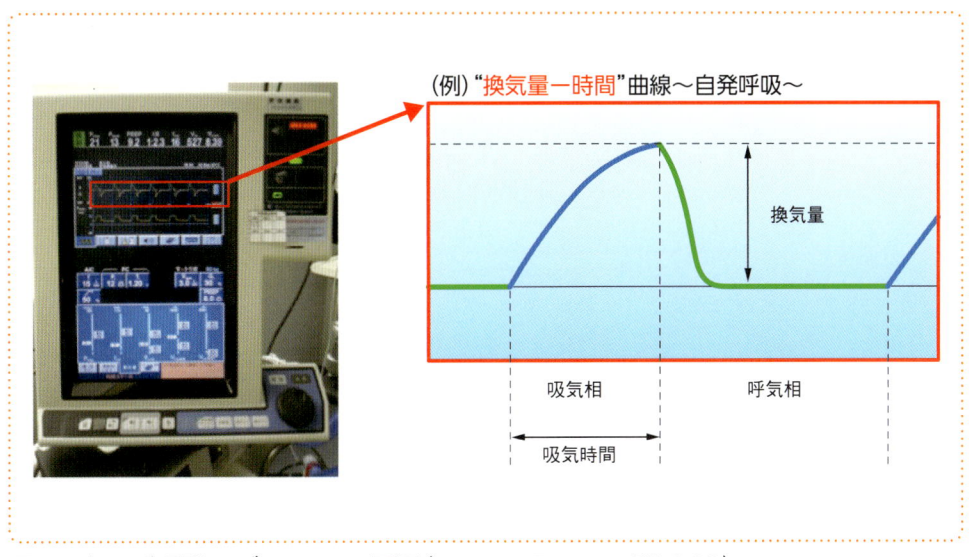

図6　人工呼吸器のグラフィック画面（Puritan Bennett™ 840）

5　吸気時間はどうみる，どうチェックする？

どうみる？

　前項でも説明したように，人工呼吸器を装着している患者は，人工呼吸器の設定の範囲で呼吸することを余儀なくされます．前項では一回換気量の設定を確認しましたが，その換気をどのくらいの時間で行うと設定されているのか確認することも重要です（この吸気時間の設定は，呼吸の吸気をどのくらいの時間で吸ってよいかを決めています）．

　吸気時間の設定値が短ければ，患者は「空気をもう少し吸いたいのに吸えない」という状況になりますし，逆に長ければ「空気はこれ以上いらないのに吸えという期間が長い」という状況になります．

　これでは，患者は安楽な呼吸であるとは言えませんし，換気量が過剰/過少すぎても身体的にさまざまな問題が出てきてしまいます．吸気時間のチェックはこの点からも重要だといえます．

どうチェックする？

　二段階呼吸など，患者が呼吸後にすぐに吸い始めるときは，吸気時間が足りていないのかもしれません（図7）．また，肺のコンプライアンス（柔軟性）が悪いときなどは，吸気時間を長くしないと肺が十分に膨らみません．

Check！
分時換気量＝一回換気量×呼吸回数
　生理学的な呼吸代償により呼吸回数を増やしているときもあるので，必ずしも呼吸回数が多い場合のすべてが異常というわけではありません．しかし，身体のコンディションによって，「なぜ呼吸が変化しているのか」ということに気づくことがとても大事です．

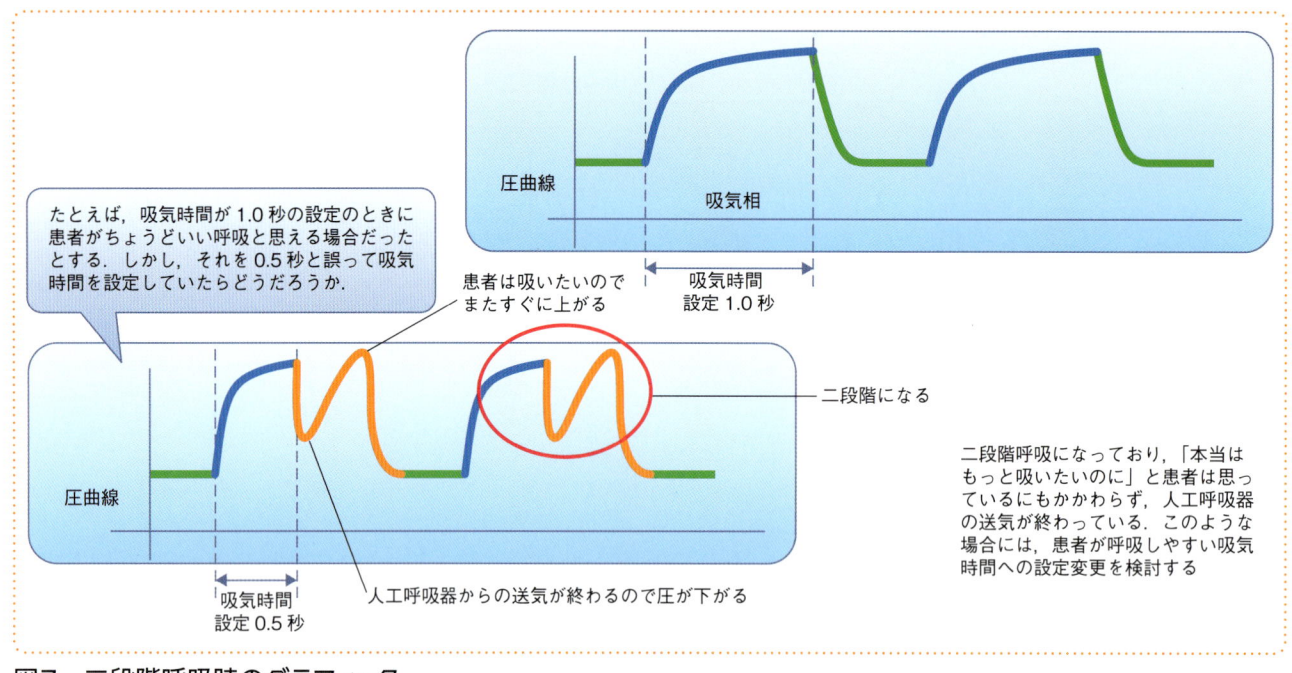

図7 二段階呼吸時のグラフィック

6 換気回数はどうみる，どうチェックする？

どうみる？

　換気（呼吸）回数は，寝ているときは少なく落ち着いています．反対に，走るなど運動すると多く，荒くなります（酸素需要量と供給量のバランス関係）．また，不安，恐怖などが存在するときも，換気回数は多くなります（交感神経と副交感神経の関係）．

　しかし，人工呼吸管理を余儀なくされる患者の多くは，このような調節機構が破綻していたり，病態の変化や鎮痛・鎮静の状況により呼吸回数が変化する可能性があります．そのため，一回換気量，吸気時間に加えて，1分間にどのくらい呼吸を行うのか，換気回数を設定する必要があります（図8，9）．

どうチェックする？

　人工呼吸器の設定で換気回数を"増やしている"または"減らしている"場合は別ですが，換気回数の「変化」はなんらかの「状態の変化」や「身体の異常」を示している可能性があることを念頭に置いて，チェックしていくことも重要です．

　呼吸回数が多い場合は，発熱や疼痛，不安などがないかを確認します．呼吸回数が少ない場合は，過鎮静などがないかを確認します．

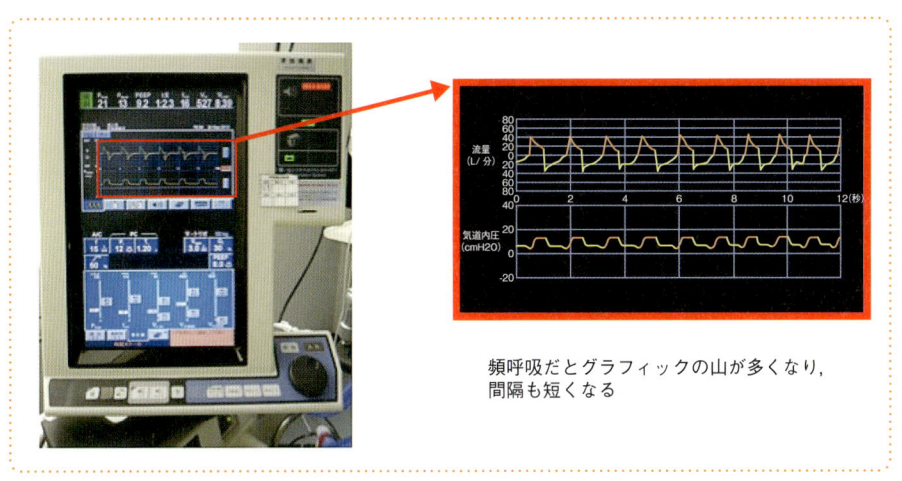

図8 呼吸が速いとき，遅いときのグラフィックの違い

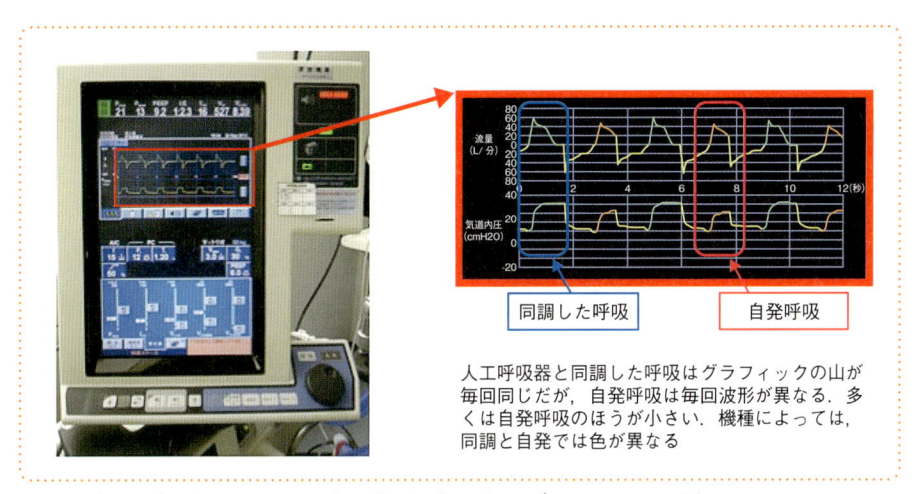

頻呼吸だとグラフィックの山が多くなり，間隔も短くなる

図9 人工呼吸器との同調時と自発呼吸時のグラフィックの違い

同調した呼吸　自発呼吸

人工呼吸器と同調した呼吸はグラフィックの山が毎回同じだが，自発呼吸は毎回波形が異なる．多くは自発呼吸のほうが小さい．機種によっては，同調と自発では色が異なる

7 PEEPはどうみる，どうチェックする？

どうみる？

PEEP（positive end-expiratory pressure，呼気終末陽圧）は，治療上必要な場合に，人工呼吸器の設定に付加される機能です．そのため，呼気終末で決められたPEEPの設定値になっているかどうかを確認することは，治療上でも大変重要です．

機種によってはPEEPの実測値を表示できるものもありますが，ここでも人工呼吸器のグラフィックモニターを活用するとよいでしょう．

PEEPが設定されていない場合（実際には，治療中にPEEP 0 cmH$_2$Oとなることは稀ですが），呼気相と吸気相は図10のように通常表示されます．

しかし，PEEPが設定されている場合は設定値によって圧の高さ（図11）が異なる表示になります．そのため，

経時的な変化（とくにPEEPの設定値を変えたときなど）に注目して確認する必要があります．

の改善があります．経皮的動脈血酸素飽和度（SpO$_2$）低値のときなどはF_IO_2を上げるだけでなく，PEEPが低くなっていないかを確認しましょう．

どうチェックする？

PEEPの役割には，肺胞虚脱の予防，ひいては酸素化

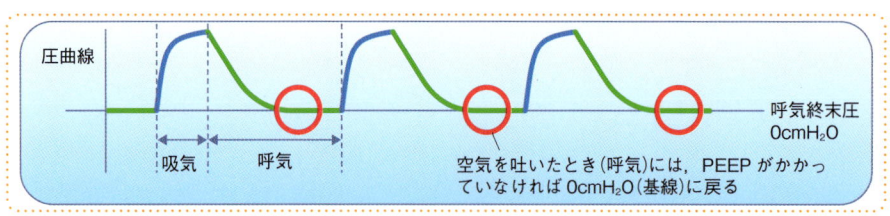

図10　呼気相と吸気相で表示されるグラフィック

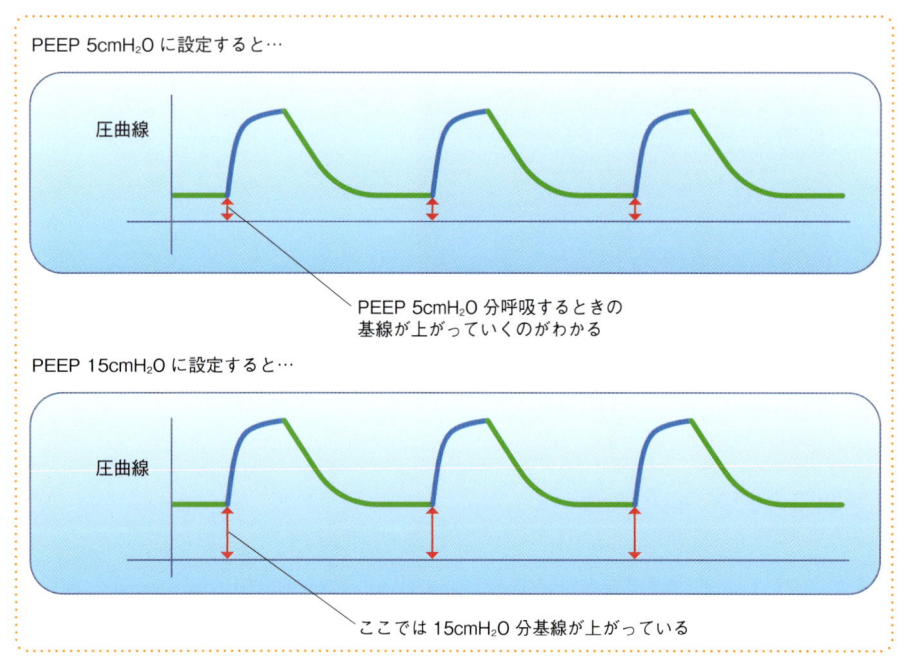

図11　PEEPの違いによるグラフィックの変化

8　トリガー感度はどうみる，どうチェックする？

どうみる？

「トリガー」は，日本語に訳すと「引き金」や「きっかけ」などの意味です．つまり，人工呼吸器における「トリガー感度」は，患者の吸おうとするきっかけ（自発呼吸の始まり）を，どの程度で人工呼吸器がトリガーして送気を開始するか，そのタイミングを推し量る指標となります．

自発呼吸の場合は，トリガーにより人工呼吸器から設定された換気量が送気されます（量規定の場合では設定された一回換気量，圧規定では設定された気道内圧とな

るよう，ガスが送気されます）．

　トリガー感度は大きく分けて「圧トリガー」と「フロートリガー」の2種類があります（p.43「トリガー感度って何？」参照）．

　トリガー感度の確認でも，人工呼吸器のグラフィックモニターを活用することが重要です．トリガー感度の設定が適切でなければ，患者は安楽に呼吸をするタイミングをもつことができなくなりますので，設定確認とともに患者の状態に合っているのかも確認する必要があります（図12）．

どうチェックする？

　患者が安楽に呼吸をしていないとき，たとえば，吸気努力が強いときや，胸郭が動いて吸い始めているようだが人工呼吸器が送気を開始していないときなどは，トリガー感度が鈍い可能性があります．

　反対に，患者の吸気努力がないにもかかわらず頻呼吸になっているときなどは，トリガー感度が鋭敏になっている可能性があります．

　患者が安楽に呼吸することができているか，トリガー感度が適切かという点からもチェックする必要があります．

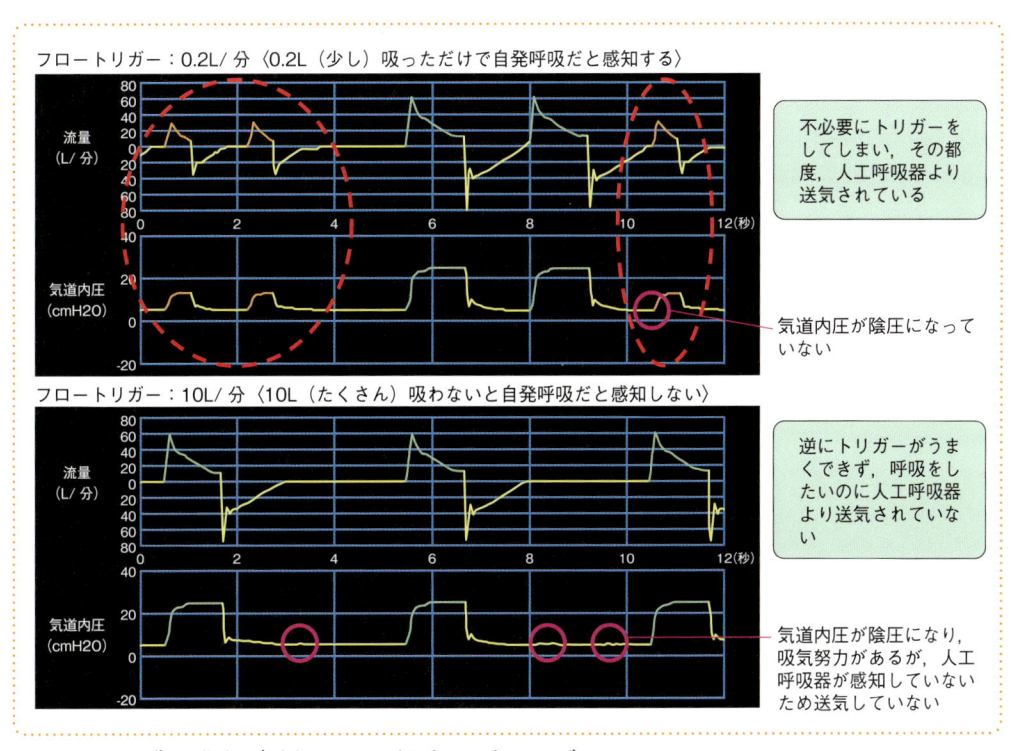

図12　トリガー感度が適切でない場合の呼吸のグラフィック

Check!
グラフィックモニターの活用
　人工呼吸器のグラフィックモニターは，忙しい臨床では，普段はあまり意識をして見ることが少ないかもしれません．しかし，本文でも述べているように，グラフィックモニターには非常に重要な情報が現れているので，意識して確認することを心がけましょう（p.177「グラフィックモニターでもっと深く患者をとらえよう」参照）．

9　PSはどうみる, どうチェックする?

どうみる?

　人工呼吸管理を必要とする患者は, 気管チューブを介して呼吸を行うために気管チューブの気道抵抗が発生したり, 疾患により呼吸仕事量が増大している可能性があります. PS(V)は「圧支持(換気), pressure support (ventilation)」と訳されるように, このような状況をサポートすることを目的としています. 呼吸仕事量が増大しているときに自発呼吸に合わせて設定した圧まで送気し, 自発呼吸を助けます.

　PSは完全な強制換気を中心とした人工呼吸器設定では必要とされませんが, 自発呼吸を許容する設定(自発呼吸を重んじる設定)で付加機能となります.

　一般的には, PSのレベルは呼吸回数, 一回換気量, 呼吸仕事量の増減に関与するため, 付加的ではありますが非常に重要な役割をもっています.

どうチェックする?

　PSレベルが適切でない場合, 呼吸を行いにくくなるので, 呼吸努力は非常に強くなります. そのため, 呼吸補助筋(呼気で腹直筋の収縮や, 吸気で胸鎖乳突筋の収縮や肋間のへこみなど)の変化などもあわせて観察することが重要です.

　人工呼吸器のグラフィックモニターで, PSの設定のチェックを行うとともに(図13), 呼吸状態のフィジカルアセスメントや患者の状態(「息苦しい(筆談による)」などの主観的データ, 「苦悶表情」や「呼吸補助筋の使用」などの客観的データ)の観察も行っていきましょう.

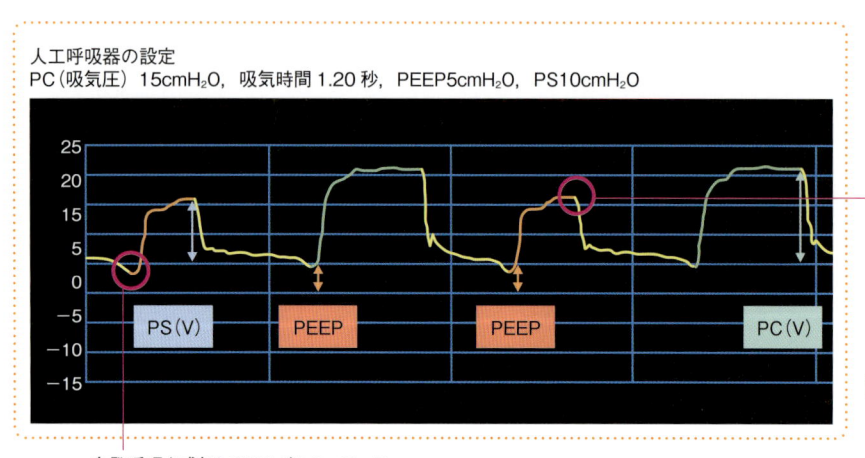

人工呼吸器の設定
PC(吸気圧) 15cmH$_2$O, 吸気時間 1.20秒, PEEP5cmH$_2$O, PS10cmH$_2$O

PSのときはPEEP+PSになる.
この場合, PEEP5cmH$_2$O+PS10cmH$_2$Oになるので, 15cmH$_2$Oの吸気圧がかかることになる

自発呼吸を感知してPSがかかっている.
PSのときは, 自発呼吸の色になる

図13　PSの確認〜PCV-SIMV+PS(V)

10　気道内圧はどうみる, どうチェックする?

　ここまでチェックできれば, 患者が安全に呼吸をしていることがわかります. しかし, "呼吸そのもののメカ

ニズム"や"呼吸器のメカニズム"は複雑なため，チェックしなければならない事項はたくさんあります．

どうみる?

気道内圧は人工呼吸器のモードや設定値によっても変わってきますが，共通して言えることは，気道内圧が高すぎる/低すぎることはよくない，ということです．

とくに量規定のモード設定であれば，換気ごとに気道内圧が変わります．肺が硬くなれば設定した換気量を送気するために圧が高くなることもあり，肺損傷のリスクとなります．どの程度の圧が気道にかかっているのかの確認は重要です．

どうチェックする?

気道内圧が変化する要因はいくつか考えられますが，まずは表2の特徴をふまえてチェックしていきましょう．

なお，肺保護戦略などで意図的に気道内圧を高く保つ治療を行う場合がありますが，通常は，気道内圧が高い/低いといった場合には，その原因を検索し，解除しなければなりません．気道内圧のチェックを行いながら，患者状態の変化もあわせてアセスメントするようにしましょう．

表2　人工呼吸器設定による気道内圧の特徴

強制換気を行っている場合	表示される気道内圧		表示される一回換気量	
	PC	VC	PC	VC
①人工呼吸器回路のリーク	→	↓	↓	→
②人工呼吸器とのファイティング	↑	↑↑↑	↓	↓※
③気管分泌物が多くある	→orやや↑	↑↑	↓	↓※

※本来は従量式なので，規定された量を決められた時間だけ送気するはずだが，気道内圧の過剰な上昇を予防するため安全制御がはたらき，送気を止める．その結果，多くの場合，一回換気量が減少してしまう

11　流量はどうみる，どうチェックする?

どうみる?

最後に，流量の確認も重要です．流量は，患者が吸いやすいように人工呼吸器を設定するために，あるいは安全な人工呼吸管理において，必要不可欠なチェック事項です (p.37「流量って何?」参照)．

なお，流量のほかに，気流の流れのタイプ(一定流と漸減流)もあわせてチェックするようにしましょう．ただし，機種によって設定/表示できる項目〈流量を設定する人工呼吸器では，吸気時間はこれらによって決まるなど(図14)〉はさまざまです．

どうチェックする?

実際に臨床で重要なことは，グラフィックモニターの波形，患者の呼吸のデマンド(要求)と合っているかなど，"流量"といった視点から観察することです(図15)．

普段はあまりじっくりと見ない事項かもしれませんが，患者の安全安楽には欠かせないものです．流量についても，あわせて見ていけるようにしましょう．

流量(mL/秒※)×吸気時間(秒)＝一回換気量(mL)	
一回換気量を500mLと設定して、流量を【A】、【B】に設定した場合の吸気時間	

流量	【A】30L/分	【B】60L/分
考え方	30L/分＝500mL/秒（※参照） 上の式に当てはめて 500×吸気時間＝500 吸気時間＝1.0	60L/分＝1,000mL/秒（※参照） 上の式に当てはめて 1,000×吸気時間＝500 吸気時間＝0.5
吸気時間	1.0秒	0.5秒

※通常【L/分】で表示されるので、計算するときには【mL/秒】に変換する必要がある
　流量30L/分であれば、30L÷60秒＝0.5L/秒＝500mL/秒となる

図14　VCV─流量30L/分と60L/分の違い

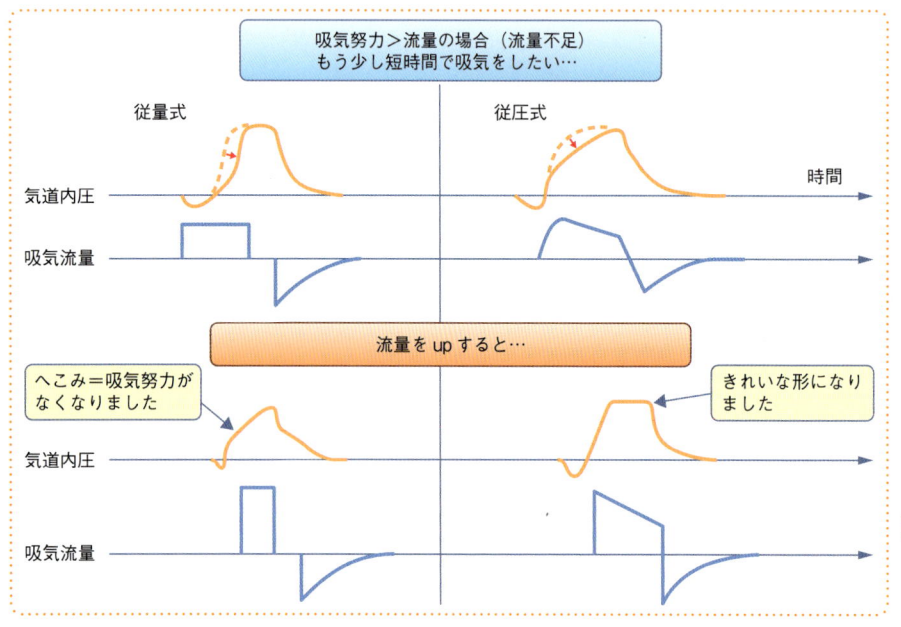

図15　患者の吸気努力に見合わない流量のときのグラフィック

　　　　　　　＊
　このSTEPでは、人工呼吸器の設定チェックについて見てきました．各事項をどのように観察していくべきか、人工呼吸器の設定や患者状態によっても変わっていくということが理解できたのではないでしょうか．

　医師によって指示された人工呼吸器の設定の確認から始まり、異常の早期発見につなげるためのアラーム設定、人工呼吸器の各設定のチェックなど、人工呼吸器装着患者の管理は難しいことばかりです．

　しかし、一つひとつ呼吸生理や人工呼吸器の原理原則に立ち返りながら理解を進め、病態や治療方法なども加えて立体的に考えていくと、徐々にその難しさは解けてくるのではないかと思います．

引用・参考文献
1)日本呼吸療法医学会,人工呼吸管理安全対策委員会:人工呼吸器安全使用のための指針
　http://square.umin.ac.jp/jrcm/contents/guide/page01.html より2014年4月15日検索
2)平成13年～14年度厚生労働科学研究「医療用具の警報装置の現状と問題点の調査研究」に関する調査・研究班編:医療機器使用者のための警報装置(アラーム)ガイドライン　第1版,2003
　http://www32.ocn.ne.jp/~ceanzen/alarmguidelineV1.pdf より2014年4月15日検索
3)丸山一男:人工呼吸の考えかた いつ・どうして・どのように．南江堂,2009
4)田中博之編著:人工呼吸器学シリーズ3 ベネット840．メディカ出版,2008
5)丸川征四郎,福山学:人工呼吸器ハンドブック2008．医学図書出版,2008

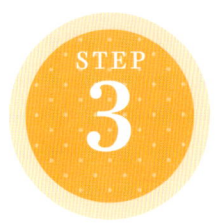

STEP 3 まずは1日の業務の観察項目

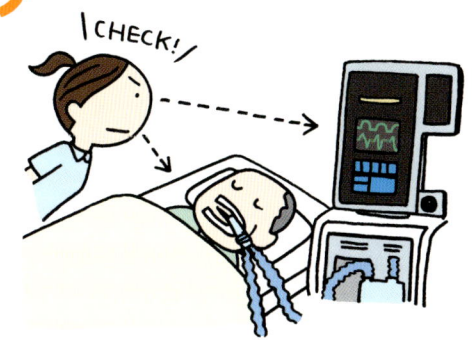

1 日々のチェックはなぜ行う？

　人工呼吸管理を必要とする患者は，原因を問わず，なんらかの形で酸素不足，または二酸化炭素の排出ができない状況に陥り，人工呼吸によるサポートを行わなければならなくなっています．つまり，人工呼吸器によるサポートは，命綱といえます．

　したがって，換気の機能を代行する機器の管理と，それを受ける患者の観察は，安全で適切な看護ケアの提供を行ううえで最も重要です．生命徴候が正常に機能しているか，異常があれば，どのような対処が必要なのか，病態をふまえた判断を継時的に行っていくことが必要です（図1）．

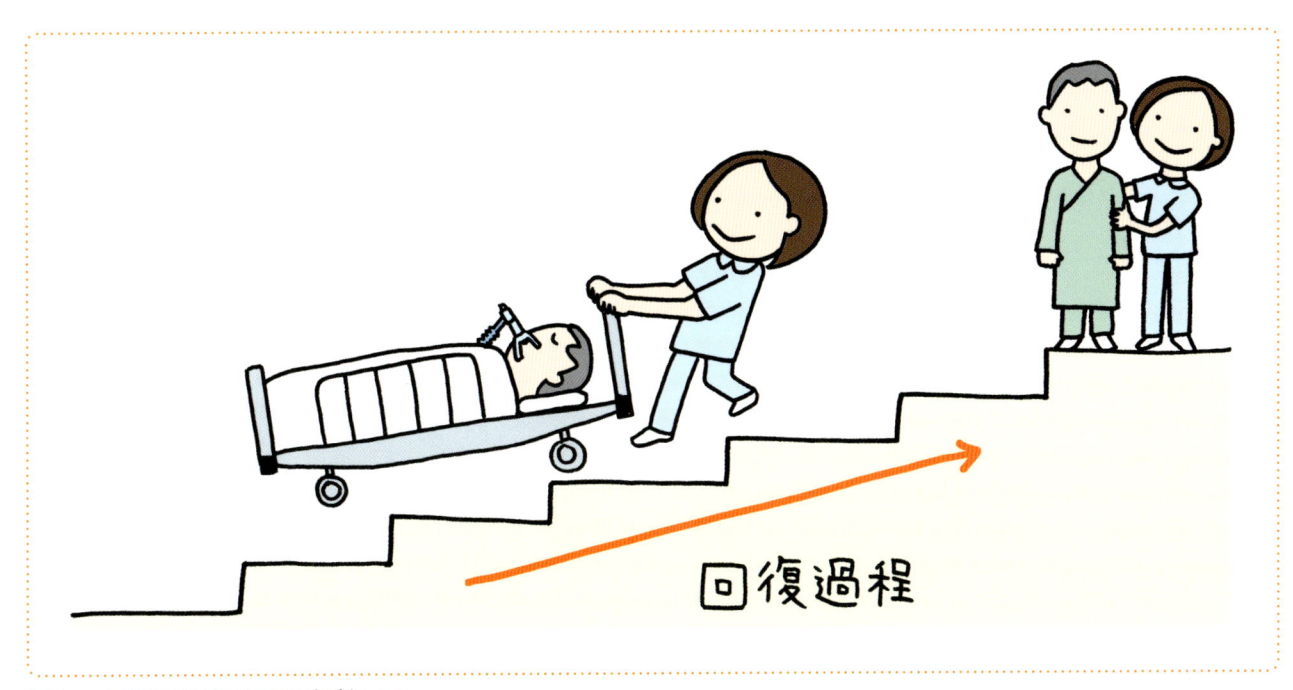

図1　人工呼吸管理下の患者ケア

2 日々のアセスメントはどのように行う？

日々の患者のアセスメントは，その日に行う患者の状態を把握し，必要なケアを提供するうえでの判断材料になります．情報収集する項目が多いのですが，患者を把握するうえでは非常に大切です．また，カルテからの情報だけでなく，自分で観察した情報もあわせてアセスメントすることが大切です．

まず，自分が受け持つまでの患者の状態について情報収集を行います．情報収集では，医師が記載している病態の推移，治療経過について確認します．また，胸部X線所見，血液ガスなどの検査所見も確認します（表1）．

つぎに，バイタルサインの変化，末梢循環動態，尿量などの一般状態について経時的な推移を確認します．人工呼吸器を使用する場合，生体への影響は全身に及びます．呼吸音や胸部のみを観察するのではなく，全身の状態をくまなく観察した記録を確認します．たとえば，血圧低下や人工呼吸器設定を変更した記録があれば，原因と考えられる背景や行われた治療・処置・投薬などもあわせて確認します．また，意識レベルや鎮静レベル，喀痰の状態，人工呼吸器設定の変化なども確認しておきます．カルテからの情報収集が終わったら，ベッドサイドに行き，患者の状態を自分の目でも確認します（図2）．

最後に，その日行う業務を確認し，その日の患者の状態をふまえ，行うべきか，控えるべきかを検討しながら業務の時間的な組み立てを行います．

表1　情報収集で確認しておくこと

医師の記録	病態の推移・治療経過・治療方針
検査所見	胸部X線 血液ガス 採血データ 　白血球・赤血球・ヘモグロビン・ 　C反応性タンパク 　腎機能・肝機能・電解質 　栄養指標 　原疾患による検査データの推移
身体所見	意識状態・鎮静レベル バイタルサインの推移 不整脈の有無 尿量 気道分泌物の量と性状 排便の有無
人工呼吸器	設定状況と設定変更の有無
使用薬剤	点滴（輸液・抗菌薬・循環作動薬・鎮静薬など） 内服（注入薬など）
当日行うべき処置	ルート管理・創処置など
その他	アレルギーなどの禁忌事項 感染症の有無 ご家族への説明状況　など

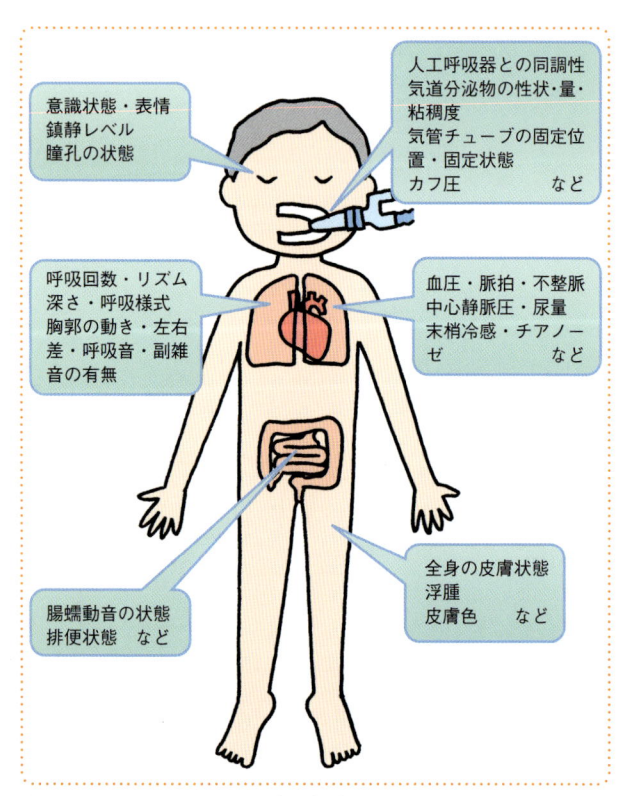

図2　ベッドサイドでの観察事項

- 意識状態・表情／鎮静レベル／瞳孔の状態
- 人工呼吸器との同調性／気道分泌物の性状・量・粘稠度／気管チューブの固定位置・固定状態／カフ圧　など
- 呼吸回数・リズム／深さ・呼吸様式／胸郭の動き・左右差／呼吸音・副雑音の有無
- 血圧・脈拍・不整脈／中心静脈圧・尿量／末梢冷感・チアノーゼ　など
- 腸蠕動音の状態／排便状態　など
- 全身の皮膚状態／浮腫／皮膚色　など

3 呼吸様式を判断する際の注意点は?

人工呼吸器装着の有無にかかわらず，まず理解しておかなければならないのは，呼吸様式が正しく判断できることです．呼吸をしているのは患者自身です．

人工呼吸器を装着している患者の呼吸様式を観察する場合に最も大切なことは，楽そうな平静な呼吸をしているかどうかです．異常呼吸を示す呼吸様式には，さまざまな表現があります（**表2**，**図3**）．

呼吸様式を観察する場合，患者の片側に立つと左右の変化がわからないことがあります．左右の対称性はとくに大切な観察です．左右差をみる場合は，患者の足元側に立って観察します（**図4**）．

表2 呼吸の異常を表す用語

数の異常	頻呼吸	呼吸数の増加（25回/分以上）
	徐呼吸	呼吸数の減少（11回/分以下）
深さの異常	過呼吸	呼吸の深さが増大する
	減呼吸	呼吸の深さが減少する
数と深さの異常	多呼吸	呼吸数と深さが増大する
	少呼吸	呼吸数と深さが減少する
	無呼吸	呼吸が一時停止している状態
様式の異常	努力呼吸	頸や腹部の呼吸補助筋群を使用し，肩で呼吸をしている状態．平静ではなく，頑張って呼吸をしている状態
	シーソー呼吸（図3）	吸気時に上胸部が膨らみ，腹部がへこむ 呼気時に胸部も腹部も戻る
	陥没呼吸（図3）	吸気時に肋間がへこむ 吸気時に，横隔膜が胸郭側に引き込まれ心窩部がへこむ
	鼻翼呼吸	呼吸努力のために，吸気時に鼻翼が膨らむ状態

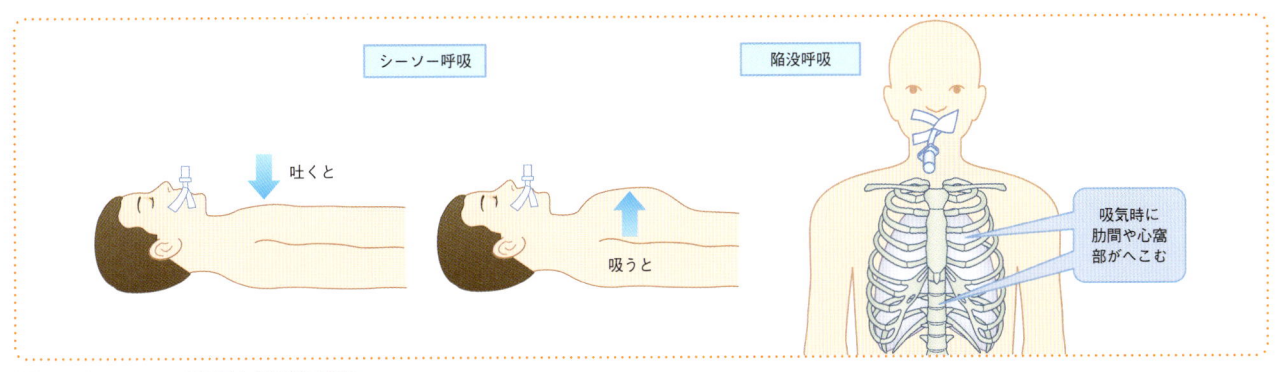

図3 シーソー呼吸と陥没呼吸

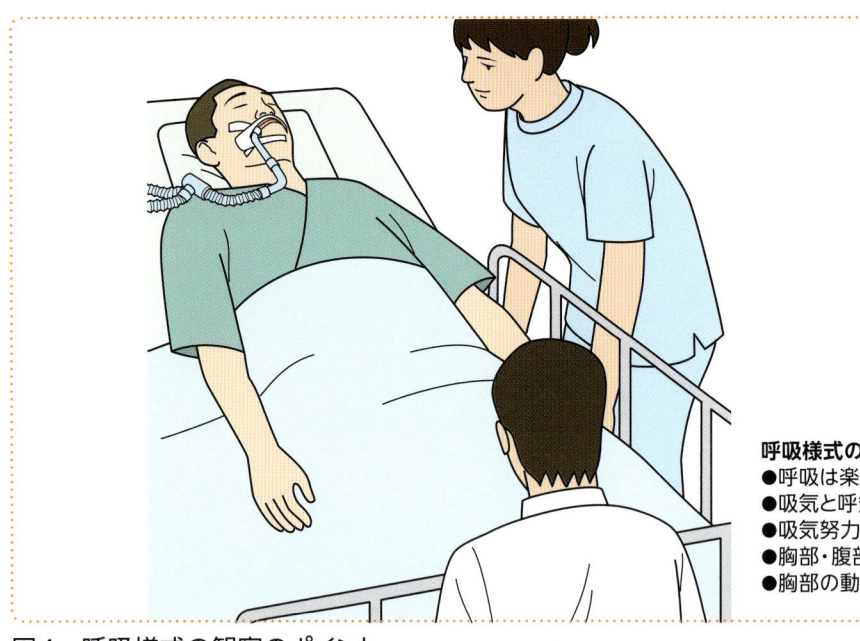

呼吸様式の観察のポイント
- 呼吸は楽そうか，異常ならどのような様式か
- 吸気と呼気に分けて観察する
- 吸気努力や呼気の延長があるか
- 胸部・腹部がどのように動くか
- 胸部の動きに左右差があるか

図4　呼吸様式の観察のポイント

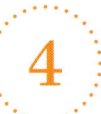

4　同調性を見る際の注意点は？

　一般的に，人工呼吸器と患者の呼吸が同調していない状態を「ファイティング」といいます．

　人工呼吸器との同調性とは，簡単に表現すれば，「人工呼吸器の作動で患者が平静な呼吸様式で呼吸すること」といえます．「同調性」の言葉のなかには，吸気と呼気のタイミングが合っているか，送気ガスのスピードや送られる量が患者にとって不足していないか，なども含まれます．

　デマンド方式の人工呼吸器では，患者の吸気に合わせて吸気弁が開き，呼気弁が閉じます．そして呼気に合わせて呼気弁が開き，吸気弁が閉じます．

　したがって，患者の呼吸を観察しながら，耳で人工呼吸器の弁の切り替わる音を確認します．患者の自発呼吸を察知する方法には「フロートリガー」と「圧トリガー」があります（**表3**）（p.43「トリガー感度って何？」参照）．

患者の呼吸をうまくトリガーできない場合，同調性が悪くなります．場合によっては，人工呼吸器のアラームが鳴らないこともあります．

　人工呼吸器と同調しないもう1つの原因に，「バッキング」があります．

　バッキングは，ファイティングと違い，気道分泌物によって患者が咳嗽するために人工呼吸器と同調しない場合をいいます（**表4**）．この場合は，気管吸引によって気道分泌物を除去すると同調性は戻ります．

　患者にとって送気ガスのスピードや送られる量が不足する原因として，患者の吸気努力が著しい場合や，患者は吸気のタイミングなのにすでに人工呼吸器は呼気のタイミングになっているなどがあります．患者の呼吸状態を吸気と呼気に分けて観察します．

表3　自発呼吸の察知方式

フロートリガー	患者の吸気による患者側へのガスの流れを察知し，人工呼吸器からの送気を開始する
圧トリガー	患者の吸気による人工呼吸器回路内圧の低下を察知し，人工呼吸器からの送気を開始する

表4　ファイティングとバッキング

	ファイティング	バッキング
原因	患者の呼吸と人工呼吸器の作動状態が合わない	気道分泌物によって起きる 咳嗽で同調性が崩れる
観察	患者の呼吸様式 吸気と呼気のタイミング 換気量・気道内圧 人工呼吸器回路の水滴　など	気道分泌物の有無
対処	人工呼吸器設定の変更 鎮静レベルの検討 アラームの適切な設定	気管吸引

5　聴診では何を聞く？

　人工呼吸器を装着しているからといっても胸部の聴診で特殊な音が聞こえるわけではありません．呼吸音の聴取では，一般的な呼吸音の聴取で聞き分ける内容とおおむね違いはありません（図5）．
　しかし，人工呼吸器を装着している場合，通常の気管呼吸音といわれるものは，チューブの中を通過するガスの流れの音を聞いています．したがって，非挿管時の呼吸音より大きく聞こえます（抜管したときに呼吸音が小さく減弱したように勘違いすることがありますが，共鳴音がなくなっただけです）．
　人工呼吸中に適切な加湿や分泌物の除去が行われていないと気管チューブ内に分泌物の塊ができ，気管チューブの閉塞をまねくことがあります．とくに頸部の聴取は忘れがちですが，気管チューブのカフ圧の不足によってガスが漏れている音の有無や，チューブ狭窄によって生じる副雑音には注意が必要です．
　副雑音を聞き分けることは，換気音の消失にも関連するため重要です．副雑音が聞こえるときは，少なくとも換気が行われています．しかし，換気音の消失は換気がなされていないことを示します．減弱や消失はないか，注意深く観察します．
　また，人工呼吸器を装着している場合は，臥床していることが少なくありません．加えて，陽圧換気や鎮静の影響によって横隔膜が挙上し，肺底区の換気が減少することが多くあります．したがって，呼吸音の聴取ではとくに背側（図6の⑩⑪）の聴取を忘れずに行います．

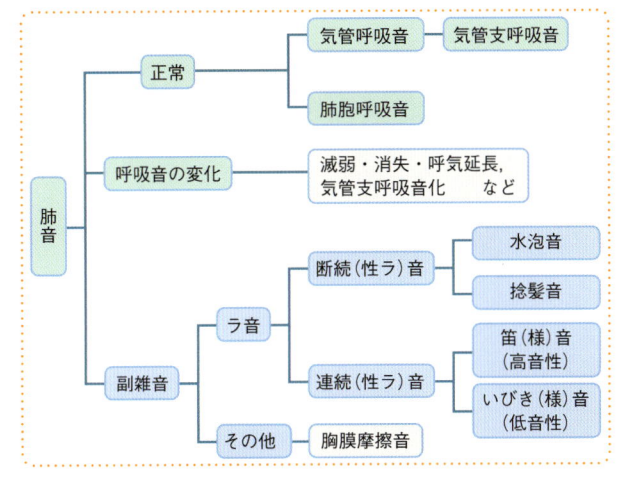

図5　呼吸音の分類

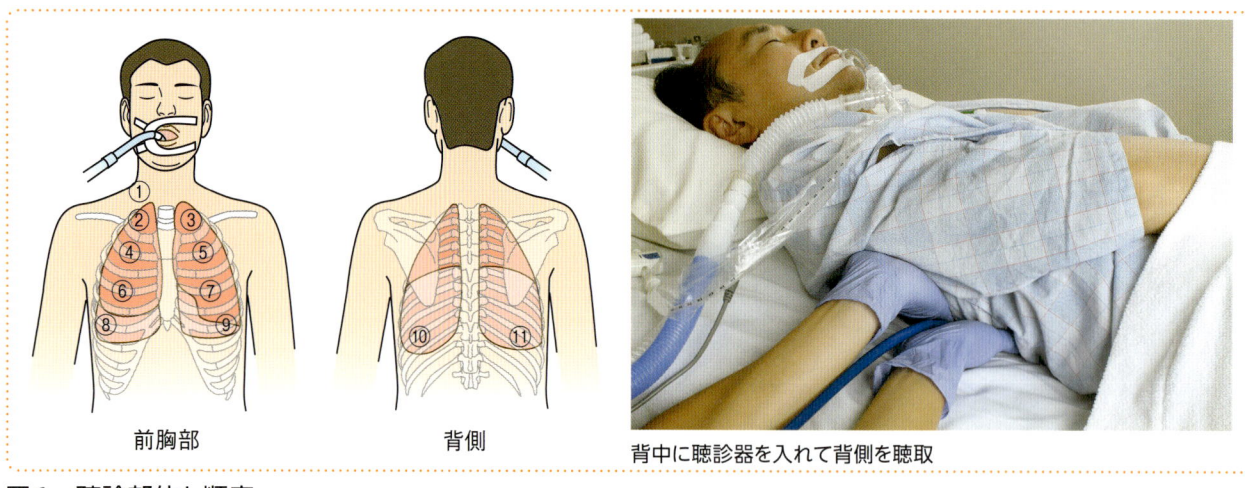

前胸部　　　　　背側

背中に聴診器を入れて背側を聴取

図6　聴診部位と順序

6 触診では何を知る？

　胸部の触診では，前胸部に両手を当て（**図7**），胸郭が拡大するか，左右差があるか，拡大の範囲はどうか，分泌物による振動の有無と場所の特定などを観察します（**表5**）．
　たとえば，片側の肺に無気肺などがあれば，その部分の胸郭可動性は低下します．また，中枢気道に近い部分に痰があれば，体表からの振動（rattling）を感じることができます．側臥位になっている場合は，背側にも手を当てて触診してみます．
　気管切開直後などでは，皮下気腫の有無も確認します．

表5　触診で知る内容

- 胸郭の拡大，拡大範囲，広がるスピード
- 胸郭拡大の左右差
- 分泌物による胸壁の振動の有無と場所
- 皮下気腫の有無　　　　　　　　　　など

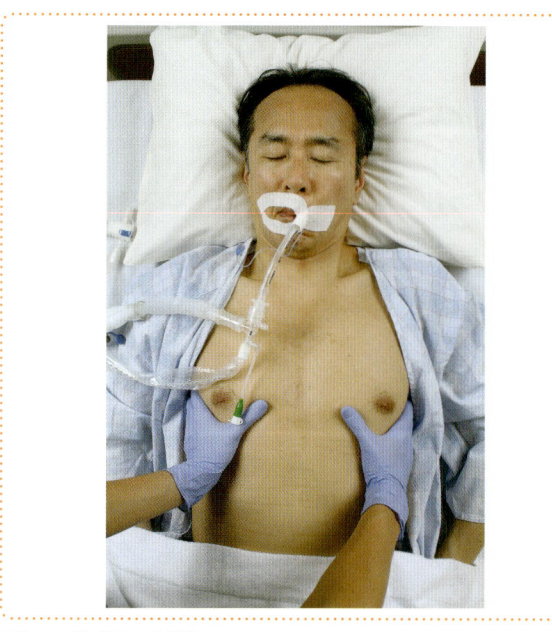

図7　胸部の触診

7　気管チューブは何を，どこを見る？

　気管チューブを使用して人工呼吸を行う患者にとって，気管チューブは息ができる唯一の器官です．よって，気道の確保が十分に行われているかは，非常に大切な観察となります．

　まず確認することは，気管チューブが適切な位置にあるか，気管チューブのカフ圧が適切かどうかです．したがって，門歯や口角など，固定している位置が何cmになっているのか，固定テープのゆるみや唾液などによる剥がれがないかを確認します（図8）．

　気管チューブの位置が深くなると，片肺挿管の危険性や気管チューブの先端で気管分岐部の粘膜を傷つけてしまう可能性があります．また浅い場合は，カフが咽喉頭部分に移動していることがあるため，エアリークが起こり，有効な換気が行われなくなります．とくに体位変換や口腔ケアなどで気管チューブが移動しやすくなる状況では，随時固定の長さと固定の状況を確認します．

　気管チューブのカフは，人工呼吸管理中のエアリークの防止や食道との分離換気を目的としています．カフ圧はリークが起こらない程度の圧で管理する必要があり，気道粘膜の微小循環を保つ限界圧は25〜35 mmHgとされています．したがって限界圧を超えると気道粘膜が壊死に陥るため，限界圧以下での管理が必要です（p.117「はじめてのカフ圧管理」参照）．

　気管チューブの観察には，もう1つ重要な点があります．分泌物が気管チューブ内にあれば，気管チューブを触ることで判断できます．

　気管チューブで分泌物の振動が触知できる場合は，回路の結露の有無を確認し，結露がなければチューブ内の分泌物の存在が疑われるため，気管吸引を行って分泌物を除去します（図9）．

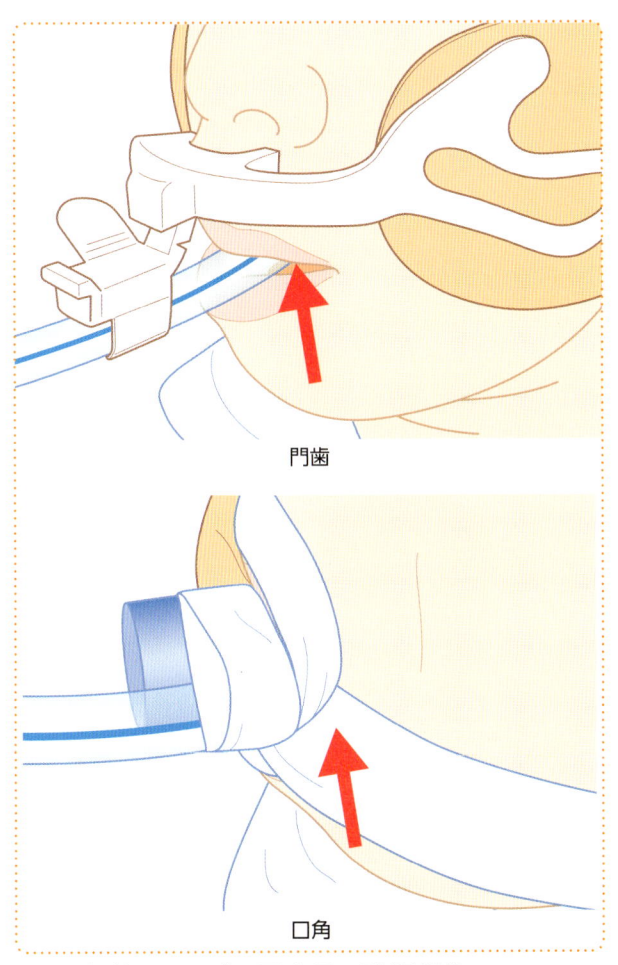

図8　気管チューブの固定長の確認部位

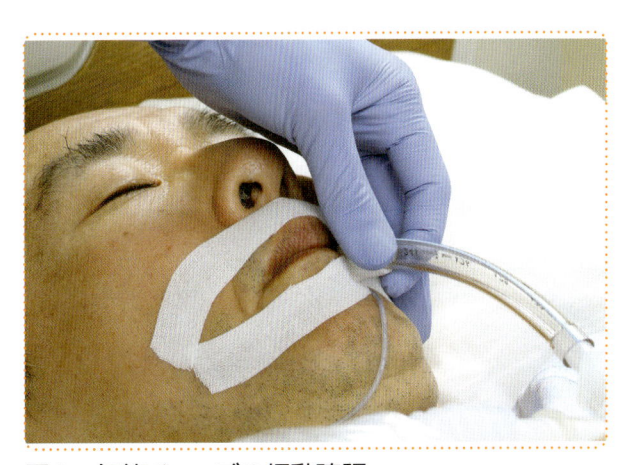

図9　気管チューブの振動確認

8 回路は何を，どこを見る？

　人工呼吸器の回路では，送気されるガスがきちんと送られているか，適度な加温・加湿がなされているか，などが観察のポイントとなります（**表6**）．

　回路の破損やピンホール，回路の屈曲などによって患者にガスが送気されなければ，患者は低酸素の状態にさらされてしまいます．正しい順序で正しく回路が設置されているかを確認します（**図10**）．

　とくに人工鼻と加温加湿器は併用禁止とされているので，注意が必要です．人工呼吸器回路（患者の口元から人工呼吸器への接続部まで）からのガスリークがないかをきちんと確認します．

　また，外気と送気ガスの温度差で生じる回路内の結露の有無を確認します．長時間の結露の貯留は細菌繁殖の培地となるため，除去することが望ましいとされています．

　人工鼻の場合も，フレックスチューブなどを使用している場合，フレックスチューブ内に結露が生じ，人工鼻に流れ込んでいくことがあります．流れ込んだ水や喀痰による人工鼻の汚染は，濡れたティッシュを置かれたのと同じように患者の吸気抵抗となります．人工鼻を使用している場合は，人工鼻を気管チューブより高い位置に，もしくは結露が流れ込まないように置くことが重要です．そして，喀痰による汚染がある場合は，すみやかに交換します．

　最近は，回路に閉鎖式吸引のキットを設置しているこ

表6　人工呼吸回路の観察と確認のポイント

回路構成	● 正しい順序で接続されているか ● 回路の接続のゆるみはないか ● 回路の屈曲・破損や回路からのガスリークがないか ● 人工鼻または加温加湿器が接続されているか ● 人工鼻と加温加湿器が併用されていないか
回路内	● 加温加湿器の場合，温度は適切か ● 結露が貯留していないか ● 結露は正しい方法で除去されているか ● 人工鼻の汚染はないか ● 人工鼻は結露や喀痰が流れ込みにくい高さか ● 閉鎖式吸引設置の場合，スリーブが膨らんでいないか

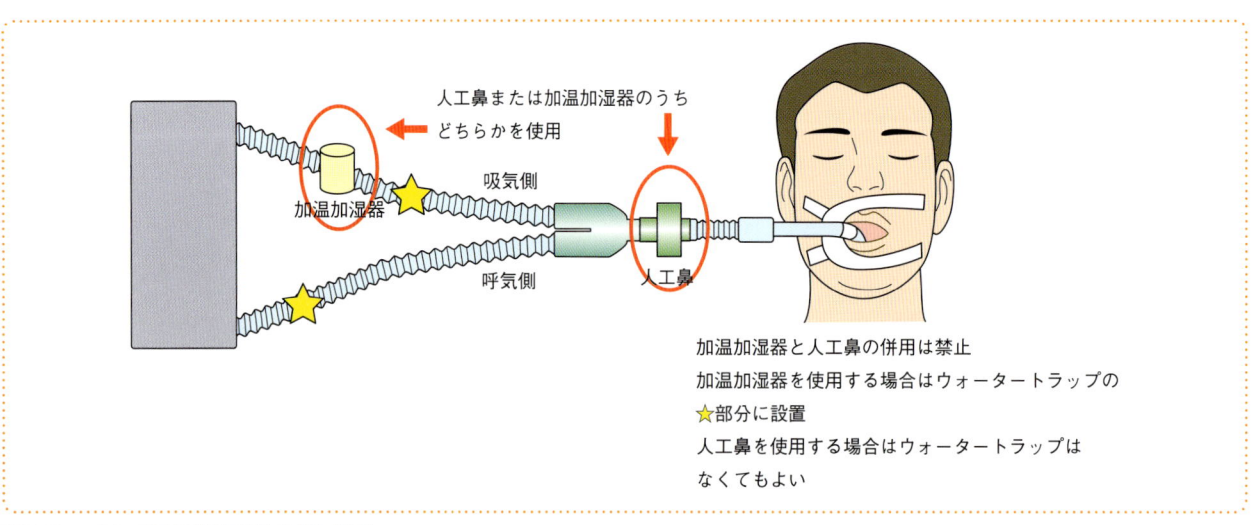

図10　人工呼吸器回路の模式図

加温加湿器と人工鼻の併用は禁止
加温加湿器を使用する場合はウォータートラップの☆部分に設置
人工鼻を使用する場合はウォータートラップはなくてもよい

とが多くあります．閉鎖式吸引のスリーブが膨らんでいると，スリーブ内に空気が漏れて回路リークにつながるため，スリーブの状態についても随時確認することが必要です（図11）．

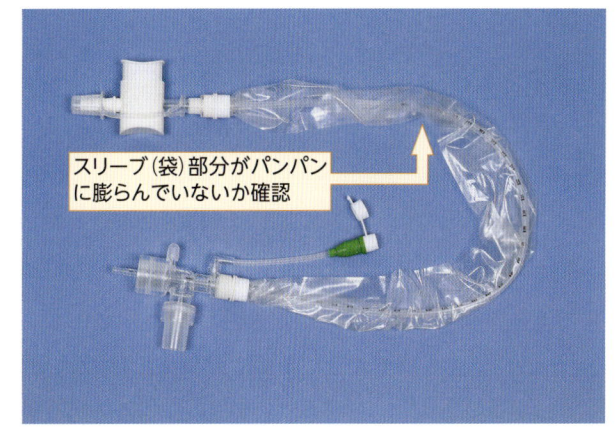

スリーブ（袋）部分がパンパンに膨らんでいないか確認

図11 閉鎖式吸引

9 画像はなぜ，どこを，どう見る？

人工呼吸器装着による合併症の1つに，陽圧換気による気胸があります．

人工呼吸器を装着している場合，頻度の多少はあっても，多くの場合，胸部X線の撮影が行われます．

胸部X線では，陽圧換気に伴う合併症の気胸の有無や，気管チューブの位置を確認します．

通常，気管チューブの先端の位置は，第2肋骨が胸骨に接合するあたり，または気管分岐部より3cm程度上とされています（図12）．気管チューブが深く入ると，片肺にしか換気が行われません．

その他，表7のように，無気肺の有無やX線透過性の状態，チューブやルート類のそれぞれの長さや位置を確認します．

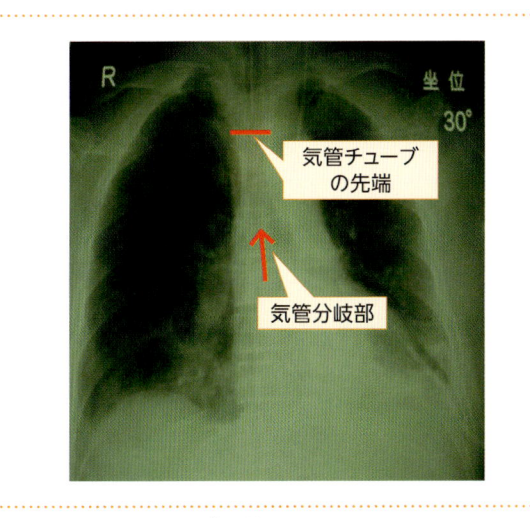

図12 気管チューブの位置

表7 人工呼吸中のモニタリングのポイント

チューブ・ルート類	●気管チューブの先端位置 ●片肺挿管の有無 ●ルート（中心静脈ライン・胃チューブなど）類の先端位置
肺野	●気胸の有無 ●X線透過性の状態 ●横隔膜のラインがシャープに見えるか ●陰影の部位と経時的変化 ●無気肺の有無 ●胸水の有無

10 鎮痛・鎮静はどこを,どう見る?

　人工呼吸器装着のために気管チューブを留置することは,非生理的であり,かつ痛みを伴います.

　気管切開をしている場合は経口挿管にくらべて疼痛は少ないとされていますが,気管挿管下で人工呼吸器管理とする場合の多くは,苦痛の除去を目的に鎮痛・鎮静薬が使用されます.近年は,鎮痛と鎮静を分けて薬剤を調整することが推奨されています(p.148「鎮静・鎮痛を正しく管理する」参照).

　ただし,不要な鎮静は,人工呼吸器装着期間を延長するなどの弊害となることもあるため,原疾患の改善が認められれば1回/日の鎮静を中断または減量し,人工呼吸器から離脱できるかどうかの評価を行うことが望ましいとされています.

　鎮静の評価は,RASS(Richmond agitation-sedation scale)(p.153,表4参照)やラムゼイスケールを使用して行います.

　低酸素血症や病勢の悪化,長期安静臥床,鎮静薬の使用などによって,患者は混乱,せん妄に陥ることも少なくありません.

　鎮静が不十分な場合,点滴ルートや気管チューブを触ったり,突然起き出すなどの行動で予定外抜管に至ることがあります.

　また,せん妄をきたす要因の1つに疼痛もあります.疼痛をコントロールしなければ,さらにせん妄を助長してしまう場合もあります.

　人工呼吸中にはコミュニケーションがとれないことも多いため,フェイススケールやBPS(behavioral pain scale)(p.156,表6参照)などのスケールを活用して疼痛のコントロール状況を把握し,鎮痛を図ります.

11 モニタリングではどこを,どう見る?

　呼吸不全の状態から人工呼吸器装着に至った病態が重症であれば重症であるほど,バイタルサインが重要です.

　人工呼吸器を使用する場合,心電図,酸素飽和度モニター,または二酸化炭素分圧測定のモニタリングが必須とされています(表8).

　心拍数や血圧に上下変動が見られる場合,それは患者の生体で何かが起こっているサインです.病勢の変化,苦痛,排泄欲求,混乱など,さまざまな要因が考えられます.

　酸素飽和度の変化では,喀痰の増加や分泌物除去不足,肺胞での酸素化の悪化なども考えられます.また,二酸化炭素分圧測定モニターでは,気管チューブをつたう分泌物の存在や,気道閉塞などの有無をモニター波形から読みとることができます.

表8 人工呼吸中のモニタリングのポイント

モニタリング内容			アセスメントと観察
バイタルサイン		発熱	●代謝亢進による酸素消費の有無
		心拍数	●苦痛や血圧低下による心拍数の増加や不整脈の出現の有無 ●低酸素血症による心筋虚血で生じる不整脈出現の有無 ●過鎮静による心拍数の減少の有無
		血圧	●苦痛による血圧の上昇の有無 ●鎮痛薬の作用による血圧低下の有無 ●病態に伴う血圧低下の有無
		呼吸数	●苦痛や低酸素血症に伴う呼吸数増加の有無 ●過鎮静・病態に伴う呼吸数の減少の有無 ●二酸化炭素分圧の変化に伴う呼吸数の変化
	酸素飽和度	数値変化	●低酸素血症による酸素飽和度の低下の有無 ●呼吸不全の増悪による酸素飽和度の変化 ●気道狭窄・閉塞（喀痰など）による酸素飽和度の低下の有無 ●末梢循環不全による測定困難 ●測定値は実際の呼吸状態より少し遅れて反応
		波形変化	●血圧低下や末梢循環不全では波形を感知しにくい
	二酸化炭素分圧	数値変化	●低換気や酸素化の悪化に伴う二酸化炭素分圧の上昇 ●代謝亢進による二酸化炭素産生の増加 ●過換気に伴う二酸化炭素分圧の低下 ●呼吸器回路のはずれ
		波形変化	●喀痰貯留による波形の揺れ ●気道狭窄による波形の変化 ●心拍動に伴う波形の変化 ●再呼吸による基線の上昇 ●呼吸の停止 ●呼吸回路のはずれ

参考文献
1）時津洋子：換気モード．決定版 人工呼吸ケアのポイント300（卯野木健編），p61-64，メディカ出版，2012
2）山本昌司：やりなおしの呼吸と循環 とことんマスター，p68-69，メディカ出版，2012
3）CDC：Guidelines for preventing health-care-associated pneumonia, 2003
　　http://www.cdc.gov/mmwr/preview/mmwrhtml/rr5303a1.htm より2013年10月16日検索
4）日本集中治療医学会，ICU機能評価委員会：人工呼吸関連肺炎予防バンドル 2010改訂版
　　http://www.jsicm.org/pdf/2010VAP.pdf より2014年4月15日検索
5）卯野木健：鎮静．決定版 人工呼吸ケアのポイント300（卯野木健編），p183-192，メディカ出版，2012
6）鶴田良介：人工呼吸患者の鎮痛．呼吸器ケア 8(1)：44-50，2010

STEP 4 今度は自分でケアしてみよう

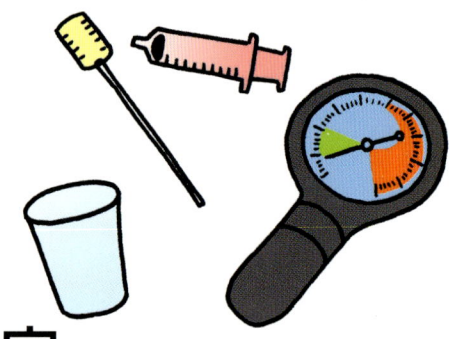

1 はじめての気管チューブ固定

固定のポイント

気管チューブの固定は確実に行うことが大前提です．また，皮膚障害を起こさないように配慮し，固定中・固定後も事故抜去などが起こらないように注意する必要があります．

準備段階

1) 固定前の確認とアセスメント

気管チューブ固定の前に，以下の点を確認・アセスメントします．

- 気管チューブが適切な位置にあるかを胸部X線で確認し，口角または門歯で何cmの固定か確認します．
- 気管チューブ固定では，最低2人が必要です．しかし，患者の体動が激しく協力が得られにくい場合などでは，2人でも安全を守れない可能性があります．患者の状況により必要な人数の確保や対策が必要です．
- 皮膚の状態を観察して，必要に応じて剥離剤や皮膚保護材，髭剃りなどの物品を準備します．
- 適切なテープ，固定方法を選択します．固定テープは，粘着性・伸縮性があり，皮膚への刺激が少ないものが望ましいです．気管チューブの固定は貼付面積が固定力を左右します．

2) 必要物品の準備

固定用テープ（図1），清拭用タオル，剥離剤，皮膚保護材，皮膜剤，髭剃り，バイトブロックなどを準備します．

3) 事前説明

患者の理解と協力を得られるように事前説明を行います．

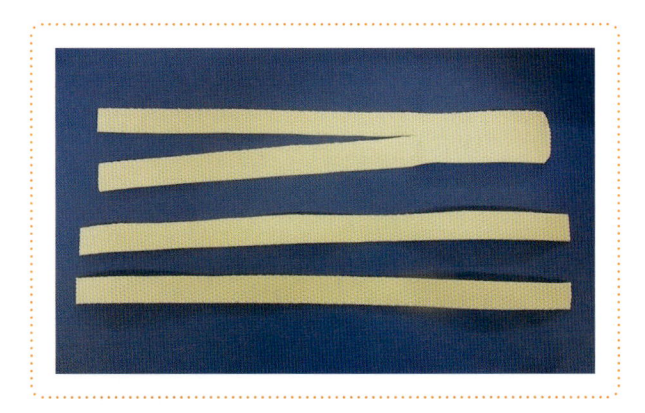

図1　固定用テープ
固定方法によって，準備するテープの切り方を変える．後述の「3面固定」では上のテープを，「4面固定」では下2本のテープを使用する

テープ固定の実施

1）テープを愛護的にはがす

剥離刺激を減らすために，皮膚をおさえてテープを180°程度に折り返して倒し，ゆっくり剥がす．必要に応じて剥離剤を使用する．

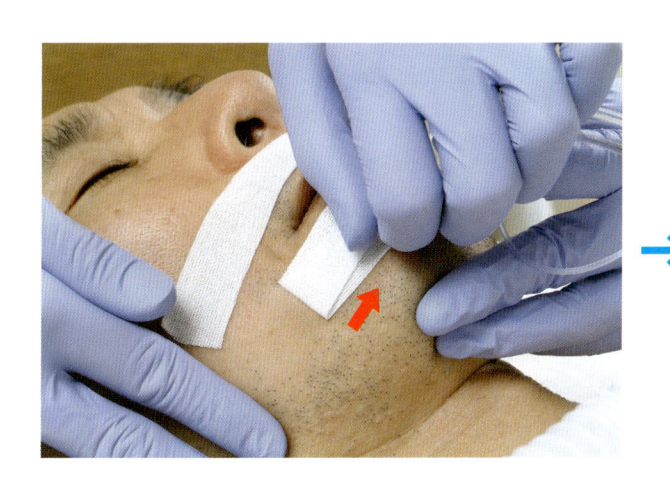

2）確実にチューブを把持しテープを固定する

テープを剥がしてから固定するまでのあいだ，1人は気管チューブを確実に把持する．その際，チューブだけを持つのではなく，下顎などの安定した接触面を持つようにする．

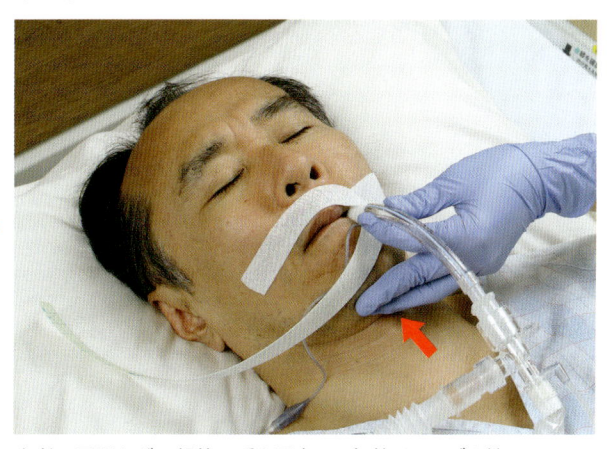

患者の下顎などの部位に手を固定して気管チューブを持つ

3）皮膚や口腔内の観察・清拭

1人はチューブを把持し，もう1人が皮膚の観察・清拭，髭剃りなどを行い，口角・口唇・舌・口蓋などの口腔内を観察します．

気管チューブの圧迫により潰瘍を発症する可能性があるため，口腔内も観察し，同一部位の圧迫を避けるため適宜位置を変更します．必要に応じて気管チューブが当たる位置（口角や口唇）に皮膚保護材を貼付します．

● **間違っている例**

気管チューブだけを持つのでは不安定であり，事故抜去のリスクとなります．

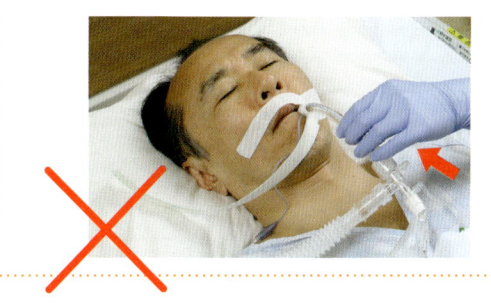

4）テープで固定する
【3面固定】

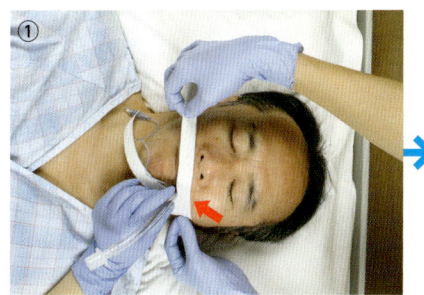

① 切り込みを口角に合わせて，切り込みが入っていない部分を頬部に貼る

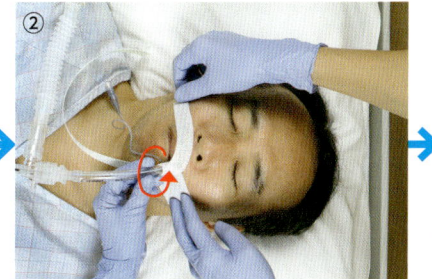

② 上方のテープをチューブに2周巻きつけ，鼻下に貼る

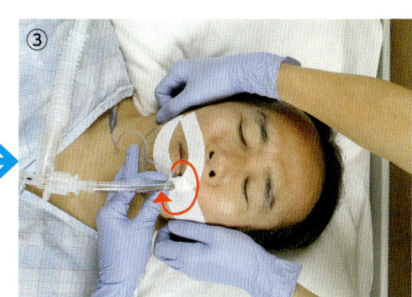

③ 下方のテープも同様にチューブに2周巻きつけ，口唇の下側に沿って貼る

【4面固定】

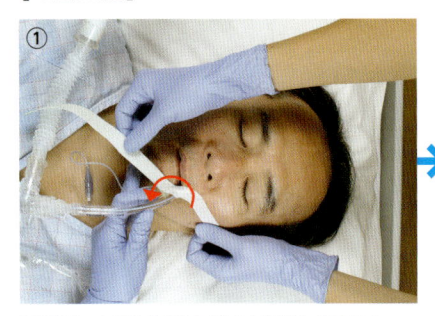

① 固定テープを右頬上側より貼り，気管チューブに2周巻きつける

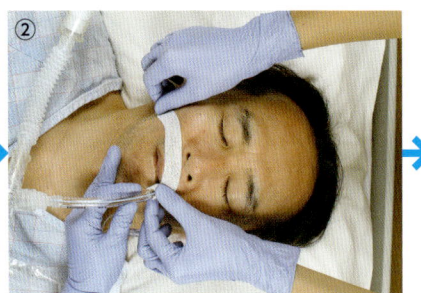

② 鼻下から反対側の頬へ貼る

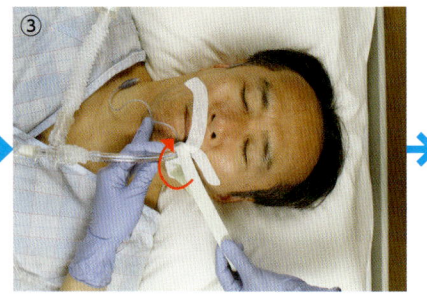

③ もう1本の固定テープを右頬下側から貼り，気管チューブに2周巻きつける

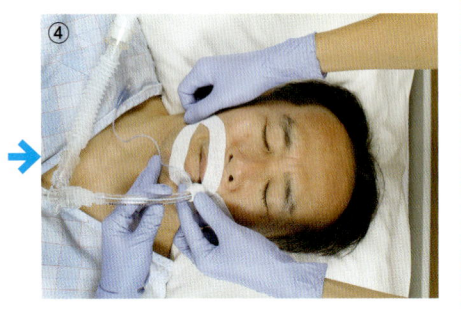

④ 口唇の下側から反対側の頬へ貼る

●テープは引っ張らずに，皮膚に沿わせて貼る

テープを引っ張りながら貼ると，テープが元に戻ろうとする力が原因となって皮膚とテープのあいだに緊張が起こり，緊張性水疱が発生する危険があります．テープは決して引っ張らず，皮膚に沿わせて貼ります．

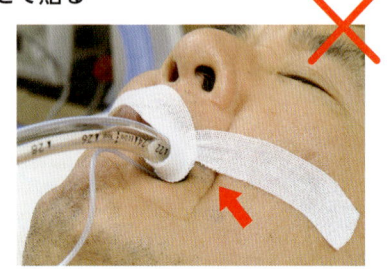

テープを引っ張って貼ったために皮膚がよれている

固定終了後

固定終了後は，固定の長さ，皮膚がテープで引っ張られていないか，口唇・口角が過度に圧迫されていないかを確認，加えて換気量や経皮的動脈血酸素飽和度（SpO_2）などの呼吸状態を確認します．

＊

ここで紹介したのは，気管チューブ固定方法の一部です．テープだけでなく，アンカーファスト（**図2**）などさまざまな製品がありますので，各施設の状況に応じて対応してください．

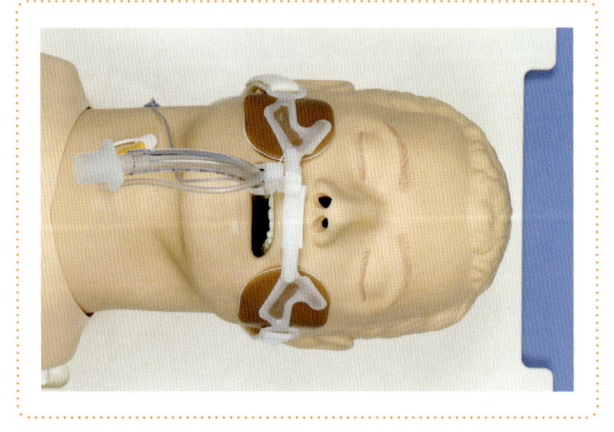

図2　アンカーファスト

Check!
テープ固定の種類

大きく分けて2面・3面・4面固定があり，面が増えるほど固定力は上がりますが，患者の状況に応じて固定方法を選択します．たとえば，4面固定であっても下顎が頻繁に動く患者では，気管チューブも動いて不安定になります．その場合，上顎のみで固定するほうが安全な場合もあります．

2 はじめてのカフ圧管理

カフとは？

カフとは，気管チューブの先端にある風船状のもので，パイロットバルーンから空気を注入して膨らませて調整します（図3）．カフの役割は，気管壁に密着することでリークを防止し，陽圧管理を維持することです．また，上気道からの分泌物や胃内容物の逆流による気管への垂れ込みを予防する役割があります（図4）．

誤嚥には，明らかな嘔吐による誤嚥のほかに，カフ上部に貯留した分泌物がカフと気管壁の隙間から侵入する不顕性誤嚥（silent aspiration）があります．不顕性誤嚥は人工呼吸器関連肺炎（ventilator associated pneumonia：VAP）の主因といわれており，カフ圧管理は重要です．

カフ圧による影響

気管支粘膜の血流圧は動脈系では約30mmHg（40cmH$_2$O），静脈系では約18mmHg（25cmH$_2$O）です．カフ圧が30cmH$_2$Oを超えると，気管粘膜血流は低下します．そのため，気管支粘膜の血流は阻害され，虚血や壊死，肉芽・潰瘍形成，穿孔などの危険があります．

また，カフ圧が低いと，リークにより陽圧管理が維持できず，換気量低下などをまねくおそれがあります．そして，カフ上部の貯留物が気管へ垂れ込みやすくもなります．誤嚥予防のためには20cmH$_2$O以上のカフ圧が必要です．

カフ圧計の使用

カフに注入する空気の量は，気道の形状，カフの大きさやカフの形状により異なります．そのため，パイロッ

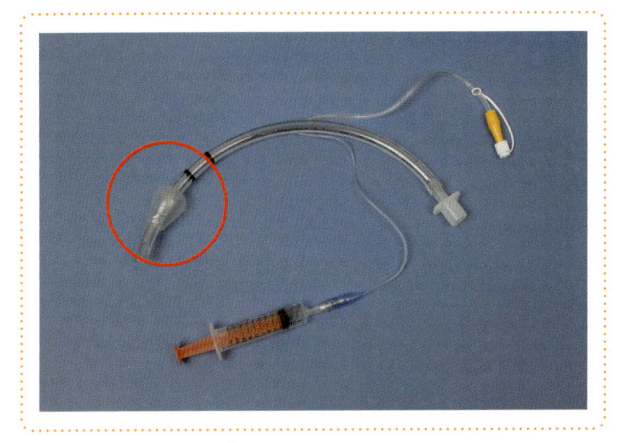

図3　気管チューブのカフ

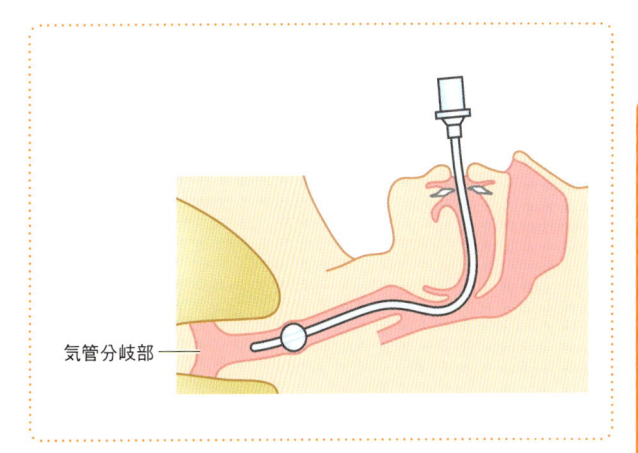

図4　気道内のカフ

トバルーンの硬さやシリンジでの量による管理ではカフ圧の調整は困難です．

カフ圧の調整には，カフ圧計を用いた管理が推奨されます．その際，使用している単位がcmH$_2$OなのかmmHgなのかを確認してください．

カフ圧の調整

調整は始業時点検のときだけでなく，口腔ケア，気管吸引，体位変換時などのケアの際にも定期的に行います．

● カフ圧の調整の手順

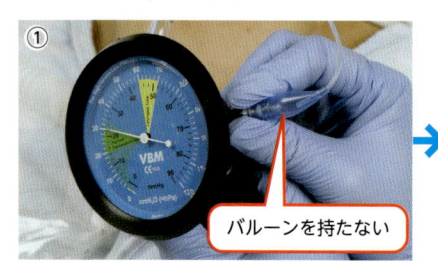

① 気管チューブのパイロットバルーンとカフ圧計の接続ポートを接続する．バルーンを持つと，エアが抜けやすくなるので，持たないようにする

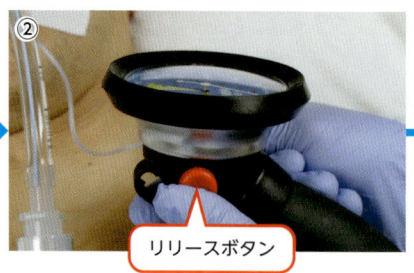

バルーンを持たない

② グリップを握ってカフにエアを注入する．また，サイドにあるリリースボタンを押してカフのエアを少量ずつ抜きながらカフ圧を調整する．カフ圧は経時的に低下することが知られているため，調整時は上限である30cmH₂Oに合わせる

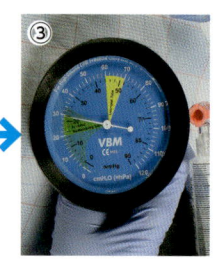

リリースボタン

③ 最終的なカフ圧を確認して，パイロットバルーンからカフ圧計をはずす．
最後に，聴診やグラフィック波形からカフリークがないかを確認する

※カフ圧計の使用方法は，製品に規定されている手順・注意を守ってください．

Check!

カフ圧計の使用方法

　機器の添付文書に示されている手順を順守することは重要ですが，プラクティスな場面では，そのとおりにいかないこともあります．カフ圧計の使用方法として，添付文書では，接続後に一度高圧にしてカフのシワを伸ばし，リリースボタンで圧を下げるように示されています．

　しかし，高圧にすることは気管刺激となり咳嗽を誘発するなど患者の苦痛になります．また，カフのシワを一度伸ばしたところで，垂れ込みを減少させるエビデンスはありません．さらに，直接カフ圧計を接続すると，カフ圧の低下は著しく，PEEP解除の一因となります．患者においては，これがデメリットとなることもあります．

　施設によって方法には違いがありますが，各施設でメリット・デメリットを考え，責任をもって行って下さい．

（露木菜緒）

3　はじめての加温・加湿管理

　人工呼吸療法中は加温・加湿が必要となります．加温・加湿の方法には人工鼻と加温加湿器の2種類があり，それぞれの使用時での注意点をおさえて，加湿の評価をできるようにしましょう．

人工鼻使用時

1）人工鼻の観察と位置の確認

　人工鼻の汚染，目詰まりがないか観察し，汚染されている場合は交換します．

　分泌物や回路内の水滴などにより人工鼻が目詰まりを起こすと，呼吸抵抗が増大してしまいます．

　また，人工鼻は口元よりも高い位置に調整して（**図5**），水滴などによる目詰まりを予防します．

2）人工鼻使用の禁忌がないかの確認

　人工鼻が禁忌となる場合（**表1**）には，加温加湿器へ変更しましょう（p.63「人工鼻を知ろう」参照）．また，後述の「加湿の評価」で加湿が不十分な場合にも加温加湿器への変更を考慮します．

加温加湿器使用時

　加温加湿器使用時は，以下の点に注意して管理します．

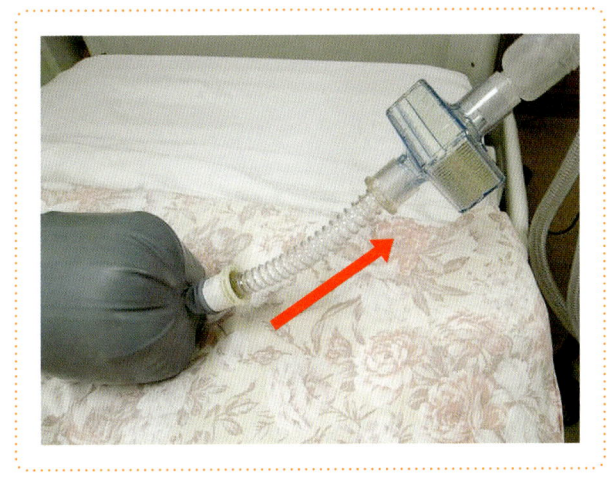

図5 人工鼻の取り付け位置
口元より高い位置にする

表1 人工鼻が禁忌となる場合

- 気管分泌物が多く，粘稠，血性がある場合，分泌物が人工鼻に付着しやすいため人工鼻の禁忌となる
- 呼気一回換気量が，設定（吸気）一回換気量の70％以下では，気管支瘻や，気管チューブのカフリーク（カフなし気管チューブ）などの場合に起こる．この場合，十分な呼気が人工鼻に戻らないため，加温加湿効果が低下する
- 低体温では，呼気中の熱や水蒸気量が少ないため，人工鼻の効果は不十分になる
- 分時換気量が多いと気道抵抗上昇と呼吸仕事量増加だけでなく，加湿効果も低下する
- ネブライザーを併用している場合は，人工鼻にエアロゾルが付着し，閉塞の危険があるため，絶対に併用してはならない

・電源が入っているか
・精製水が接続され，経時的に減っているか
・チャンバ内の水位は適切であるか（図6）
・温度プローブが接続されているか
・チャンバ温度，口元温度がそれぞれ何度に設定されているか（図7）
・患者の肌に直接温度プローブが当たっていないか
　温度プローブは熱をもっているため，熱傷など皮膚トラブル発生のリスクになる．
・温度プローブ接続部は上向きで，直接冷暖房が当たっていないか（図8）
　温度設定が不正確となったりする可能性があるため注意する．
・回路内に水が貯留していないか
　回路内の水の貯留は，細菌繁殖や気管内への流入のリスク，気道抵抗上昇，人工呼吸器との同調性低下などの

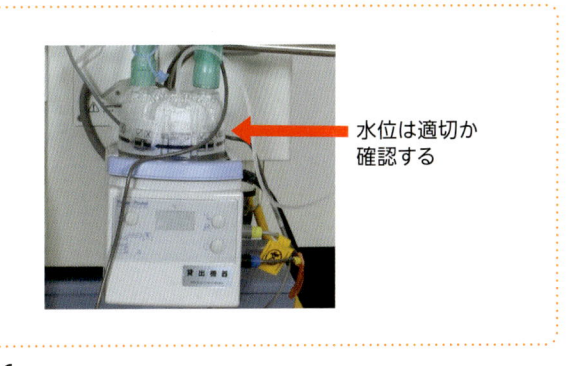

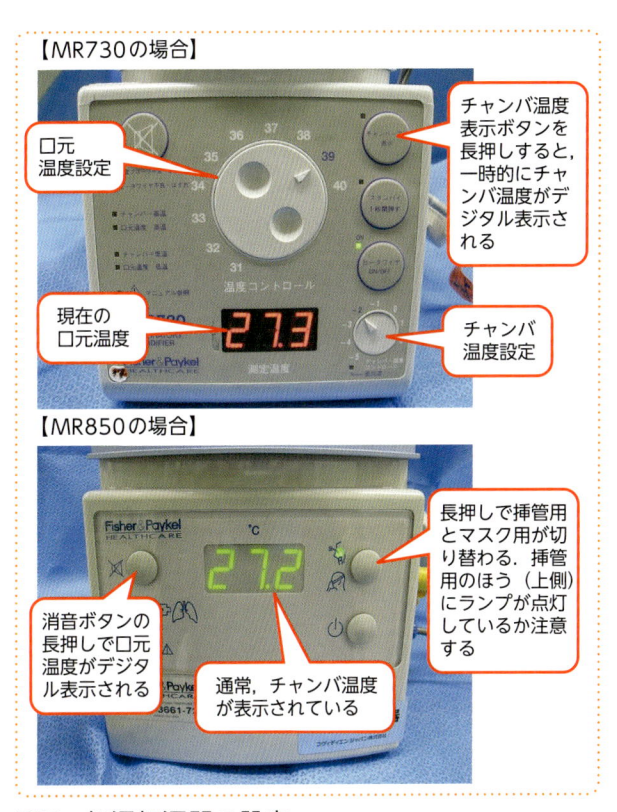

図6　水位は適切か確認する

【MR730の場合】
口元温度設定
現在の口元温度
チャンバ温度表示ボタンを長押しすると，一時的にチャンバ温度がデジタル表示される
チャンバ温度設定

【MR850の場合】
消音ボタンの長押しで口元温度がデジタル表示される
長押しで挿管用とマスク用が切り替わる．挿管用のほう（上側）にランプが点灯しているか注意する
通常，チャンバ温度が表示されている

図7　加温加湿器の設定

可能性がある．よって，回路内の水はすみやかに破棄する．

・ウォータートラップは確実に接続されているか
　水の破棄などの操作が加わるため，接続が不確実となることがある．リークが少量の場合，人工呼吸器のアラームが鳴らないこともあるため注意が必要である．

・ウォータートラップは患者よりも低く，回路の最下点になっているか（図9）

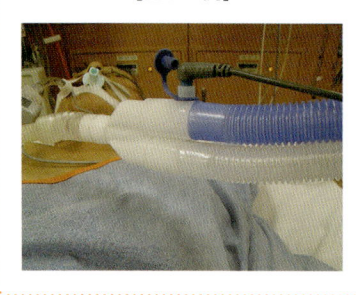

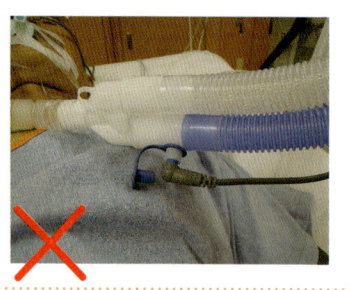

図8　温度プローブ接続部の位置

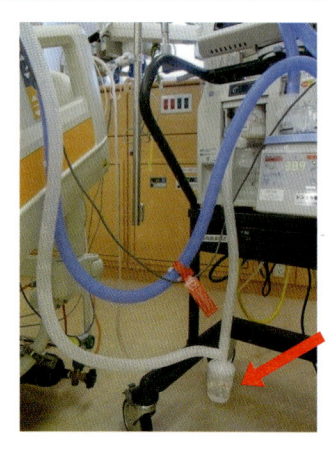

図9　ウォータートラップの位置

患者より低く，回路の最下点になっているか

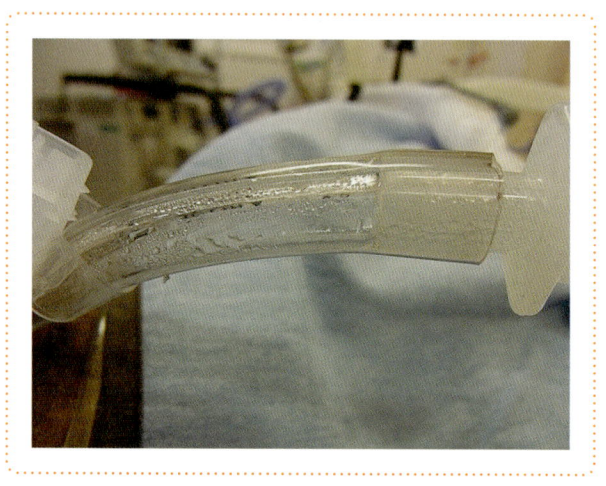

図10　気管チューブ内面の結露

加湿の評価

　加温・加湿が適切かどうかを正確に知るには，吸入ガス温度と相対湿度を知る必要がありますが，現実的ではありません．そのため，以下の臨床所見から評価します．

1）臨床所見から加温加湿効果を評価する（人工鼻使用中では①，④，⑤を指標にする）
① 喀痰が柔らかい
② 口元温度が38〜40℃
③ 吸気回路末端（温度プローブ以降）に霧状の結露がある
④ 吸気時，気管チューブ内面に霧状の結露がある
（図10）
⑤ 吸引カテーテルが気管チューブにスムーズに入る

2）評価をもとに加温加湿方法や設定を変更すべきか検討する

　上記の所見から得た評価により，分泌物が柔らかくないからといって，加湿の設定変更をする必要があるかどうかはよく考える必要があります．
　たとえば，室温は低くないか（室温で冷却されていないか），フレックスチューブは必要か（フレックスチューブで冷却される），脱水はないか，人工鼻であれば低体温はないか・リークはないか，これらを確認します．それでも困難な場合は，設定変更についてほかのスタッフや医師と相談しましょう．

4 はじめての気管吸引

気管吸引とは？

　気管吸引は，患者自身の咳嗽やその他の方法では除去できない気管分泌物などを取り除く手技であり，気道浄化法の1つです．

　気管吸引の目的は気道の開存性を維持・改善することです．それにより，呼吸仕事量や呼吸困難感を軽減し，ガス交換能を維持・改善します．

　しかし，気管吸引は盲目的な手技であり，患者にとって侵襲的なだけでなく苦痛を伴う処置となります．そのため，気管吸引は必要最低限に行うべきです．

開放式吸引の実施

●必要物品の準備

吸引びん，ユニバーサルチューブ（接続チューブ），アルコール綿，未滅菌手袋※，蘇生バッグ（バッグバルブマスク，ジャクソンリース），吸引カテーテル，エプロン，マスク，ゴーグル

※滅菌手袋を使用するか否かは，施設の取り決めに従う

●開放式吸引の手順

① 気管吸引の必要性を，表2の徴候を参考にして判断する

表2　気管吸引を必要とする徴候

- チューブ内に分泌物が見える
- 気管から左右主気管支にrhonchi（低音性連続性ラ音）を聴取，または呼吸音減弱
- 胸部触診の際，ガスの移動に伴った振動が感じられる
- 経皮的動脈血酸素飽和度（SpO$_2$）や動脈血酸素分圧（PaO$_2$）の低下
- 気道内圧の上昇，換気量の低下
- フローボリューム曲線，フロー曲線の変化（図11）

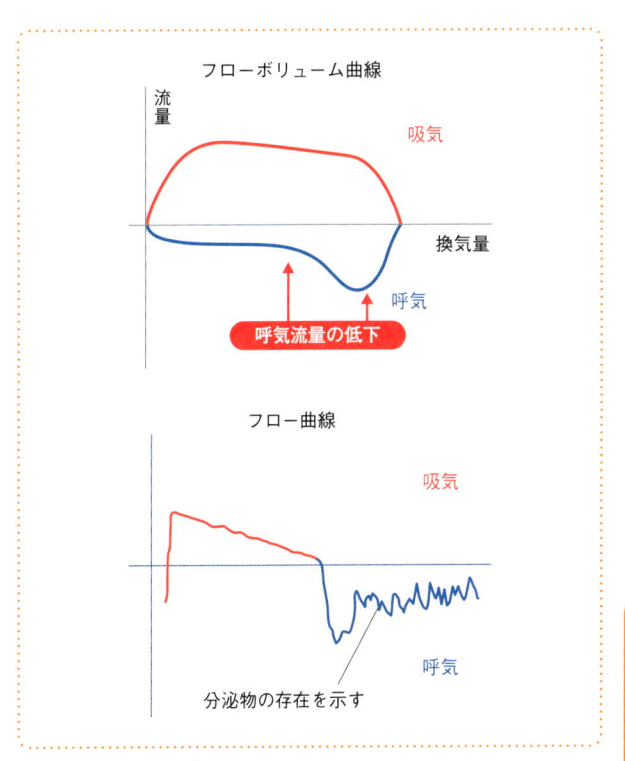

図11　フローボリューム曲線，フロー曲線

Check!
ほかの排痰援助方法の選択

　上記の徴候を参考にして総合的に判断しますが，主気管支レベルよりも末梢部位の分泌物は気管吸引では除去できません．その場合は加湿や体位ドレナージなど，ほかの排痰援助方法を選択します．

② 患者へ説明
③ 手指衛生と感染防御用具の装着
④ 口腔，カフ上部の吸引
⑤ 吸引前の酸素化を実施

　Puritan Bennett™ 840では「100％酸素／キャリブレーション 2分」ボタンを押す（人工呼吸器の機種により操作方法が異なるため事前に確認すること）．

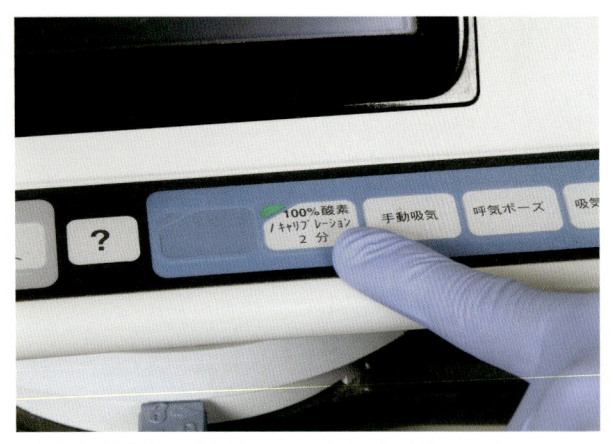

100％酸素／キャリブレーション2分ボタンを押す

> **Check!**
> **100％酸素による酸素化**
> 低酸素に陥りやすい患者に対して，事前に100％酸素で酸素化する．状態が安定した患者には必ずしも必要ない．また，徒手的換気は，過剰加圧による気道内圧上昇や血圧低下，気胸のリスク，大気開放によるPEEPの解除による低酸素血症の助長などの危険があるため基本的に避ける．

⑥ 吸引圧は最大で20kPa（150mmHg）に設定し，吸引可能か確認する

⑦ 吸引カテーテルは，気管チューブ内径の1／2以下の外径のものを選択する（7mmの気管チューブでは10Fr以下，8mmの気管チューブでは12Fr以下の吸引カテーテルとなる）

⑧ 吸引カテーテルのコネクター部分のみ開封し，ユニバーサルチューブ（接続チューブ）に接続する

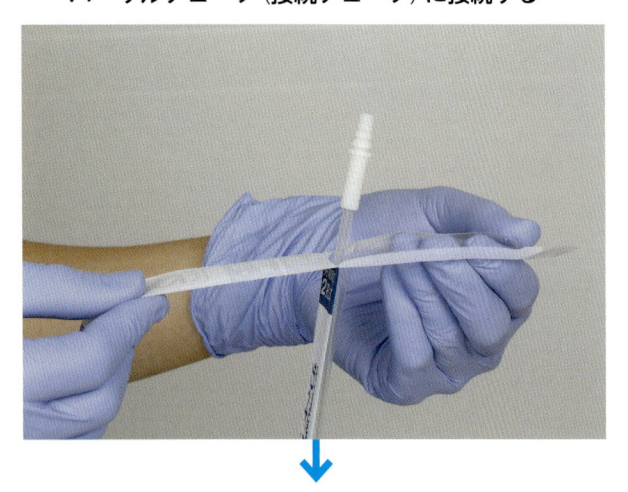

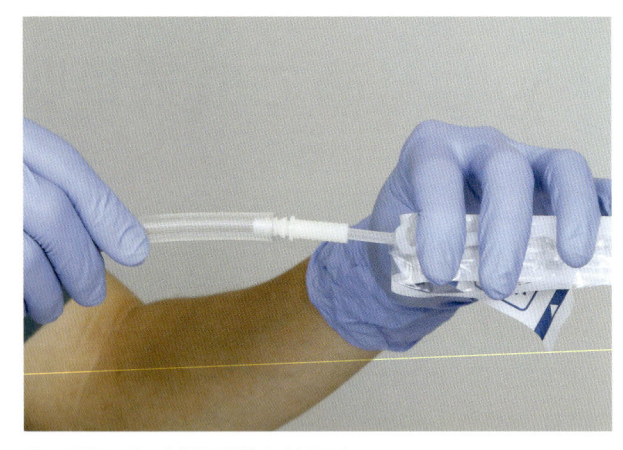

⑨ 利き手に滅菌手袋を着用する

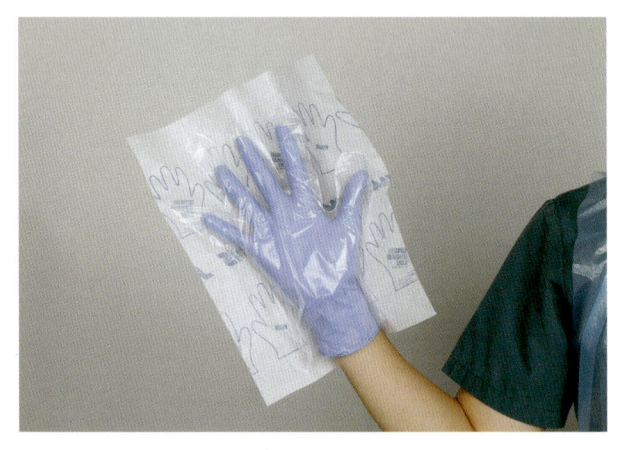

⑩ 吸引カテーテルを清潔に取り出す

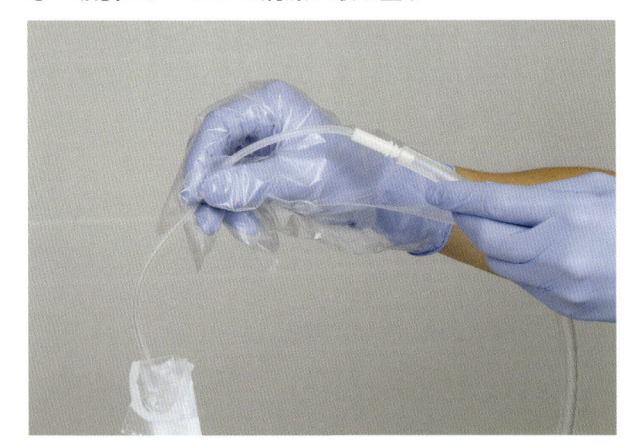

⑪ 吸引圧をかけたまま気管チューブに挿入する

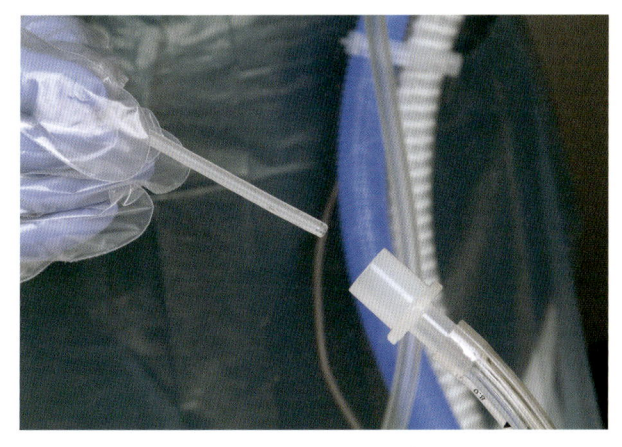

⑫ 吸引カテーテルの挿入は，先端が気管分岐部に当たらない位置（気管チューブ先端から1～2cm程度）までとする

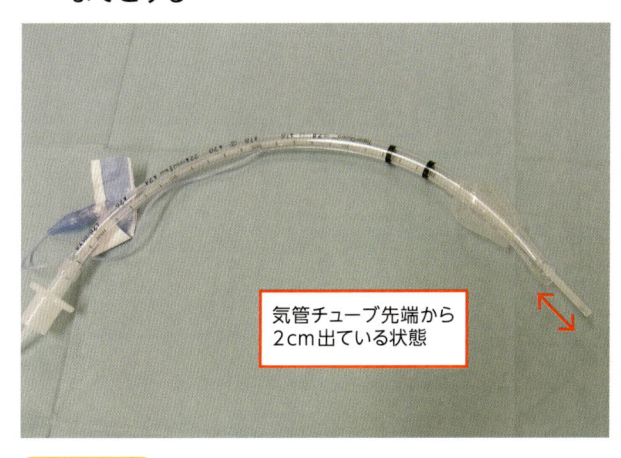

気管チューブ先端から2cm出ている状態

Check!
吸引カテーテルの挿入の長さ

吸引カテーテルを深く挿入すると，肺虚脱や気管粘膜の損傷，SpO₂の低下や不整脈などを誘発します．事前に挿入する長さを確認しておきましょう．もし，気管分岐部に当たってしまった場合は，カテーテルを少し（1～2cm）引き戻してください．

ただし，気管分岐部に当たらない場合など，気管分岐部を越えてカテーテルを挿入してしまうことがありますので，挿入する長さに注意しましょう．

⑬ ⑫の位置まで挿入したら，そこから2～3cmはゆっくりと引き，吸引カテーテルが気管チューブ内に入ったらさっと引き抜く

Check!
単孔式と多孔式の吸引カテーテル

単孔式吸引カテーテルでは，カテーテルを回転させる必要はありません．多孔式吸引カテーテルでは，側面に孔があるためカテーテル先端を回転させることでより分泌物を吸引できる可能性があります．その際，カテーテルを大きく回すのではなく，こよりをねじるように指先を回して回転させます．

⑭ 吸引中は，表3に示す合併症を念頭に置いてモニタリングしながら実施し，吸引時間は10～15秒と可能なかぎり短時間とする

表3　気管吸引による合併症
- 気管，気管支粘膜の損傷
- 低酸素血症
- 徐脈・頻脈・不整脈・心停止
- 血圧変動・循環不全
- 呼吸停止
- 嘔吐
- 気管支攣縮
- 疲労・不快感・疼痛

⑮ 吸引カテーテルをアルコール綿で拭く

吸引チューブに滅菌生理食塩水などを通水し，中の分泌物を除去する．

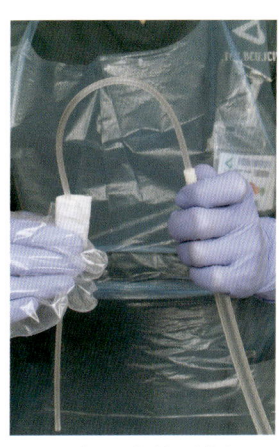

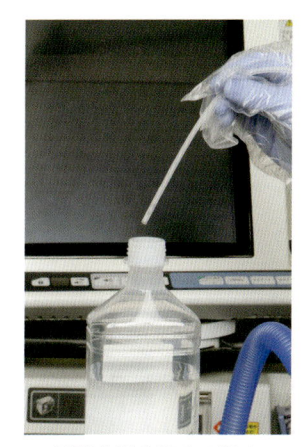

アルコール綿で拭く　　滅菌生理食塩水の通水

⑯ ①と同様に再吸引の必要性とタイミングを判断する

再吸引を実施する場合は，SpO₂などの改善が許容範囲であることや，患者の状態（呼吸パターンの安定）を確認してから行いましょう．

⑰ 吸引カテーテルをはずして，吸引カテーテルと手袋を感染性廃棄物に破棄する

PART 3 「人工呼吸器を使いこなそう」編

⑱ 吸引の効果と呼吸状態，バイタルサインを観察する

Check!

ベッドサイドを離れる際の注意

吸引前に見られた所見が消失・改善しているか，また，分泌物の性状や呼吸状態，循環動態を確認し，患者が安定してからベッドサイドを離れるようにしましょう．

閉鎖式吸引の実施

● 必要物品の準備

吸引びん，ユニバーサルチューブ（接続チューブ），アルコール綿，未滅菌手袋

● 閉鎖式吸引回路

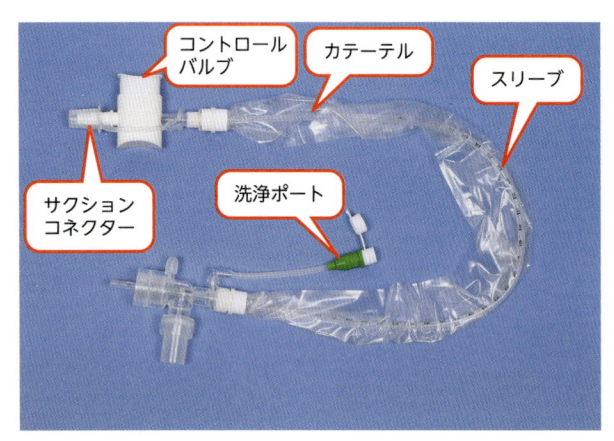

（コントロールバルブ，カテーテル，スリーブ，サクションコネクター，洗浄ポート）

● 閉鎖式吸引の手順

① 〜 ⑥ は開放式吸引と同様

⑦ 閉鎖式吸引回路のサクションコネクターのキャップをはずしてユニバーサルチューブを接続する

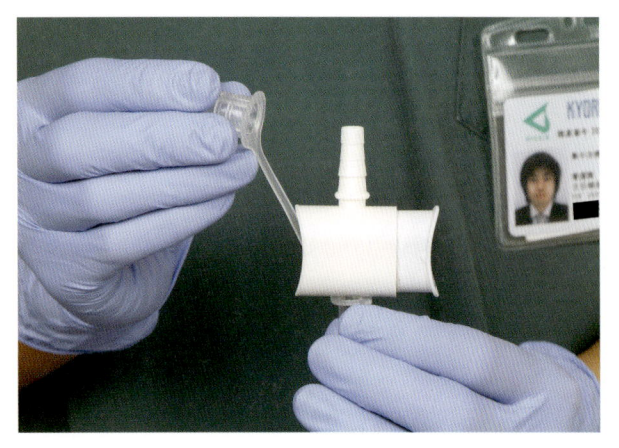

⑧ コントロールバルブの上部分を回して，コントロールバルブのロックを解除する（ロック解除すると吸引圧がかけられる）

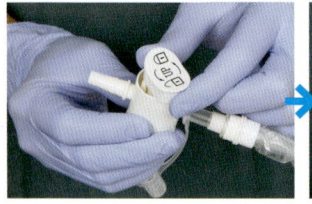

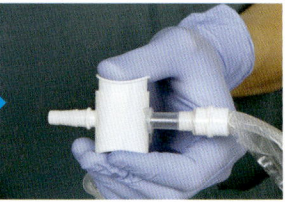

⑨ 片手で吸引回路と気管チューブの接続部を固定して，スリーブ内のカテーテルを気管チューブに挿入する

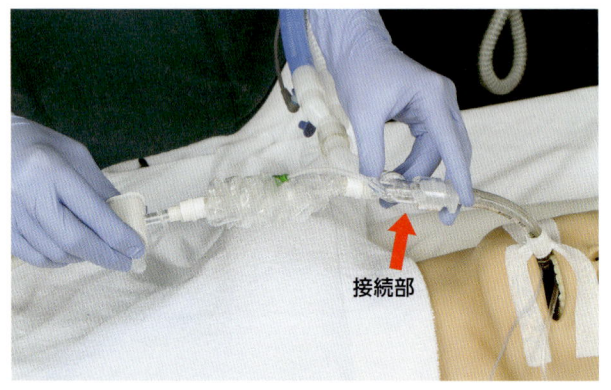

接続部

気管チューブが不安定となると患者に刺激を与えてしまうため，片手で固定する

⑩ カテーテルの目盛りを参考にして，カテーテルの先端が気管分岐部に当たらない位置（気管チューブ先端から1〜2cm程度）まで挿入する

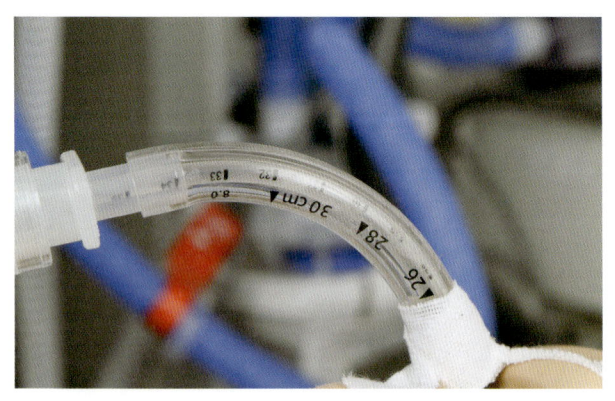

⑪ 吸引ボタンを押して陰圧をかけ，カテーテルを引き戻しながら吸引する

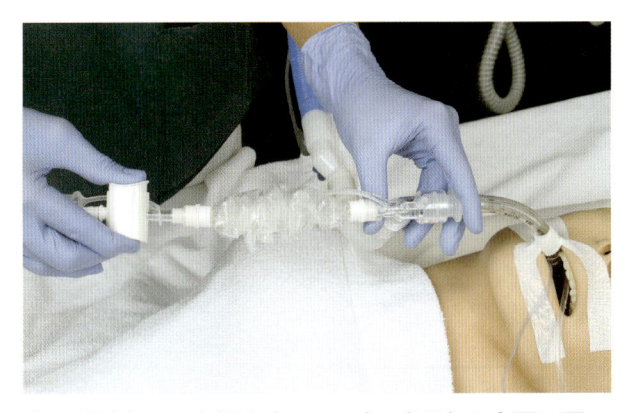

⑫ 吸引中は，合併症（p.123表3参照）を念頭に置いてモニタリングしながら実施し，吸引時間は10〜15秒と可能なかぎり短時間とする

⑬ 黒いマーカーがスリーブ内に見えたら，カテーテルを引き抜くのをやめる

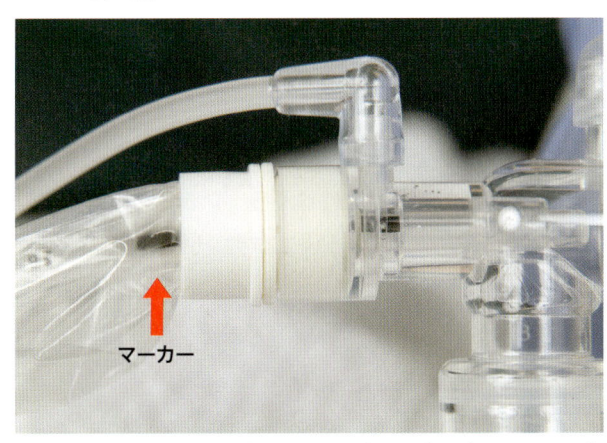

カテーテルを引き戻しすぎるとスリーブ内にガスがリークして，換気量減少を引き起こす場合がある

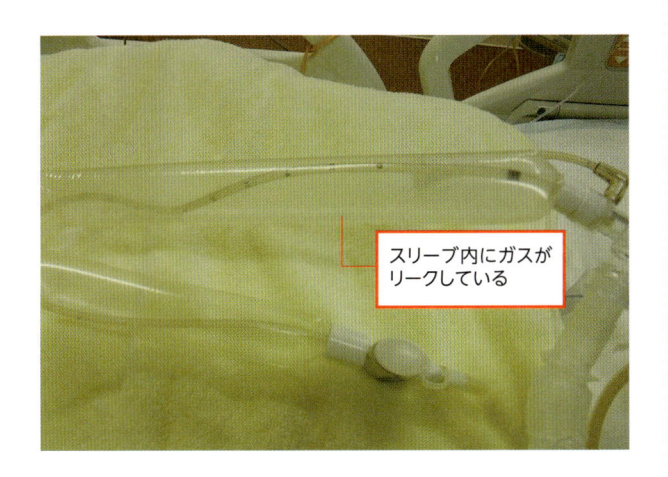

⑭ 付属の滅菌水を洗浄ポートに接続して，吸引圧をかけながら滅菌水を注入してカテーテル内を洗浄する

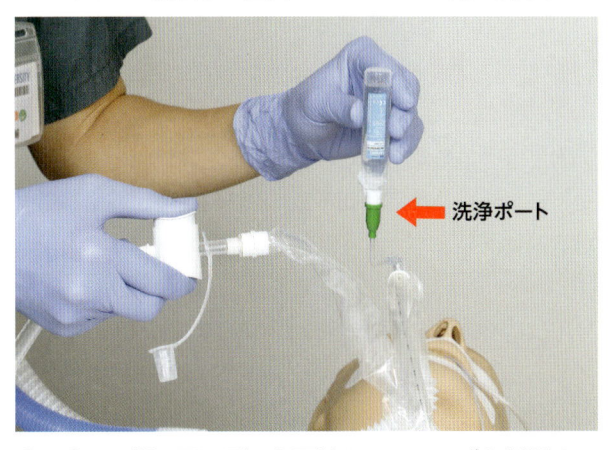

⑮ ①と同様に再吸引の必要性とタイミングを判断する

⑯ コントロールバルブをロックし，サクションコネクターをアルコール綿で拭いてキャップをする

⑰ 吸引の効果と呼吸状態，バイタルサインを観察する

Check!

取り扱い説明書を確認

閉鎖式吸引システムの使用方法は製品によって異なる部分があるため，必ず施設で採用している製品の取り扱い説明書を確認してください．

閉鎖式吸引と開放式吸引の差異

感染防御の点で，閉鎖式吸引と開放式吸引のあいだには差はないといわれています．

しかし，開放式吸引は気道を大気圧に開放するため肺胞虚脱のリスクが高く，酸素化と肺容量維持の面から，閉鎖式吸引のほうがすぐれていると考えられます．

開放式吸引を実施する場合は，その必要性と上記のことをふまえて実施するようにしましょう．

5　はじめての口腔ケア

　人工呼吸器を使用している患者は，唾液の分泌能低下などにより自浄作用が低下し，口腔内細菌が増加しやすい状況にあります．

　口腔ケアは，口腔内環境を清潔に保つことにより，VAPなどの感染予防のためにも重要です．

口腔ケアの実施

●必要物品の準備

①歯ブラシ，②舌ブラシ，③スポンジブラシなど施設で準備可能なもの，④水道水や洗口液，⑤カップ，⑥吸引用カテーテル（ヤンカーなど），⑦清拭用タオル，⑧カフ圧計，⑨洗浄用シリンジ，⑩保湿剤，手袋，ビニールエプロン，ゴーグル

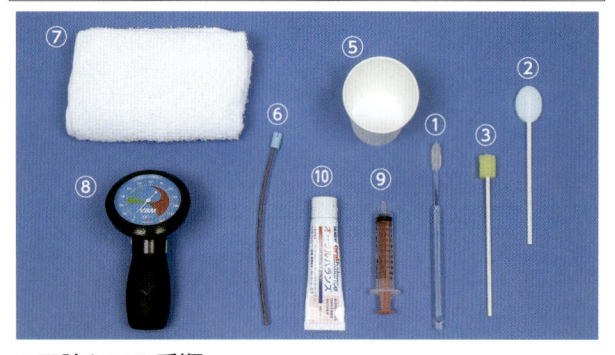

●口腔ケアの手順

① 体位はセミファーラー位か，角度をつけた側臥位とする

　どの体位でも頭部後屈を避け，誤嚥予防に努める．

② 気管チューブの固定位置と，固定は確実か，カフ圧は適切かを確認する

③ 口唇，口唇周囲を清拭し，口唇の損傷予防のために口唇にワセリンなどを塗布する

④ 視野を確保して，口腔内を観察できるようにする

　ペンライトなどを使用して，しっかりと観察できるようにする．また，必要であれば，可能な場合は視野確保のために気管チューブ固定のテープをはずす．

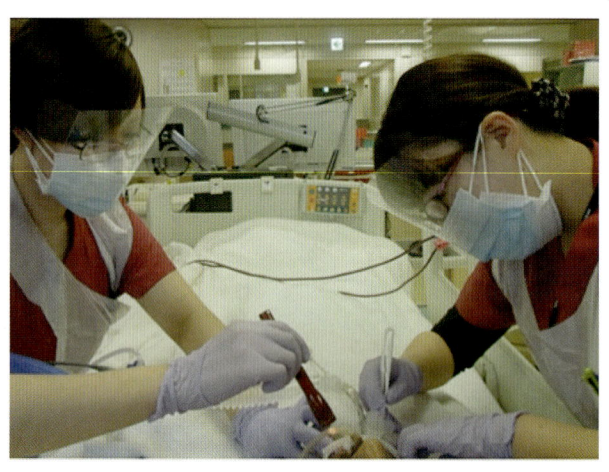

ペンライトの使用

⑤ 口腔，カフ上部を吸引する

⑥ 片方の手で粘膜をよけながら，ブラシを歯と歯茎の境目に直角に当て，1〜2本ずつ小刻みにブラッシングする

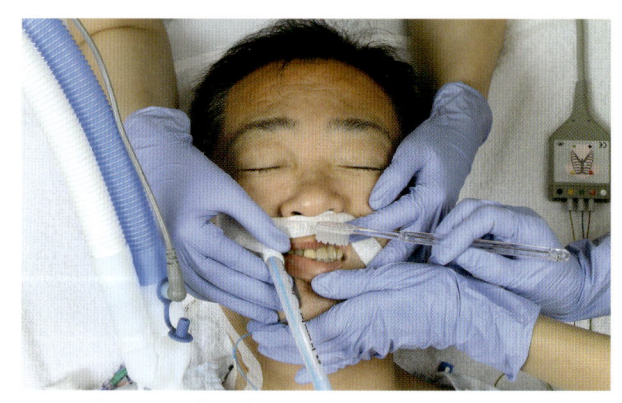

指で粘膜をよけながら，ブラシを当てる

Check!　ブラッシングのポイント

　歯垢はバイオフィルムであり，歯頸部付近や歯間部に多くみられます．また，バイオフィルムは抗菌薬や消毒薬が浸透しにくく，ブラッシングで機械的にこすらなければ除去できません．ペースト状歯磨剤は，洗浄が不十分となり残存すると乾燥を助長するため，使用を控えたほうがよいでしょう．出血傾向がある場合，歯肉部分を指などで保護しながら実施します．または，ブラッシングができないこともあります．

⑦ 頬の内側，舌，唇の内側，口蓋などの汚れを粘膜用ブラシなどで拭き取る

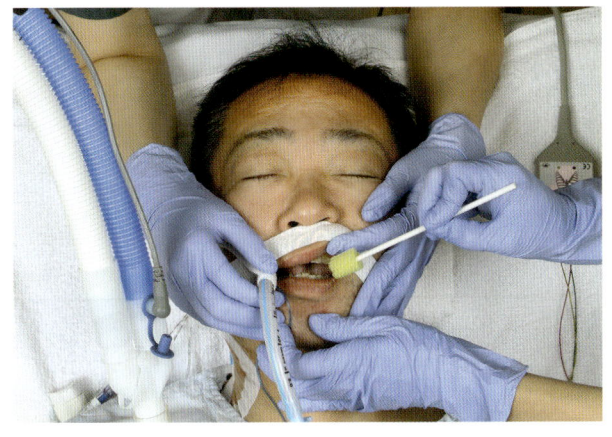

舌苔は細菌の温床となるため，可能なかぎり除去する．ただし，舌苔除去のために強い摩擦を加えると，舌表面が傷つき，細菌が繁殖しやすくなるため，一度に除去しようとしてはならない．湿潤環境を保ち，ケアを継続することで除去する．

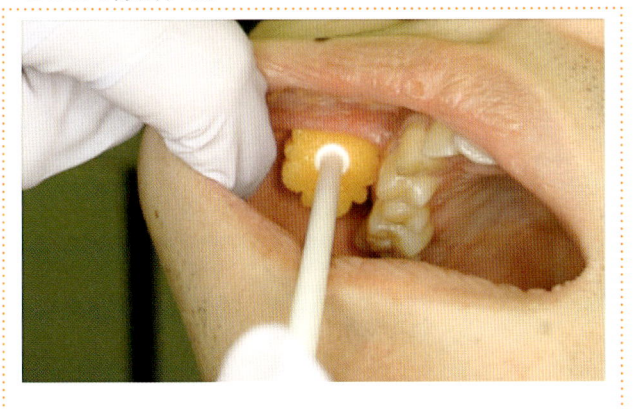

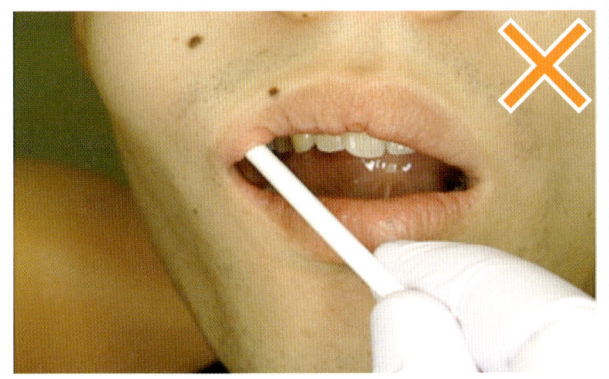

●粘膜用ブラシの使用
口角を広げて視野を確保しながら，歯列と頬粘膜のあいだのケアも忘れずに行います．

⑧ 1回の洗浄液を少量ずつにして，吸引しながら洗浄する

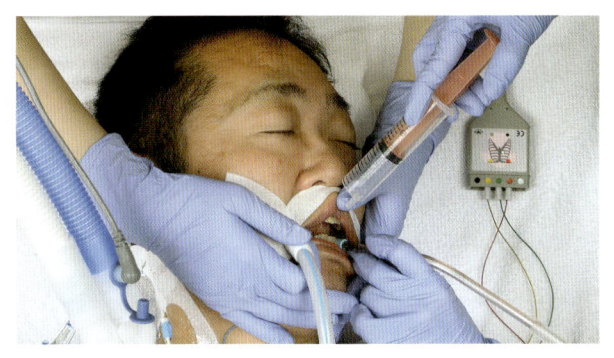

ブラッシングで剥がれ落ちた菌を除去するには，洗浄が必要である．洗浄の効果は汚染物の除去と希釈効果である．洗浄による誤嚥のリスクもあるため，十分な洗浄と確実な吸引が必要である．安全のためには2人で行うとよい．洗浄を必要としないオーラルケアキット「Qケア」などの製品もある．

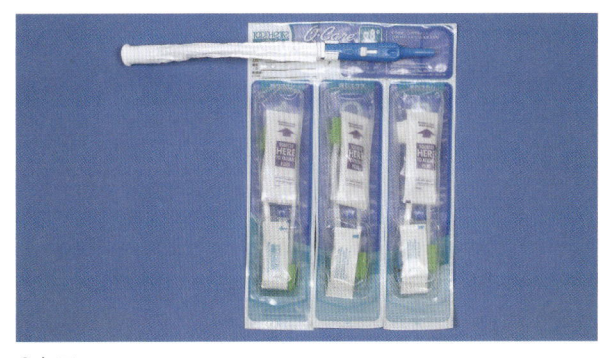

Qケア

⑨ 適宜，口腔内保湿剤を使用して，口腔内の乾燥を予防する

つねに開口しているような患者では，保湿剤自体が固形化してバイオフィルムが形成されてしまい，口腔内汚染を助長することがあるので注意が必要である．

⑩ ケア終了後は，カフ圧，気管チューブの固定，呼吸状態を観察し，使用物品を片づける

6　はじめての体位管理

　安静臥床の長期化は，肺合併症や廃用症候群のリスクを高めます．そのため，安静臥床を避け，積極的に体位管理を行うことが重要です．

体位調整前の確認

　体位調整を行う前に，以下の点を確認します．
・どのような体位を，何の目的で行うのか
　体位管理には，体位ドレナージ，肺容量の増大，換気改善，換気血流比不均衡の改善，荷重側肺障害の予防・改善，VAP予防，褥瘡予防などの目的があります．目的を考えて体位管理を実施しましょう．
・どのくらいの介助が必要か
　患者の状態によって介助方法を考え，患者のもっている機能の維持・向上に努めます．
・人工呼吸器回路内に水が貯留していないか
　気管内に垂れ込む危険性があるため，人工呼吸器回路内の水は事前に除去しておきます．

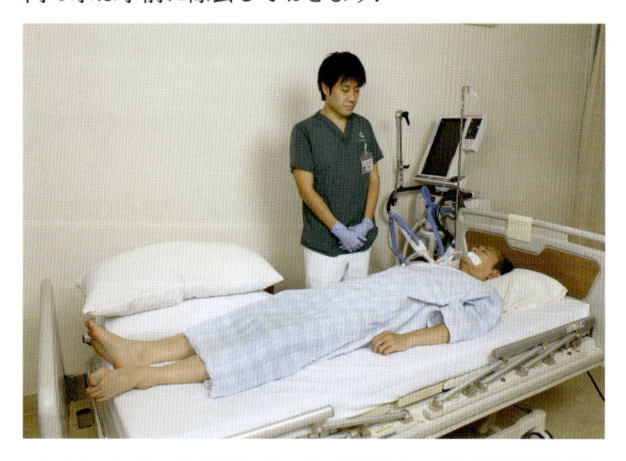

体位調整時の注意点

　体位調整は，以下の点に注意して行います．
・気管チューブ，人工呼吸器回路，各挿入物に過度な外力が加わらないようにする
・安全に実施できるよう，人数を確保する
　体位調整時は，挿入物の事故抜去のリスクを念頭に置く必要があります．とくに気管チューブの適正位置が保たれるように注意し，ライン類は長さに余裕があるかを確認します．患者の身体を支える人，気管チューブの把持やライン類に注意する人，と役割を分担するなどの工夫をします．

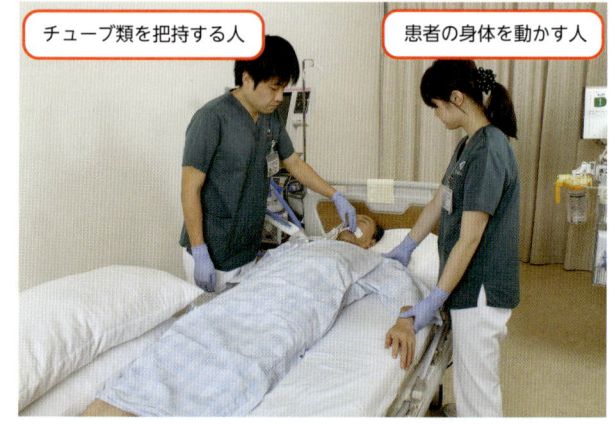

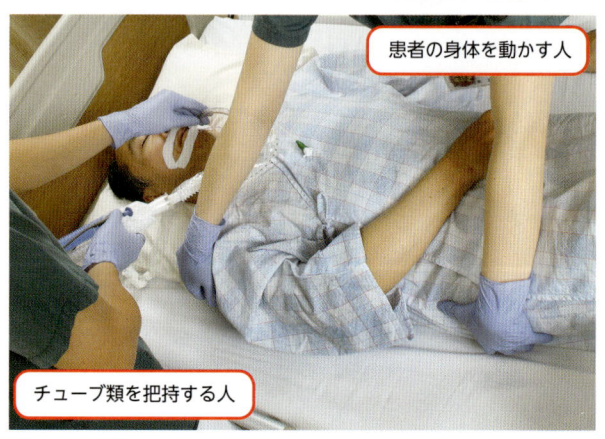

チューブ類を把持する人　　患者の身体を動かす人

患者の身体を動かす人

チューブ類を把持する人

ライン類の長さに余裕はあるか

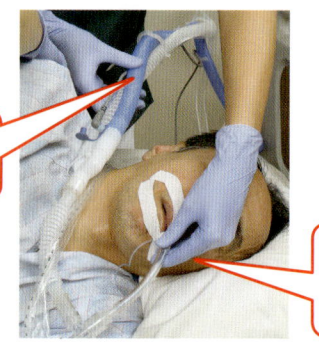

気管チューブがずれないように，しっかりと把持する

体位調整後の観察

体位調整後は，以下の点に注意して観察しましょう．

・患者は快適な状態か

　見た目がきれいな姿勢が，患者にとって快適とはかぎりません．身体各部の良肢位を考慮し，不必要な筋緊張がないことが大切です．

・気管チューブの固定，人工呼吸器回路の位置・接続は適切か

・各種ラインやドレーンの位置・接続は適切か

　ライン類が身体の下敷きになっていないか，屈曲や接続のはずれがないかを確認しましょう．

・呼吸状態やバイタルサインに変化はないか

　体位調整後は，呼吸状態やバイタルサインとともに患者の反応を確認します．

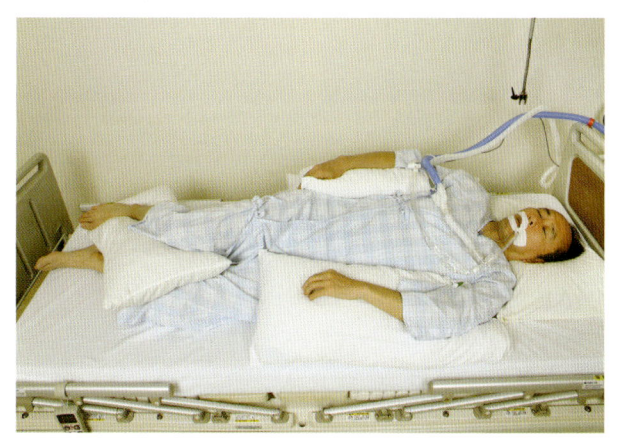

各体位管理での注意点

1）仰臥位

　仰臥位では機能的残気量（functional residual capacity：FRC）が低下しやすく，陽圧換気中は背側の横隔膜運動が制限されます．

　VAP予防の観点からも，可能なかぎり仰臥位を避けて管理するほうがよいでしょう．

2）半坐位，坐位

　上体を起こすことは，VAP予防だけでなく換気改善や起立耐性能維持においても重要です．患者の状態にあわせて段階的に上体を起こし，坐位，背面を開放した坐位，端坐位，立位へと進め，早期離床を目指します．

　しかし，上体を起こすとずれを生じるため，褥瘡発生に注意が必要です．

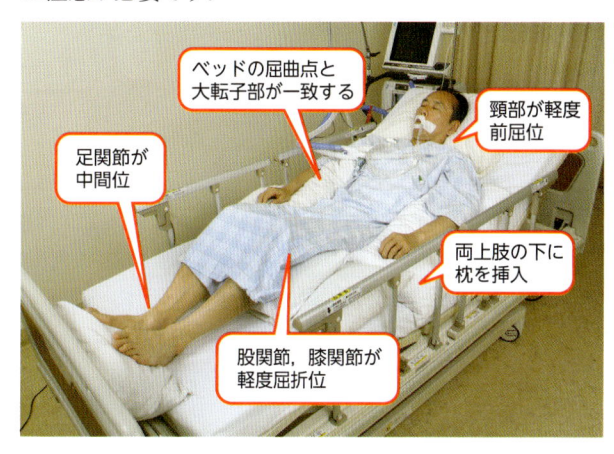

- ベッドの屈曲点と大転子部が一致する
- 頸部が軽度前屈位
- 足関節が中間位
- 両上肢の下に枕を挿入
- 股関節，膝関節が軽度屈折位

3）側臥位

　褥瘡予防目的では，30°側臥位が知られています．しかし，酸素化改善などを目的とした場合，60°以上の角度が望ましく，可能であれば完全側臥位とします．

　また，荷重側肺障害や背側無気肺などの場合には，前傾側臥位を考慮します．

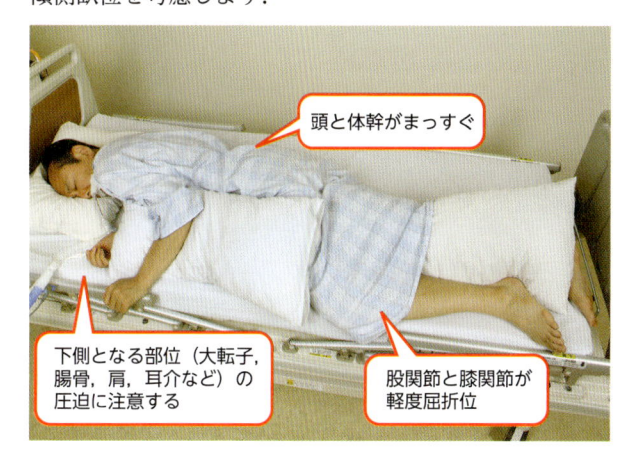

- 頭と体幹がまっすぐ
- 下側となる部位（大転子，腸骨，肩，耳介など）の圧迫に注意する
- 股関節と膝関節が軽度屈折位

7 はじめての回路交換

人工呼吸器の回路交換は，回路の汚染や，回路トラブルがあった場合に実施します．回路交換は，以下の手順で行います．

回路交換の実施

●必要物品の準備

人工鼻回路

人工鼻用呼吸器回路，人工鼻，フレックスチューブ，人工肺

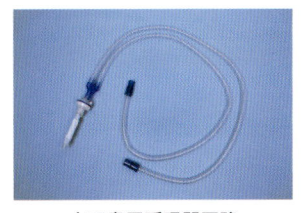

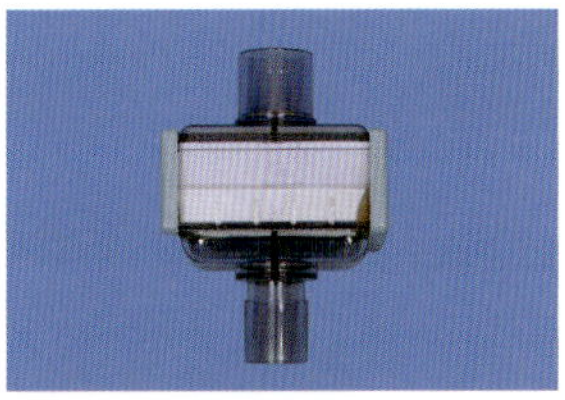

人工鼻用呼吸器回路

人工鼻

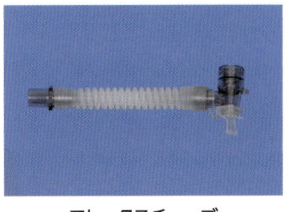

フレックスチューブ

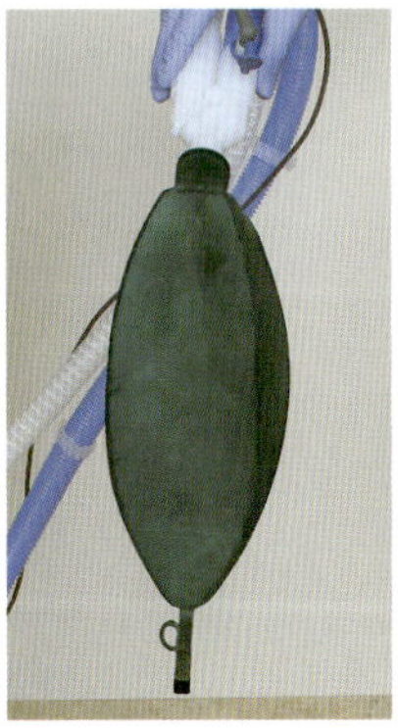

人工肺

加温加湿器回路

加温加湿器用呼吸器回路，加温加湿器，チャンバ，フレックスチューブ，人工肺，ウォータートラップ

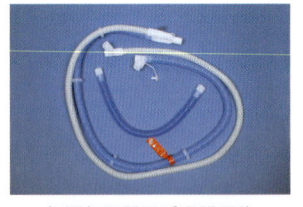

加温加湿器用呼吸器回路

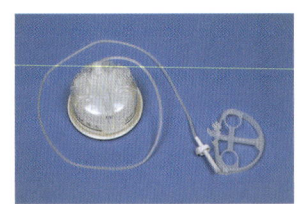

チャンバ

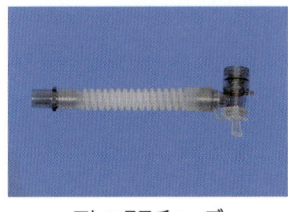

フレックスチューブ

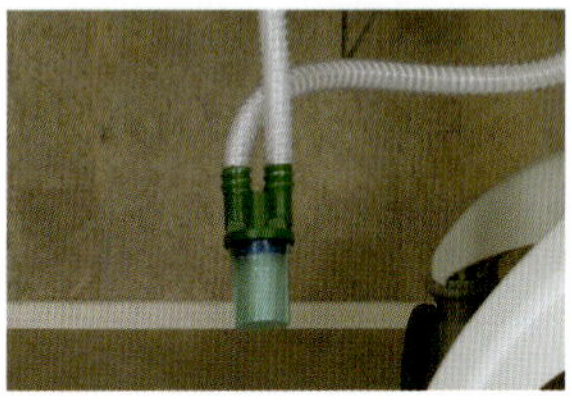

ウォータートラップ

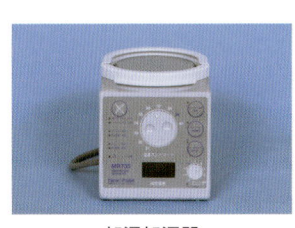

加温加湿器

人工肺

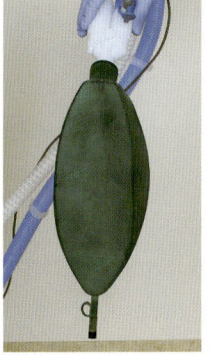

回路交換の手順

① 新しい回路を準備し，患者状態を確認する

新しい回路にも破損や亀裂がないか，事前に確認しておく．

② 回路交換は，必ず2名以上で行う

回路のとりはずし

① 気管チューブから呼吸器回路をはずし，用手的換気に切り替える

バッグバルブマスクを押す強さは胸部が少し上がる程度とし，回数は人工呼吸器の設定と同等が望ましい．

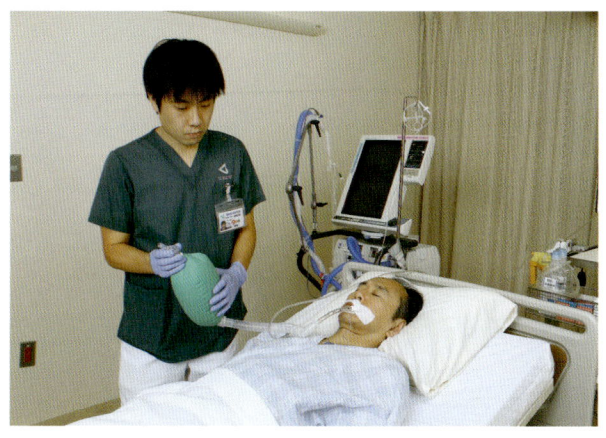

② 1人は用手的換気をしながら，患者のモニタリングを行う
③ 呼吸器回路を人工呼吸器からはずす

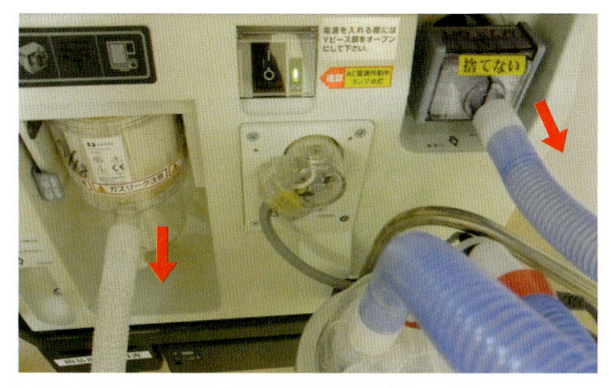

矢印の方向に回路をはずす（加温加湿器回路での例）

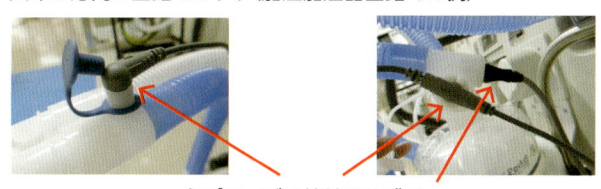

各プローブの接続をはずす

④ 加温加湿器からチャンバをはずす

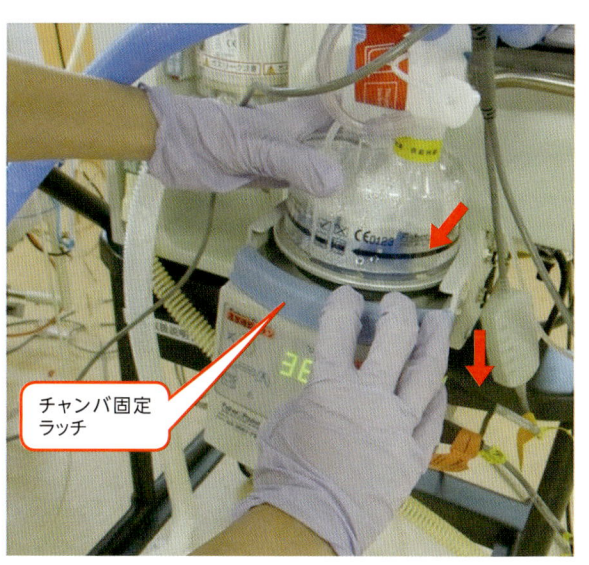

チャンバ固定ラッチ

加温加湿器のチャンバ固定ラッチを下方向に押し，チャンバを押し下げながら手前に引いてチャンバをはずす

回路の組み立て

① 吸気側・呼気側に注意して，新しい回路にねじれや折れがない状態で接続する（回路の組み立てについては，p.70「人工呼吸器を組み立てられるようになろう」参照）
② 人工肺を接続し，作動を確認する

換気量（吸気圧），換気回数，PEEPが設定したとおりに作動するか確認する．

③ 作動に問題がないことを確認してから，患者に接続する
④ 患者に接続し，呼吸音や換気量など呼吸状態を確認する
⑤ 回路交換を行う前の問題が解決したかどうかを確認しながら，始業時点検を行う

8 はじめてのアラーム変更

アラームには，緊急事態や救命的事態の発生を伝えるものと，合併症予防のためのものとがあります．

どのような場合でも，アラームは助けを求める患者の声を代弁していると認識しましょう．

アラーム設定を変更する状況

各種アラーム設定は，各施設によってあらかじめ決められた初期設定になっていると思います．その設定から変更が必要となる場合には，以下のような状況が挙げられます．

● **緊急性（必要性）のないアラームが頻繁に発動するとき**

アラームが頻繁に発動すると，アラーム音に慣れてしまい観察が不十分となるために，事故や患者状態の悪化につながる危険があります．

また，不必要なアラームは，患者を不安にさせたり騒音となるなど，患者の安楽にも影響を及ぼします．

「なぜアラームが発動したか」を明確にし「そのアラーム発動の必要性がない」ことを必ず確認しましょう．

● **人工呼吸器モードを従圧式から従量式へ変更したり，自発換気モード（CPAPなど）へ変更した場合**

● **患者の状態変化の徴候に，迅速に気づいて対応したい場合**

たとえば，気道分泌物により換気量が低下すると，SpO_2が急激に低下する傾向がある場合，換気量アラームを通常よりも高めに（厳しめに）設定することで，SpO_2低下の前に迅速に対処することが可能になるといったことがあります．

アラーム設定の変更手順

① グラフィック下段の「アラーム設定」にタッチして，選択する

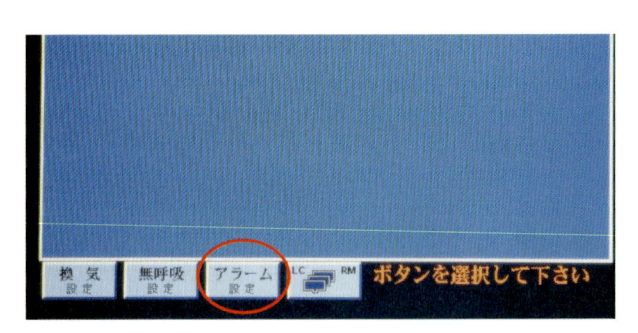

② グラフィックにタッチして，変更したい項目の数値を選択する．変更可能な数値がオレンジ色になる

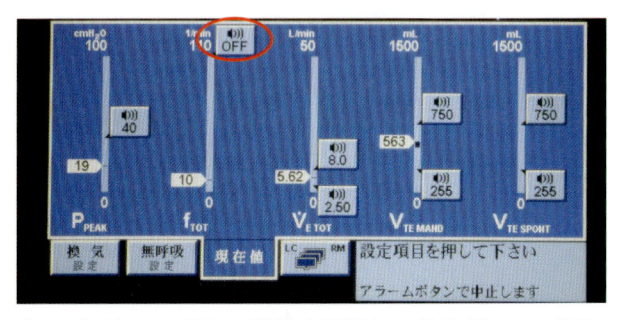

③ ダイヤルを回して数値を調整し，入力ボタンを押して変更完了とする

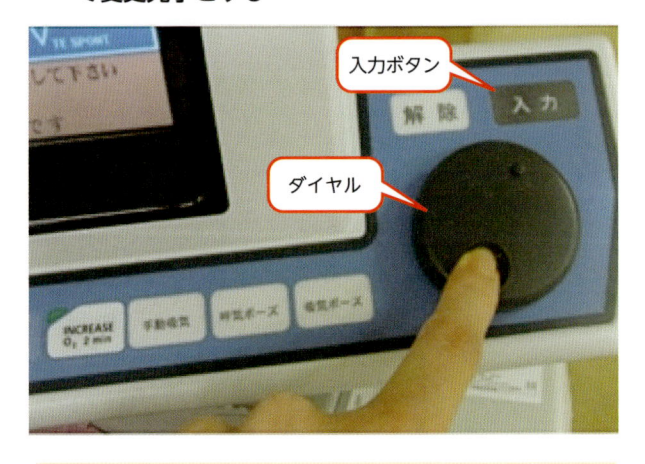

各換気様式での注意すべきアラーム設定

● PCVでは，分時換気量下限アラーム，一回換気量下限アラームを安静時の実測値の約70〜80％前後に設定する

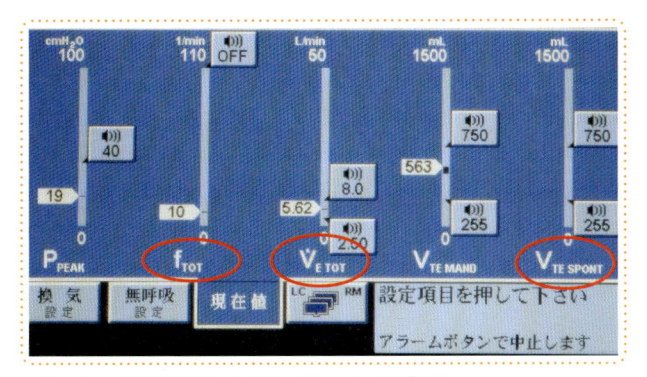

図12 呼吸回数上限アラームの確認

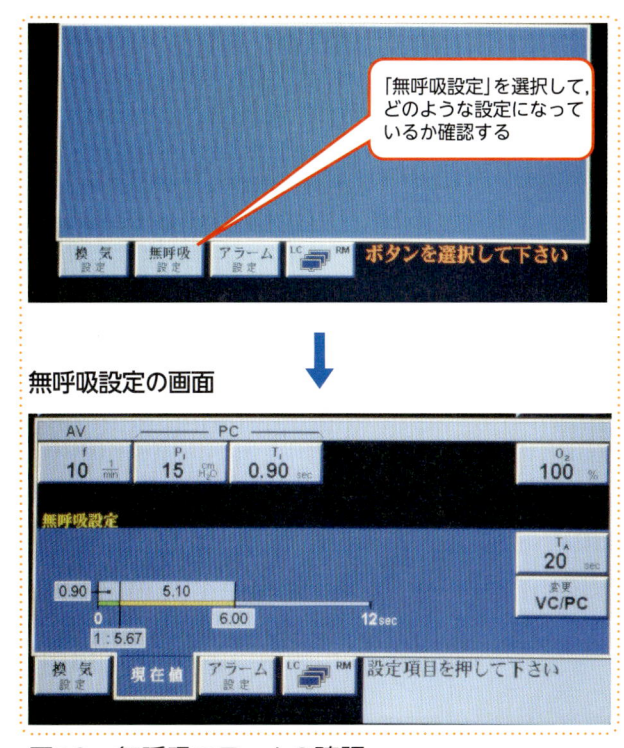

図13 無呼吸アラームの確認

PCVでは，患者の肺コンプライアンスや気道抵抗によって換気量が変化するためです．安静時分時換気量が6Lであれば4.2～4.8L，安静時一回換気量が500mL程度であれば，350～400mLに設定します．

● VCVでは，気道内圧上限アラームを通常（安静時）の気道内圧＋10cmH₂Oに設定する

VCVでは，気道内圧が変化するためです．また，設定した気道内圧上限アラームに達すると，人工呼吸器は送気を中断します．そのため，必要以上に気道内圧上限アラーム設定を低くすると，低換気となる危険があるため注意しましょう．

● CPAPにした場合は，分時換気量上限・下限アラーム（V$_{E\ TOT}$），自発一回換気量上限・下限アラーム（V$_{TE\ SPONT}$），呼吸回数上限アラーム（f$_{TOT}$）（図12），無呼吸アラーム設定（図13）を再確認する

とくに，CPAPとなる前のモードの際に一回換気量上限・下限アラーム（V$_{TE\ SPONT}$）の設定をしていないことが多いため，注意して忘れずに設定を確認しましょう．

分時換気量低下アラームが作動した場合，①一回換気量は維持され，呼吸回数が減少する，②呼吸回数は維持され，一回換気量が減少する，③一回換気量・呼吸回数ともに減少するなど，さまざまなパターンが考えられます．

また，分時換気量に変化がなくても，一回換気量が減少し呼吸回数が増加することもあります．

＊

アラームは，上記の設定を目安として，現在の値からどれだけ低下・上昇したら知らせてもらいたいかを考え，設定します．患者の呼吸状態の変化はさまざまな状況が考えられるため，患者の状態にあわせてアラームを設定することが大切です．

参考文献
1）道又元裕編著：人工呼吸ケア「なぜ・何」大百科．照林社，2005
2）道又元裕，小谷透，神津玲編：人工呼吸管理実践ガイド．照林社，2009
3）日本呼吸療法医学会：気管吸引ガイドライン2013．人工呼吸 30(1)：75-91，2013
4）道又元裕編著：写真でみるICU患者の体位管理マニュアル．メディカ出版，2009
5) Tablan OC, Anderson LJ, Besser R et al: Guidelines for preventing health-care--associated pneumonia, 2003: recommendations of CDC and the Healthcare Infection Control Practices Advisory Committee. MMWR Recomm Rep 53(RR-3):1-36, 2004
6) Cereda M, Villa F, Colombo E et al: Closed system endotracheal suctioning maintains lung volume during volume-controlled mechanical ventilation. Intensive Care Med 27(4):648-654, 2001
7) American Association for Respiratory Care: AARC Clinical Practice Guidelines. Endotracheal suctioning of mechanically ventilated patients with artificial airways 2010. Respir Care 55(6):758-764, 2010
8）剱持雄二：人工呼吸中のオーラルケア～Q-careを用いた口腔ケアの実践ポイント．重症集中ケア12(3)：64-69，2013
9）三浦敦子：褥瘡を予防し離床を促進する体位変換．重症集中ケア12(3)：4-12，2013

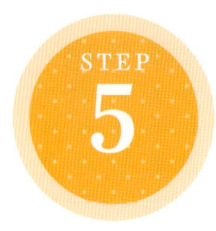

STEP 5 日々のケアのトラブル こんなときどうする？

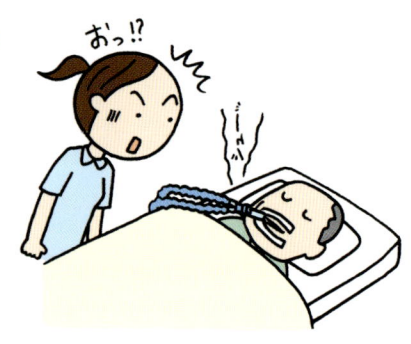

1 患者が急に咳き込みだした（バッキング）

「咳が出る」，これは，もともと生体の防御反応として備わっている能力です．気道に不要な物が侵入してきた場合，それを排出させようとして「咳が出る」のです．人工気道を有している患者特有の症状ではなく，生体防御反応の1つとしてとらえましょう．

「咳が出る」ことは異常ではなく，患者自身が備えておく必要のある能力の1つなのです．ただし，患者が咳嗽反射をなくすほどの障害を受けている場合や，深い鎮静状況を保つ治療方針で管理している場合を除きます．

では，患者が急に咳き込みだした原因・要因について考えてみましょう．

大きく分けて，①人工気道，②気道分泌物，の2つが影響しています．咳き込みだした状況が，これら2つのどちらに当てはまるのかによって，対処方法は異なります．

人工気道による違和感・疼痛

自分に置き換えて考えてみましょう．人によって感覚の差はあるとは思いますが，通常，身体に管を入れられた場合，違和感や疼痛などの感覚が生じるのはイメージできると思います．敏感な人であれば，首を動かしただけで，人工気道の違和感や人工気道の位置がずれることによって，咳が発生することもあります．

違和感や疼痛は，患者にとっての精神的苦痛を増加させる可能性があります．そして，精神的苦痛は，時にせん妄を引き起こす可能性もあります．そこで必要になるのが，鎮痛薬の使用です．臨床では，人工気道の違和感や疼痛を軽減するのにフェンタニルを使用しています．

「咳＝吸引」と考えがちですが，私たちにも湿性咳嗽と乾性咳嗽があるように，患者にも分泌物が要因となっている咳嗽ではないものがあります．分泌物が伴っていない場合の咳嗽時には，咳嗽が治まるのを待つことが必要です．

気道分泌物の場合

咳嗽によって人工気道内に排出される分泌物を，吸引で回収できるようにしましょう．

分泌物が気道に刺激を与えることで，分泌物を排泄させるために自然と咳嗽が発生します．体位変換を行ったあとやドレナージ体位を行ったあと，離床時の経過中には，末梢の分泌物が重力や繊毛の動きと，ガスの流れによって上気道側へと移動してきます．

そのため，身体を動かすケアを行う場合には，「咳が出る（分泌物が移動する可能性がある）」と考えて，それを取り除くための吸引の準備を忘れないようにしましょう．

2　患者が苦しそうにしている（人工呼吸器との非同調）

前回観察したときよりも「患者が苦しそう」だと見つけることは，最も重要なポイントといえます．なぜなら，その変化が見つけられなければ，次の行動に移すことができないからです．

では，「患者が苦しそう」に見えたのはなぜかについて，考えてみましょう．

前回の観察時との違いを見る

前回観察したときの呼吸状態とくらべて，現在の患者の呼吸状態はどこに違いがあるのかを探します．「呼吸回数」「呼吸の深さ」「呼吸パターンの乱れ」「呼吸補助筋の使用状況」「自覚症状」などの違いを観察しましょう．

これらは，患者自身の状態変化の可能性もありますし，人工呼吸器設定との同調性が図れていない可能性もあります．患者の状態変化が原因なのか，人工呼吸器設定が原因なのかの判断は，状態が変化する前からの患者の状態を考えなくてはなりません．

人工呼吸器との同調性を見る

「ファイティング」は，現在の人工呼吸器においてはあまり起こらないようになってきています．人工呼吸器の性能が高くなっており，以前にくらべて，患者の呼吸を感知して強制換気ではなく補助換気で換気サポートが行われるようになっているからです．

ここでは，ファイティングというより，「人工呼吸器との同調性が図れていない」ということに話を絞ってお伝えしたいと思います．

1）人工呼吸器の設定

たとえば，鎮静レベルが深く，A/C（assist/control，補助/調節換気）やSIMV（synchronized intermittent mandatory ventilation，同期式間欠的強制換気）で管理していた状態から，鎮静レベルを浅くした場合，A/CやSIMVの換気設定だと患者自身の呼吸が思うようにできず，苦しそうな呼吸に変化する場合があります．

イメージしてみましょう．自分が意識のあまりない状態のときに，人工呼吸器の設定どおりに呼吸しているとします．この場合，どのような呼吸であっても不快に感じることはないと思います．なぜなら，自分で呼吸をしようという意識があまりない，深い鎮静状態だからです．

しかし，鎮静を浅くして，自分のペースで呼吸する状態になった場合，深い鎮静状態のときの人工呼吸器の設定のままでは，同じように呼吸するのは難しくなりますね．このとき，人工呼吸器の設定での呼吸を不快に感じるでしょうし，自分の思うように呼吸できないことにストレスを感じるでしょう．

2）対応方法

上記のように，患者自身の呼吸が優位に発生した場合には，人工呼吸器の設定を調整するか，鎮静レベルを検討する必要があります．

トリガー感度が低すぎる（数字が少ない）設定になっていれば，患者は吸気努力をしていなくても外部の影響（振動や結露など）で人工呼吸器が患者の吸気努力と間違え，必要以上の換気補助を行ってしまうことがあります．

また逆に，トリガー感度が鈍すぎる（数字が多い）設定になっていれば，人工呼吸器が患者の吸気努力を感知できず（反応せず），人工呼吸器からの換気補助が受けられないことがあります．こうなると，患者の吸気努力は無駄になってしまうか，必要以上の吸気努力を行うため，呼吸仕事量が増えてしまいます．

自分の呼吸を思うようにできない状態を，「人工呼吸器との同調性が図れていない」と表現することができます．医師には，患者の呼吸状態が変化したこと，前回観察したときとの違いを報告しましょう．

3 気管チューブが抜けた

抜けてはいけない患者の気管チューブが抜けてしまったら、それは緊急事態となります。

まずは、抜けないように固定状況や患者の活動状況を管理する必要があります。それでも、不測の事態は起こりうるものですので、その場合にどうするかを自分でイメージしながら勤務することが、行動の一歩を引き出すことにつながります。

緊急事態への備え

抜けてはいけない気管チューブが抜けてしまうような事態が起きた場合に備え、人工呼吸器装着患者のベッドサイドには、バッグバルブマスクなどの用手式人工呼吸用器具を設置しておく必要があります。

バッグバルブマスクは酸素がなくても使用できますが、ジャクソンリースは酸素がないと使用できません。いずれの場合も、酸素を使用して高濃度の酸素を患者に送り込むことができますので、必ず中央配管には酸素流量計を準備しておきましょう。

抜去時の対応

気管チューブが抜けた場合、抜ける前の患者の状態によって、その後の対応は異なります。

1) 自発呼吸がまったくない状態の患者

自発呼吸がまったくない状態の患者の気管チューブがなんらかの理由で抜けてしまった場合、再挿管が必要になります。

この場合は、すぐに医師に連絡し、気道確保とともにバッグバルブマスクで換気を行いつつ、別の看護師に再挿管の準備をしてもらう必要があります。

このとき、人工呼吸器で何％の酸素濃度を使用していたかによって、患者に与える影響は異なります。患者が低酸素状態にならないように、バッグバルブマスクには酸素とリザーバーをつなげるようにしておきましょう。

2) 自発呼吸がある状態の患者

自発呼吸があって、低い圧のCPAP (continuous positive airway pressure, 持続的気道陽圧)、もしくはCPAP＋PS (pressure support, プレッシャーサポート)の設定で患者の気管チューブが抜けてしまった場合、再挿管が必要かどうかは患者の状態により異なります。

再挿管が必要でない場合でも、酸素が必要な場合があります。その場合に備えて、酸素療法のデバイス(酸素マスクなど)をすぐに設置できるようにしておきましょう。再挿管が必要な場合もありますので、再挿管の準備はもちろん必要です。

4 回路からリークしている

リークに気づこう

人工呼吸器回路からのリークの有無は音とグラフィックモニターで確認することができます。まず、患者の呼吸や酸素化に影響するようなリークは、音によって気がつくことがほとんどです。

患者は人工呼吸器を用いて呼吸を行っているので、換

気状況でどのような音がするのかを意識して聞いておきましょう．いつもと違う音（漏れているような音）に気がつくためには，漏れていないときの音をしっかり頭に入れておく必要があります．

リークしている音にかぎらず，何かの異常音を察知するためにも，耳を鍛えておく必要があるでしょう．

カフ漏れもリーク

人工気道のカフ漏れも，人工呼吸器はリークと判断します．カフ圧は適正な圧に調整することが大切ですので，カフ漏れが起こらないような人工気道の位置に，日々注意しましょう．図1に気管チューブでのリークに関する注意点を示します．

回路の定期的なチェック

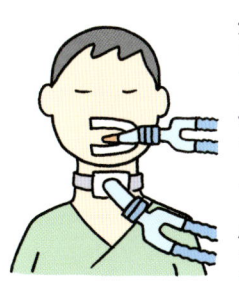

人工呼吸器回路の状況によって，穴がどこにあるのか，接続不良がどこにあるのかがわかりにくいこともあります．人工呼吸器回路を触ってみる，位置を調整してみる，接続箇所は手で確認する，といった定期的なチェックを心がけるようにしましょう．図2に人工呼吸器回路でのリークに関する注意点を示します．

筆者が何度か経験したことですが，家族が面会したあとに人工呼吸器回路のリークが見つかることもあります．自分以外の人物がベッドサイドに立ち寄ったあとには，人工呼吸器の設定や人工呼吸器回路，患者の呼吸状態が変化していないかを必ず観察しましょう．

また，耳では聞こえないリークを，人工呼吸器のグラフィックモニターが教えてくれることがあります（p.177「グラフィックモニターでもっと深く患者をとらえよう」参照）．

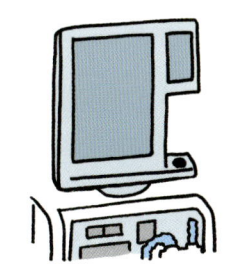

カフ圧の確認
・カフ圧計の使用と頸部の聴診
・カフリークが起こらず，気道粘膜の損傷を予防した圧に調節する

チューブの固定状況
・気管挿管チューブは挿入された長さと固定に安定性があるかを確認
・気管切開チューブは固定ベルトの状態と気管切開孔の状態を確認

バイトブロック
・必要最低限で使用する
・気管チューブと一体型でない場合には，チューブとは別に固定したほうが安全である

図1　気管チューブでのリークに関する注意点

人工呼吸器回路の位置
・呼気回路の位置は吸気回路よりも下方になるようにYピースの向きを調節する
・頸部の動きによって無理なテンションがかからないように回路に余裕をもたせる
・結露の有無とウォータートラップ内の結露量の確認
・結露の除去
・加温・加湿の状態の確認と調節

図2　人工呼吸器回路でのリークに関する注意点

5　加温加湿器の温度がおかしい

加温加湿器は，口元温度とチャンバ温度の設定によって制御されています．加温加湿器の種類によって，オートレギュレーションされているものと，口元温度・チャンバ温度をそれぞれ設定する（温度差を設定する）ものがあります．前者の場合は，必ず侵襲モードになっていることを確認します．マスクモードでは温度が低く，加温加湿が不十分となります．後者は，口元温度39〜40℃，チャンバ出口の温度ダイヤルを−2〜−1にします．後者はオートではないため，回路内の蛇腹の結露や分泌物の性状から調整します（p.62「加温加湿器（チャンバ

を知ろう」参照）．表1に，推奨される湿度を示します．

加温加湿器と回路の接続の確認

　温度プローブに水滴がついている場合や，温度プローブがはずれている場合，ヒーターワイヤーの接続不良，チャンバ内の給水不良は，加温測定が正しくできないだけでなく，意図している加温加湿が行えていない場合があります．そのため，まずは，「きちんと接続されているか？」「温度プローブに水滴がついていないか？」という確認から行いましょう．

室温の確認

　つぎに，室温にも気をつけましょう．人工呼吸器回路の性能・種類にもよりますが，人工呼吸器回路の温度は室温に影響されることがあります．
　外気温によって室温が変わるのと同じで，人工呼吸器回路内の温度も人工呼吸器回路外面の空調によって影響を受けます．
　体温管理で冷罨法を用いる場合，人工呼吸器回路の近くに冷罨法が置かれると回路の温度に影響を及ぼすこと

表1　推奨される湿度

AARC（American Association for Respiratory Care, 米国呼吸療法学会）	温度33±2℃，絶対湿度30mg/L以上
ISO（国際標準化機構）	絶対湿度33mg/L以上
Williamsら	37℃，相対湿度100％，絶対湿度44mg/L

があるため，注意が必要です．

患者の呼吸パターンの確認

　最後に，患者の呼吸パターンの変化（換気量が増加するケース）によって，加温加湿器で加温が追いつかず，温度に影響する場合もあるので注意しましょう．
　筆者はこれまで，加温加湿器自体が機器トラブルを起こしたというケースには遭遇していません．もし，上記に挙げたような確認をしたうえで対処したとして，それでもなお温度がおかしい場合があります．看護師だけでは解決しない状況であれば，臨床工学技士やメーカーに相談するようにしましょう．

6　停電してしまった

停電しない電源につないでおく

　病院内には，「一般非常電源」「特別非常電源」「瞬時特別非常電源」の3種類の非常電源設備があります（p.70「人工呼吸器を組み立てられるようになろう」参照）．表2に，それぞれの非常電源の非常時の作動状況を示します．
　集中治療室や手術室，心臓カテーテル室では，生命維持装置を使用するケースが多いため，「瞬時特別非常電

表2　各非常電源の作動状況

種類	立ち上がり時間	連続運転時間
一般非常電源	40秒以内	10時間以上のもの
特別非常電源	10秒以内	10時間以上のもの
瞬時特別非常電源	0.5秒以内	10分以上のもの

源」を有しています．

人工呼吸器は生命維持装置であり，「瞬時特別非常電源」に接続します．人工呼吸器をベッドサイドに持っていき，設置する際に，差し込みプラグをどの電源コンセントに接続すればよいかを，必ずチェックしましょう．

「瞬時特別非常電源」に接続されている状況で停電が起こった場合には，0.5秒以内に電源が回復するはずなので，使用中の機器のトラブルは起きにくいと考えます．

しかし，非常時には何が起こるかわかりませんので，必ずバッグバルブマスクなどの用手式人工呼吸用器具をベッドサイドに設置しておきましょう．

停電時の対応

停電が起こった場合は，瞬時特別非常電源に接続されているからと安心するのではなく，すぐに患者のもとに駆けつけ，患者の状態と医療機器の作動状況を確認する必要があります．

そして，受け持ち患者の安全が確認できたときに，「受け持ち患者と医療機器の確認を行いました．異常はありません」などと，確認した結果をリーダーに報告するようにしましょう．

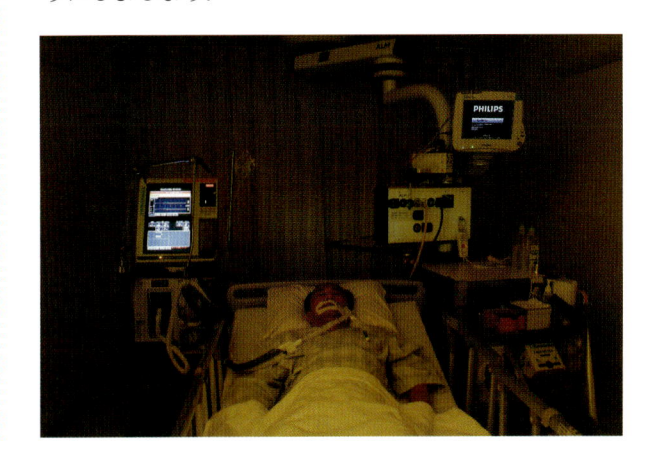

Check!

絶対湿度と相対湿度

絶対湿度とは，ガス1Lあたりに実際に含有している水蒸気量（単位：mg/L）のことです．相対湿度とは，ガスが含有することができる最大水蒸気量と，その中に実際に含有されている水蒸気量との比（単位：%）です．

飽和水蒸気量とは，空気が限界まで水蒸気を含んだときの量のことを指し，空気の温度によってその量は変わります．空気の温度が上昇すると，飽和水蒸気量は増加し，相対湿度は低下します．空気の温度が下降すると，飽和水蒸気量は減少し，相対湿度は上昇します．

肺は37℃，相対湿度100%，絶対湿度44mg/Lです．加温加湿器においては，肺の湿度と同等が望ましく，そのように調整していきます．

絶対湿度
・ガス1Lあたりに実際に含有している水蒸気量
・単位：mg/L

相対湿度
・ガスが含有することができる最大水蒸気量と，その中に実際に含有されている水蒸気量との比
・単位：%

飽和水蒸気量
・空気の温度が上昇　飽和水蒸気量は増加　相対湿度は低下
・空気の温度が下降　飽和水蒸気量は減少　相対湿度は上昇

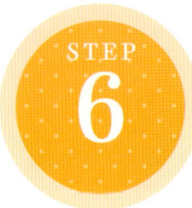

STEP 6 アラームをもっと効率よく

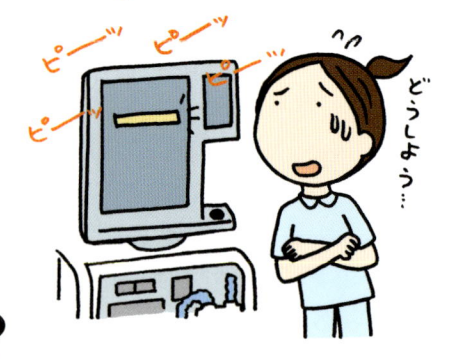

1 アラームはなぜ鳴りやまない？ アラームをもっと理解しよう

　アラームが鳴りやまない原因には，患者側の原因だけでなく，アラームの設定に問題がある場合があります．

　アラームは，言葉を伝えることが難しい状態にある患者からのナースコールであると考えましょう．

アラーム設定の確認

　アラームを設定する場合は，看護師だけの判断ではなく，医師にも相談することをお勧めします．

　生体モニターのアラームを設定するとき，医師のコール基準を目安に設定することは日常的ではないでしょうか．人工呼吸器のアラーム設定もそれと同じで，医師がどの程度の換気状態を許容するかがポイントになります．「こうなる前に教えてほしかった」とあとで医師に言われても，過ぎた時間は戻ってきません．

アラーム対応の注意点

　頻繁に鳴りやまないアラームに対して，「消音」を押して鳴らなくするだけの対応は，絶対に行ってはいけません．

　消音を押したあと，必ず行うべきことは原因検索です．

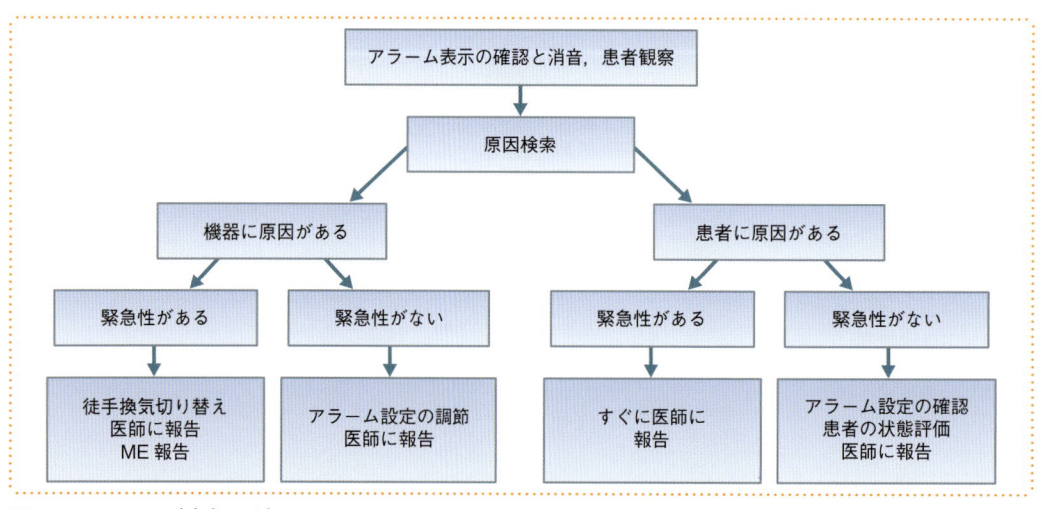

図1　アラーム対応の流れ

とくに原因がなく，「リセット」を押してアラームが解除できた場合でも，「アラームが鳴った原因として，この可能性があるのでは」というアセスメントをしなくてはなりません．その原因によって，「またアラームが鳴る可能性があるのか」「もう少し詳しく原因を調べる必要があるのか」を考えましょう（図1）.

*

アラームが頻発する場合には，せっかくのアラームが「オオカミ少年」となってしまい危険な事態に気づけない可能性もあるので，患者の状態を再評価したうえで，アラーム設定を検討する必要があるでしょう．

2 アラームをうまくコントロールするには？

目的別のアラームの種類

アラームは，それぞれの原因と対応を考慮すると，次の3つに分けることができます（図2）.
①機器の異常を示すアラーム
②生命に影響する可能性を示すアラーム
③合併症を起こす可能性を示すアラーム
このなかで私たちが設定できるのは，②と③のアラームです．

アラーム設定のポイント

つねにベッドサイドにいることができない場合，患者の状態変化（とくに悪化を早期に発見したい場合）をいち早く知らせてもらえるように設定することが必要です．
たとえば，従量式換気（volume control ventilation：VCV）の設定で換気されている患者の最高気道内圧の上昇，従圧式換気（pressure control ventilation：PCV）やPS（pressure support，プレッシャー

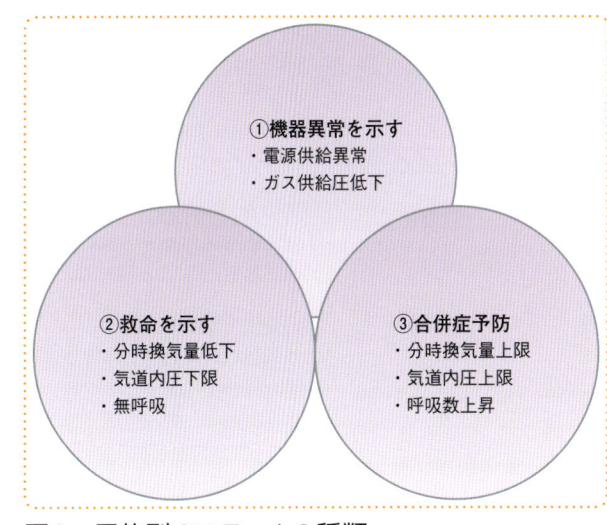

①機器異常を示す
・電源供給異常
・ガス供給圧低下

②救命を示す
・分時換気量低下
・気道内圧下限
・無呼吸

③合併症予防
・分時換気量上限
・気道内圧上限
・呼吸数上昇

図2 目的別のアラームの種類

サポート）で換気されている患者の換気量減少，患者の覚醒状況やpHの変化による呼吸代償が影響した呼吸回数の上昇に関するアラーム設定は，患者にどのような変化があったときに，人工呼吸器から知らせてほしいかを考えて設定します．

3 アラーム別 原因と対策：気道内圧上限（上昇）

原因

気道内圧上限（上昇）アラームは，間接的に気道抵抗と肺コンプライアンスの状況を見ています（**表1**）．

最高気道内圧の数値をつくる要素には，気道抵抗成分と肺コンプライアンス成分を含んでいます（**図3**）．私たちが日常観察している最高気道内圧の意味は，ここにあるのです（**図4**）．気道抵抗と肺コンプライアンスが変化する要因を**表2**に示します．

対策

人工呼吸器を使用することによる肺合併症を防ぐために，プラトー圧は30cmH$_2$O以下に設定します．ここで，「プラトー圧＝最高気道内圧」とはかぎりません．

最高気道内圧が上昇してきた場合には，気道抵抗の問題なのか，肺コンプライアンスの問題なのかを考えつつ，フィジカルアセスメントを行い，対応しましょう．

表1　肺メカニクスのモニタリング

気道抵抗	・空気の通り道が細くなっていれば，抵抗は高くなる（気管支喘息，痰による狭窄など）
肺コンプライアンス	・肺の弾性を表している ・値が低ければ，コンプライアンスは悪い（ARDSなど） ・値が高ければ，コンプライアンスは良い（COPDなど）

表2　気道抵抗，肺コンプライアンスが変化する要因

気道抵抗	肺コンプライアンス
挿管時の成人の気道抵抗：4〜6cmH$_2$O/L/秒	気管挿管された成人の正常値：40〜100mL/cmH$_2$O
上昇する要因 ・気管攣縮 ・分泌物 ・チューブを噛む ・チューブが細い	低下する要因 ・ARDS ・無気肺 ・肺炎 ・気胸

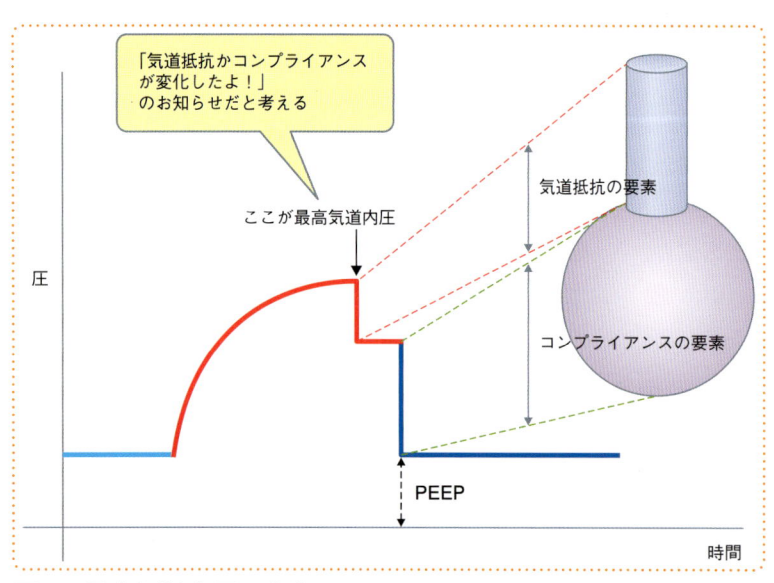

図3　最高気道内圧の変化

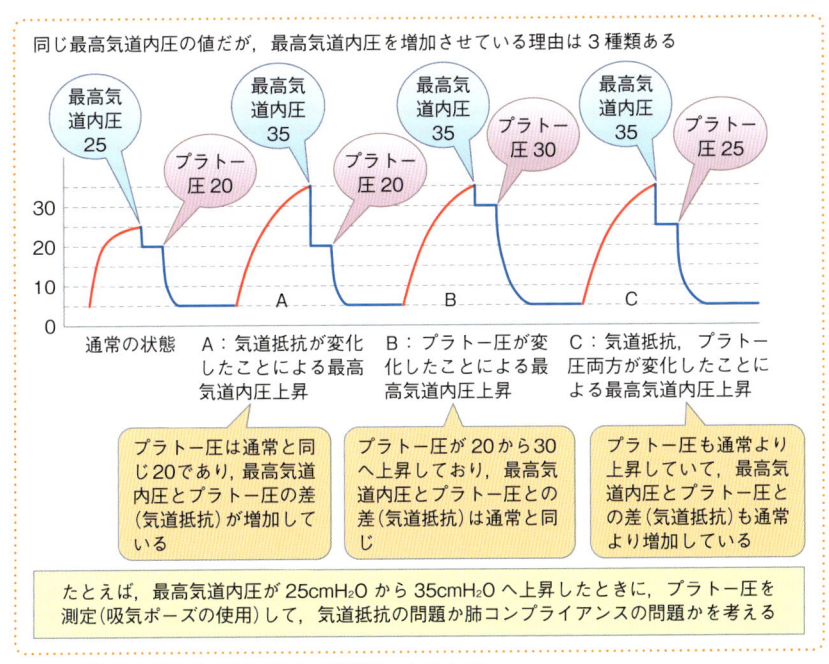

図4　最高気道内圧の変化が意味するもの

上部吹き出し：同じ最高気道内圧の値だが，最高気道内圧を増加させている理由は3種類ある

- 通常の状態：最高気道内圧25，プラトー圧20
- A：気道抵抗が変化したことによる最高気道内圧上昇（最高気道内圧35，プラトー圧20）
  - プラトー圧は通常と同じ20であり，最高気道内圧とプラトー圧の差（気道抵抗）が増加している
- B：プラトー圧が変化したことによる最高気道内圧上昇（最高気道内圧35，プラトー圧30）
  - プラトー圧が20から30へ上昇しており，最高気道内圧とプラトー圧との差（気道抵抗）は通常と同じ
- C：気道抵抗，プラトー圧両方が変化したことによる最高気道内圧上昇（最高気道内圧35，プラトー圧25）
  - プラトー圧も通常より上昇していて，最高気道内圧とプラトー圧との差（気道抵抗）も通常より増加している

たとえば，最高気道内圧が25cmH$_2$Oから35cmH$_2$Oへ上昇したときに，プラトー圧を測定（吸気ポーズの使用）して，気道抵抗の問題か肺コンプライアンスの問題かを考える

4　アラーム別　原因と対策：呼吸回数過多

呼吸回数過多の弊害

呼吸回数は，多くなりすぎると呼吸筋に使用される酸素消費量が増えるだけでなく，筋力の予備能力が低い患者にとっては筋疲労を起こす可能性があります．

また，吸気と呼気の時間を考えたときに，1分間に25回以上の呼吸回数になると，吸気時間と呼気時間に影響します．吸気と呼気の時間が短くなることで，吸気量と呼気量に影響することは理解できると思います．

原因と対応方法

呼吸回数は，身体のさまざまな状態に影響されます．ここでは呼吸回数過多について考えてみましょう．

呼吸回数は，図5にあるような要因によって変化します．そのため，呼吸回数が上昇している原因がどこにあるのかを，一つひとつ考えていかなくてはなりません．まずは私たち看護師で解決できる問題から原因対応を行い，それによって改善したかどうかによって，原因が何であったのかを把握することができます．そして，次に同じようなことが起こらないように，予防的な対応策を考えることもできます．

看護師では解決できない病態が関係した問題に対しては，医師に相談しなくてはなりません．報告するときには，「○○と□□と△△に関しては，看護師でできる対処を行ってみましたが，呼吸回数上昇が改善しません」などと報告すると，医師は私たちが対処した問題以外の原因を探ってくれるでしょう．

対策；呼吸回数設定の目安

臨床では，呼吸回数上限を30回/分以下に設定することが多いです．

患者の状態によっては，25回/分以上の呼吸数によって生体のpHを維持している場合や，一回換気量が少ないために分時換気量を補う場合に，呼吸回数が生体の正常反応として増加していることがあります．

この場合は，その呼吸回数を許容するか否かは，医師と相談しましょう．

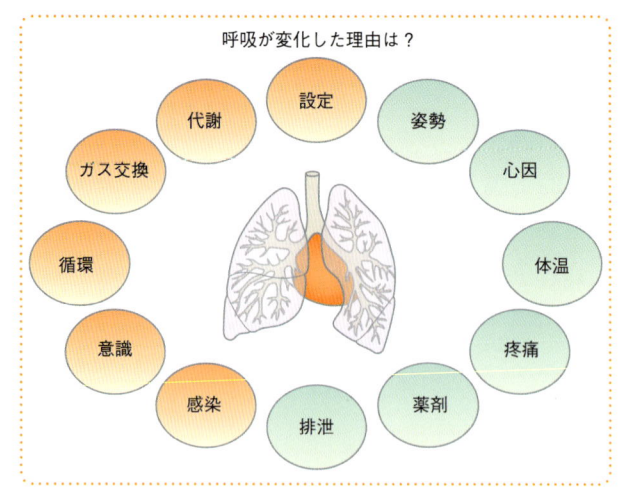

図5 呼吸回数上昇の要因

5 アラーム別 原因と対策：換気量減少

原因と対応方法

換気量も，先の「呼吸が変化した理由」（図5）の中にある項目が影響します．

換気量は，患者の生命維持に必要なpHに影響しています．換気量が減少した場合には，生命を維持できるpHを保てる程度の換気量であるのかを確認しておく必要があります．また，換気量の減少は，意識レベルの問題や鎮静薬の問題にも影響していますので，患者自身の病態変化なのか，医原性なのかをアセスメントして対応する必要があります．

どのような原因にしろ，換気量の減少が生命維持に影響するような状態であれば，人工呼吸器の設定を変更しなくてはならない可能性があります．換気量が減少した原因は，必ず考えておかなくてはならないポイントです．

対策

人工呼吸器の設定変更に関しては，換気量が減少した原因と，患者の状態によって対処方法はさまざまです．

たとえば，自発呼吸の設定になっていた場合で，換気量が維持できないときには，モードの変更が必要なケースもあれば，自発呼吸の設定のままで補助圧を増加させるケースもあります．

また，稀なケースかもしれませんが，換気量のアラーム設定が患者の換気量に合っていない（換気量は生命を維持できる量だが，アラーム設定が高い換気量になっている）ということもあるかもしれません．この場合は，アラーム設定を患者に見合った数値に変更することになります．

PART 4

人工呼吸器の
プロを目指す
―「もっと知りたい，ケアのアドバンス」編―

STEP 1 ▶ 鎮静・鎮痛を正しく管理する
STEP 2 ▶ ウィーニングと抜管を進める
STEP 3 ▶ 離床を意識してかかわる
STEP 4 ▶ グラフィックモニターでもっと深く患者をとらえよう
STEP 5 ▶ 血液ガスでわかること・ケアに活かせること

人工呼吸器は非生理的なもの．できるだけ早期の抜管をめざすことが重要なのです

人工呼吸器を装着している患者さんは，ずっと装着しているわけではありません．できるだけ早期に抜管することや，ICUを退室したあとの患者さんの状況も視野に入れてケアすることが重要です

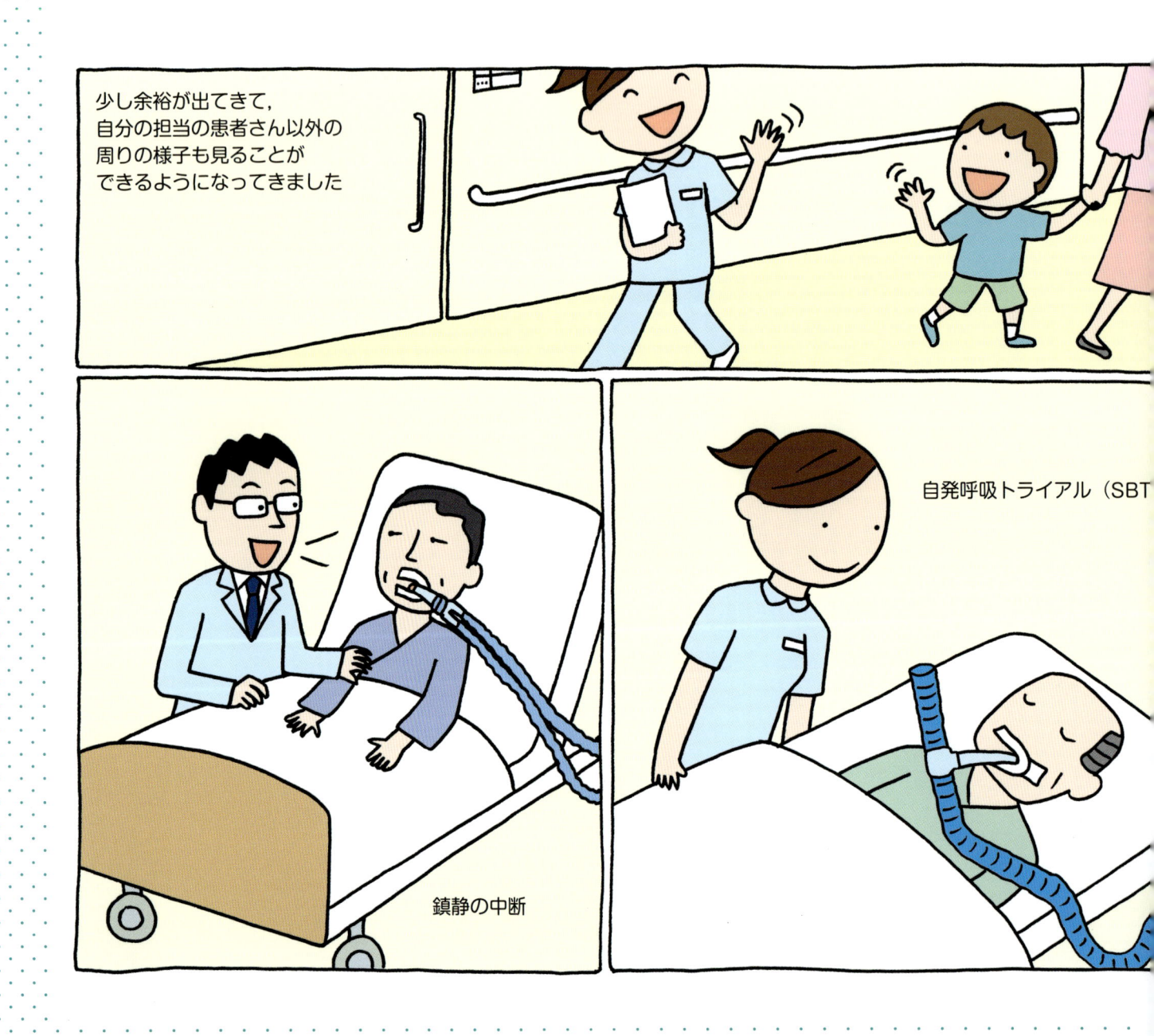

少し余裕が出てきて，自分の担当の患者さん以外の周りの様子も見ることができるようになってきました

鎮静の中断

自発呼吸トライアル（SBT）

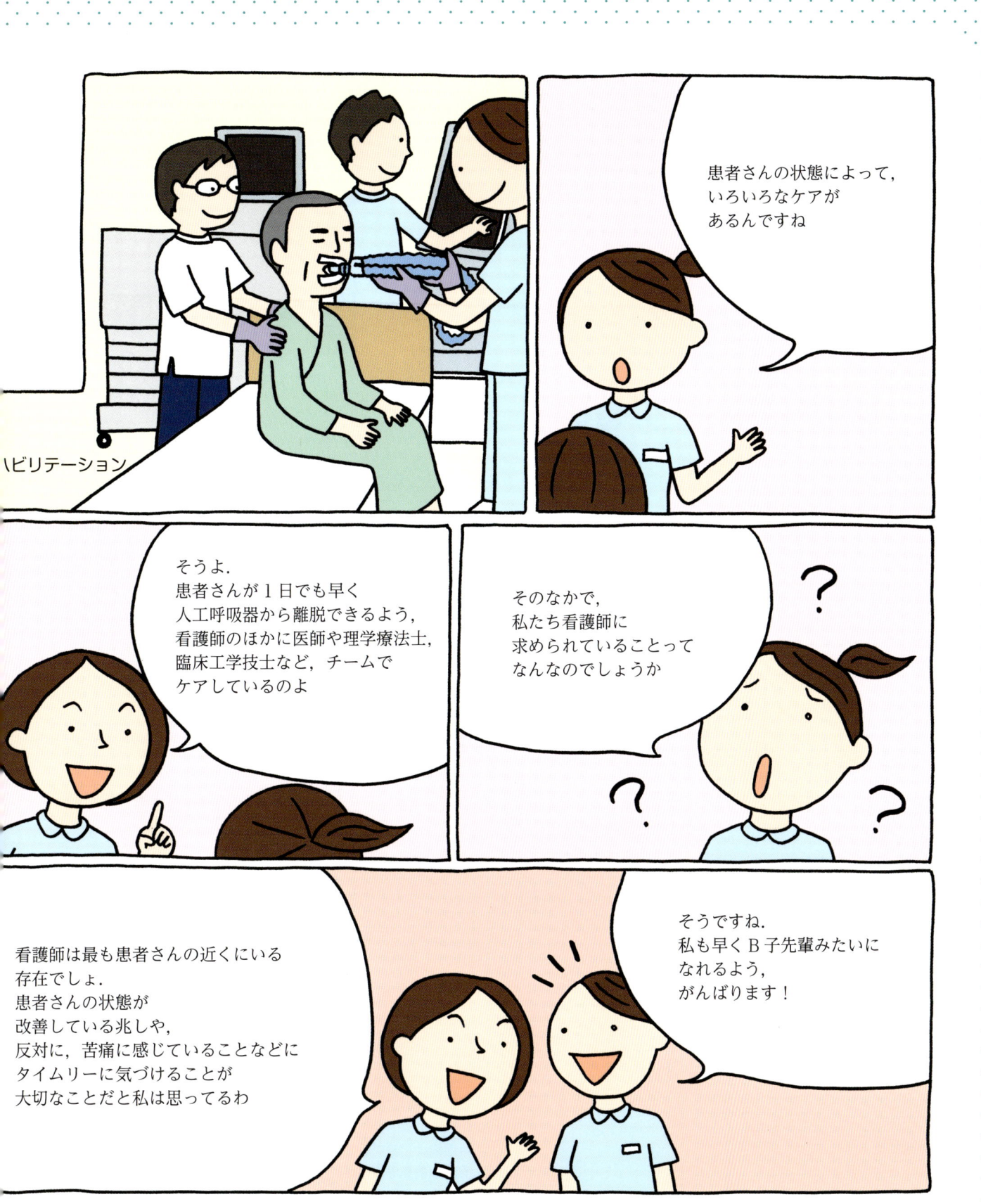

患者さんの状態によって，いろいろなケアがあるんですね

そうよ．
患者さんが1日でも早く人工呼吸器から離脱できるよう，看護師のほかに医師や理学療法士，臨床工学技士など，チームでケアしているのよ

そのなかで，私たち看護師に求められていることってなんなのでしょうか

看護師は最も患者さんの近くにいる存在でしょ．
患者さんの状態が改善している兆しや，反対に，苦痛に感じていることなどにタイムリーに気づけることが大切なことだと私は思ってるわ

そうですね．
私も早くB子先輩みたいになれるよう，がんばります！

PART 4 「もっと知りたい・ケアのアドバンス」編

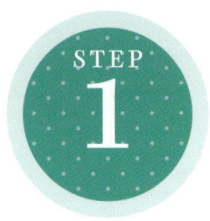

STEP 1 鎮静・鎮痛を正しく管理する

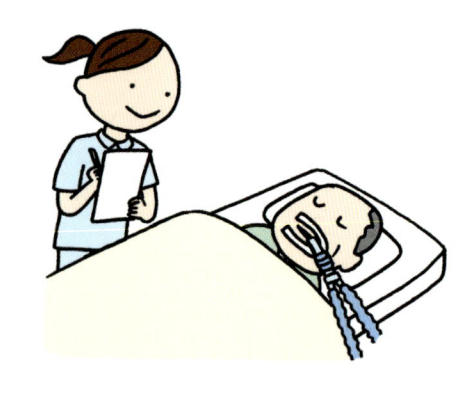

1 鎮静はなぜするの？

ここでは，人工呼吸中に鎮静薬を用いて行う鎮静について考えていきましょう．

まず，なぜ鎮静薬を用いて鎮静を行うのでしょうか？

答えは，不安や苦痛を緩和させるためです．日常臨床では，よく次のような会話に遭遇します．

「つらそうなので，鎮静して眠らせましょうか」
「なかなか眠りませんね」
「先生，患者さんが動いてしまって危険なので鎮静薬を増やしてください」
「人工呼吸器とぶつかるから，鎮静薬を増やそうか」

このように，患者を不動化させ，人工呼吸器設定や患者をICUという環境に適合させるなどの目的で鎮静薬を使用することが多いのではないでしょうか．

しかし実際には，鎮静は，患者を不動化させたり，眠らせることを目的に行うものではありません．

表1に挙げるように，人工呼吸管理中，患者はさまざまな不安や苦痛に苛まれています．これらの不安を和らげる，安静や睡眠を促進する，ルート・ドレーンの事故抜去を防止する，処置時の苦痛を軽減する，などの目的で鎮静薬は投与されます（表2）．

その他，興奮や不穏があると頻呼吸になり，酸素が足りなくなります．このような場合は，鎮静薬を用いて酸素消費量を減少させ，人工呼吸器同調性の改善，呼吸ドライブの抑制（呼吸中枢を抑制して呼吸回数を減らす）を促すことなども，鎮静の目的として重要となります．

気管チューブによる咽頭部痛などの違和感，術後痛・創部痛には，後述する医療用麻薬を用いた鎮痛薬をきちんと使用します（p.156「鎮痛管理はどのように行う？用いる薬剤は？」参照）．また，疼痛へは鎮痛薬を用いて除痛することが重要であり，鎮痛を行わずに鎮静だけを行うと，効果は不十分であり，鎮静薬の使用量が増加します．

表1 人工呼吸管理中の不安や苦痛

①発声できないストレス
②気管吸引に伴う苦痛
③侵襲的モニターなどの苦痛
④鎮静薬による健忘，記憶の欠損
⑤気管チューブ留置の違和感
⑥術後痛・創部痛などの苦痛

表2 人工呼吸管理中の鎮静の目的

①表1の不安を和らげる
②安静や睡眠を促進する
③ルート・ドレーンの事故抜去を防止する
④処置時の苦痛を軽減する
⑤酸素消費量を減少させる
⑥人工呼吸器同調性の改善
⑦呼吸ドライブ（中枢）の抑制

2 鎮静はどのように行う？（鎮静管理の全体像）

2013年に，米国クリティカルケア学会（American College of Critical Care Medicine：AACM）が約10年ぶりに改定した，ICUにおける成人患者の鎮静に関するガイドラインでは，"鎮静"という用語は用いられず，「疼痛（pain）」「不穏（agitation）」「せん妄（delirium）」について複合的にアプローチすることがよい鎮静管理に寄与する，というコンセプトで作成されています[1]．ICUの成人患者における痛み，不穏，せん妄の臨床に即した管理を目的として，エビデンスや質の推奨を評価しています．このガイドラインは，それぞれの頭文字をとって「PAD（パッド）ガイドライン」と呼ばれています．

鎮静を考えるにあたっては，この「疼痛」「不穏」「せん妄」を別々に考えたうえで，同時に，複合的に介入していく必要があります．

以下に，PADガイドラインが示すそれぞれの推奨事項をまとめます．

疼痛と鎮静

ICU患者は，日常的に疼痛を感じているため，鎮痛が必要です．PADガイドラインでは，まずは鎮痛を考慮したうえで鎮静を行っていくことが重要としています．

とくに成人の心臓血管外科術後の患者では，十分に鎮痛されていないことが多く，女性のほうが男性よりも疼痛を強く感じているようです．また，侵襲的処置や疼痛を伴う可能性のある処置を行う場合は，先行して鎮痛薬の投与，およびリラクゼーションなどの非薬物的療法の介入を行うことを推奨しています．

疼痛の評価については，BPS（behavioral pain scale）やCPOT（the critical-care pain observation tool）などが推奨されています（p.156，表6，7参照）．

不穏と鎮静

PADガイドラインでは，鎮静の評価および鎮静薬のコントロールを強く推奨しています．鎮静薬を使用しているすべての患者に対して，定期的に鎮静の深度および質の評価を行います．RASS（Richmond agitation-sedation scale）とSAS（sedation-agitation scale）は，ICU患者における鎮静の深度および質を評価するうえで，最も妥当かつ信頼性のあるツールとされています（鎮静の評価と管理の実際，鎮静薬の選択については後述）．

筋弛緩薬を使用している場合は，鎮静のモニタリングに脳機能に関する客観的指標（BIS：bispectral indexなど）を補助的に用いることが提案されています．

せん妄

ICUにおけるせん妄は，死亡率や長期予後との関連などさまざまな指摘があります．PADガイドラインでは定期的にせん妄のスクリーニングを行うことが推奨され，CAM-ICU（confusion assessment method for the ICU，p.154図2参照）およびICDSC（intensive care delirium screening checklist，p.172表3参照）は，最も妥当かつ信頼性のあるツールであるとしています．

せん妄の予防としては，早期モビライゼーション（関節運動）が推奨されています．

PADガイドラインでは，薬物療法は推奨されていません．せん妄期間を短縮する目的で鎮静薬を使用する場合は，ベンゾジアゼピン系薬の投与よりデクスメデトミジン塩酸塩の静脈内投与を行うことが提案されています．

3 鎮静で用いる薬剤とは？ どう使う？

代表的な鎮静薬としては，ミダゾラム（ドルミカム®），プロポフォール（ディプリバン®），デクスメデトミジン塩酸塩（プレセデックス®）が挙げられます（**表3**）．

ミダゾラム（ドルミカム®）

ミダゾラムは，中枢神経系にあるGABA受容体を活性化します．ミダゾラムには鎮静作用，催眠作用，抗不安作用，健忘作用，鎮痙作用がありますが，鎮痛作用はありません．そのため，患者が痛みを訴えていれば（おもに気管チューブによる咽頭部など），鎮痛薬が必要になります（痛みに対しては，鎮静薬の増量では対処できません）．

ベンゾジアゼピン主体のミダゾラムは，深い鎮静や長期間の鎮静に最適ですが，神経学的な評価が困難になるほか，前向性健忘（投与時以降の記憶がなくなること）を起こしやすいとされ，デクスメデトミジン塩酸塩とくらべるとせん妄を高率に引き起こす[2]といわれています．

プロポフォール（ディプリバン®など）

プロポフォールは，中枢神経系にあるGABA受容体などの中枢神経系に結合して，神経伝達を阻害する鎮静薬です．プロポフォールには鎮静作用，催眠作用，抗不安作用，健忘作用，制吐作用，鎮痙作用がありますが，鎮痛作用はありません．そのため，上記のミダゾラムと同様に，痛みに対しては鎮痛薬を投与する必要があります．

一般的に，プロポフォールはミダゾラムにくらべて，鎮静レベルを調節しやすいとされています．覚醒までの時間は数分から1時間程度です．しかし，用量依存的な呼吸抑制，および全身性血管拡張作用による低血圧を起こしやすいという特徴があるため，急速投与しないよう単独ルートで管理するなど，細心の注意が必要です．

また，プロポフォールの溶媒として使用する脂肪乳化剤は脂質代謝を障害するため，肝障害がある患者の場合

表3 代表的な鎮静薬の薬理

薬剤	静脈注射投与後の作用発現	消失半減期	維持用量（静脈注射）	副作用
ミダゾラム（ドルミカム®）（10mg/2mL）	2～5分	3～11時間	0.02～0.1mg/kg/時	呼吸抑制，低血圧
プロポフォール（ディプリバン®）（200µg/2mL）	1～2分	短期投与時：3～12時間 長期投与時：50±18.6時間	5～50µg/kg/分	注射時疼痛（末梢静脈投与時），低血圧，呼吸抑制，高トリグリセリド血症，膵炎，プロポフォール注入症候群*
デクスメデトミジン塩酸塩（プレセデックス®）（200µg/2mL）	5～10分	1.8～3.1時間	0.2～0.7µg/kg/時（忍容性が高ければ1.5µg/kg/時まで増量可）	徐脈，低血圧，高血圧，気道反射消失

*プロポフォール注入症候群：高用量プロポフォールの長期投与時に代謝性アシドーシス，脂質異常症，多臓器不全が進行し，徐脈性不整脈，心停止に至る
文献1）より改変

は，覚醒までの時間が遅延することもあります．加えて，1％脂肪製剤で乳化させているため，約1.1kcal/mLの成分が含まれており，1％ディプリバン®を10mL/時で投与する場合，約11kcal/時（1日に換算すると264kcal）の脂質を補うことになります．さらに，脂肪乳化剤は細菌の温床になりやすいため，感染防止対策上，輸液ラインの12時間ごとの交換が推奨されています．

デクスメデトミジン塩酸塩（プレセデックス®）

デクスメデトミジン塩酸塩は，ミダゾラムとくらべてせん妄を起こしにくいと注目されています．中枢・末梢α_2アゴニスト（交感神経を抑制する物質）として生理的な睡眠を誘発するため，せん妄が出現しにくいという特徴があります．

呼吸抑制はほとんどなく，非挿管患者にも適応があります．さらに，脊髄に分布するα_2受容体を刺激し，痛みの伝達を抑制します．フェンタニルを用いて鎮痛を行う場合，デクスメデトミジン塩酸塩を併用することで，オピオイドの副作用（呼吸抑制や便秘などの消化管抑制）を軽減できます．

ただ，刺激に対して容易に覚醒するので，深い鎮静には適しません．デクスメデトミジン塩酸塩のこうした利点は，敗血症患者の転帰の改善に寄与し，「ABCDEバンドル」という重症患者管理手法がまとめられています（p.170「ABCDEバンドルって何ですか？」参照）．

刺激伝導系への影響は，β受容体遮断薬と同様にプロポフォールより強力な作用があり，とくに徐脈の出現に注意が必要です．したがって，本剤のボーラス投与は危険です．なお，血圧の昇降には個人差があります．

4 鎮静された患者管理の実際は？（対応と注意点）

鎮静薬を投与して鎮静を行う場合，投与の前に，患者の快適さを維持する，十分な鎮痛薬を投与する，頻繁に見当識を回復させる，睡眠パターンが保たれるように環境を整える，不要なチューブ・ドレーンは抜去を検討するといった，**表1，2**に挙げた鎮静が必要な不安や苦痛を緩和するためのケアを試みることから始めます．

また，鎮静薬の用量を調節することで，浅い鎮静（覚醒可能で単純な指示に意識的に従うことができる）や深い鎮静（呼びかけ，または疼痛刺激に反応しない）を維持していきます．

次項で解説する鎮静の評価スケールを用いて，目標の鎮静深度を医師と協議するとよいでしょう．とくに浅い鎮静を維持することには利点が多く，深い鎮静には悪影響があることが示されています[3]．

このほか，鎮静薬の使用量を減量するためにつくられた鎮静プロトコルの使用により，人工呼吸期間の短縮，入院期間の短縮が認められています[4]．**図1**は，自発覚醒トライアル（spontaneous awakening trial：SAT）と，自発呼吸トライアル（spontaneous breathing trial：SBT）を行う際の評価のポイントを示しています．日常臨床でSATやSBTを行う際のヒントになるでしょう．

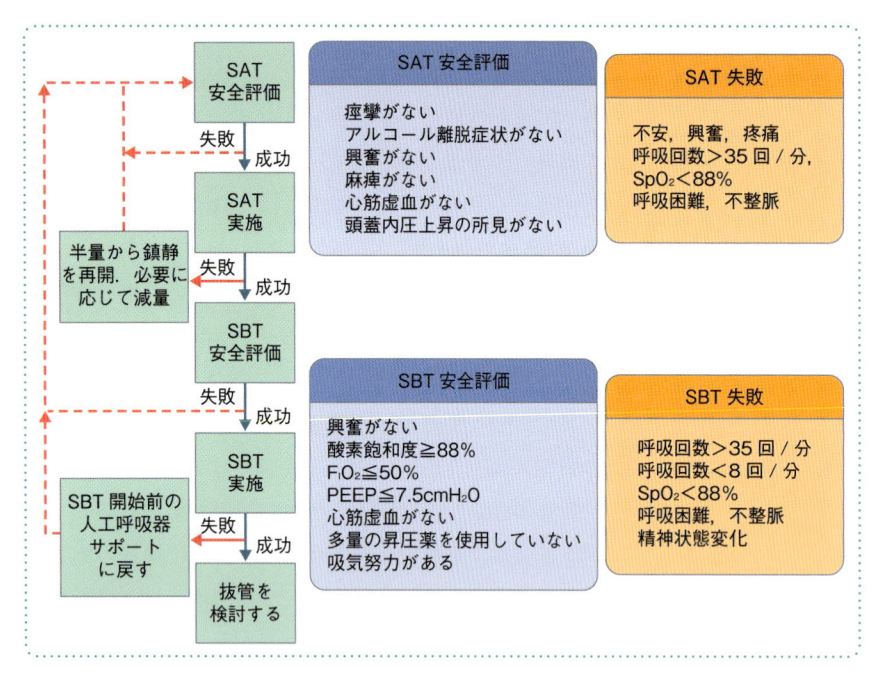

図1 SATとSBTを行う際の評価のポイント
文献5）より改変

5　鎮静の評価はどのように行う？

鎮静レベルの評価

　鎮静レベルの評価法としては最もメジャーなスケールであるRASS（Richmond agitation-sedation scale）があります（**表4**）[6]．

　鎮静レベルの評価に，グラスゴー・コーマ・スケール（Glasgow coma scale：GCS）やジャパン・コーマ・スケール（Japan coma scale：JCS）などの意識レベルの評価ツールを用いることがありますが，これらは，頭部外傷や脳卒中の評価のために作成されたものであり，鎮静中の患者の評価には適していません．鎮静の目的である不安などを評価する項目もありません．

　RASSはステップ1で30秒間患者を観察し，スコア0〜＋4を判定します．ステップ2では，①大声で患者を呼ぶか，開眼するように声をかけ，②10秒以上アイ・コンタクトができなければくり返します．ステップ3では，声に対する反応が見られなければ，肩をゆするか，胸骨に痛み刺激を与えます．

せん妄レベルの評価

　上記の「PADガイドライン」ではせん妄の評価を行うことを強く推奨しており，ツールとしてはCAM-ICUとICDSCがあります．

　せん妄は，主観的な評価では見逃してしまうという前提があり，せん妄評価ツールを使用すれば，せん妄検出率が改善するので，恐怖や失見当識が認められる患者を安心させることができると示されています[7]．

　方法としては，中枢性疾患や筋弛緩薬投与中の患者を除き，認知機能障害や人工呼吸管理中の患者を含めたすべての患者に対し，勤務のシフトごとに1回以上，定期的にせん妄の評価ツールを用いてスクリーニングを行います．ここではCAM-ICUについて解説します．

表4　RASSとその利用法

ステップ1：30秒間, 患者を観察する. これ(視診のみ)によりスコア0～+4を判定する.
ステップ2：①大声で名前を呼ぶか, 開眼するように言う.
　　　　　②10秒以上アイ・コンタクトができなければくり返す.
　　　　　　以上2項目(呼びかけ刺激)によりスコア-1～-3を判定する.
　　　　　③動きが見られなければ, 肩をゆするか, 胸骨を摩擦する. これ(身体刺激)によりスコア-4, -5を判定する.

スコア	用語	説明		
+4	好戦的な	明らかに好戦的な, 暴力的な, スタッフに対する差し迫った危険		
+3	非常に興奮した	チューブ類またはカテーテル類を自己抜去；攻撃的な		
+2	興奮した	頻繁な非意図的な運動, 人工呼吸器ファイティング		
+1	落ち着きのない	不安で絶えずそわそわしている, しかし動きは攻撃的でも活発でもない		
0	意識清明な落ち着いている			
-1	傾眠状態	完全に清明ではないが, 呼びかけに10秒以上の開眼およびアイ・コンタクトで応答する	呼びかけ	刺激
-2	軽い鎮静状態	呼びかけに10秒未満のアイ・コンタクトで応答	呼びかけ	刺激
-3	中等度鎮静状態	呼びかけに動きまたは開眼で応答するがアイ・コンタクトなし	呼びかけ	刺激
-4	深い鎮静状態	呼びかけに無反応, しかし, 身体刺激で動きまたは開眼	身体刺激	
-5	昏睡	呼びかけにも身体刺激にも無反応	身体刺激	

文献6)より引用

CAM-ICU(図2)は, 患者にいくつかの簡単なテストをし, それが陽性だった場合にせん妄と判断するツールです. 気管挿管などで言語的コミュニケーションがとれない, 手先を細かく動かすことができない患者でも評価できるようにつくられました.

CAM-ICUは, RASSを用いた鎮静評価とせん妄評価の2ステップになっており, RASSでスコア-3～+4の場合, せん妄評価に進みます. スコア-4または-5である場合は, 鎮静レベルが深すぎるために, せん妄の評価ができないからです.

せん妄評価は, 精神状態変化の急性発症または変動性の経過「所見1」, 注意力欠如「所見2」, 意識レベルの変化「所見3」, 無秩序な思考「所見4」をもって行い, 4つの所見のうち「所見1」+「所見2」+「所見3または所見4」がそろえば, せん妄と判定されます.

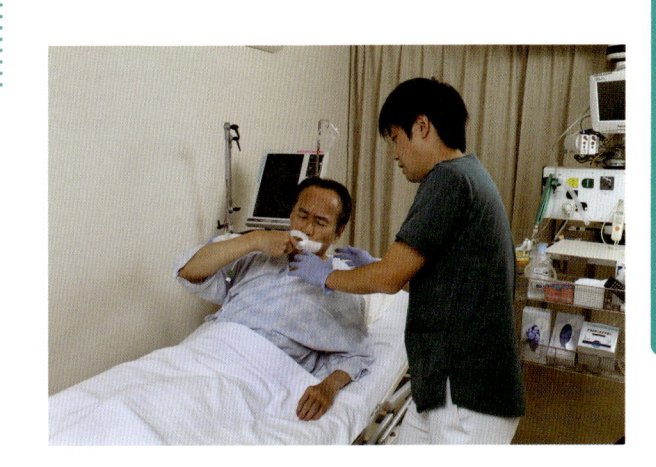

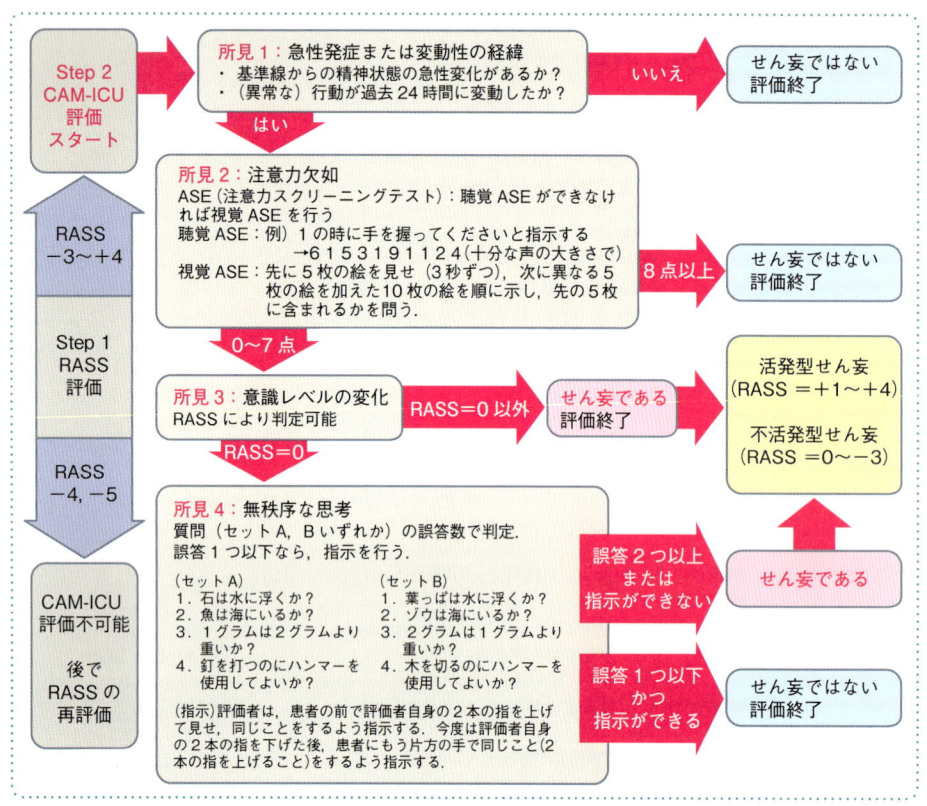

図2　日本語版CAM-ICUフローシート
文献8）より引用

6　鎮静を切るってどういうこと?

浅い鎮静での管理

　浅い鎮静（light sedation）での管理とは，目標鎮静レベルを浅い範囲にとどめて管理する方法です．施設ごとの鎮静プロトコルに沿って，目標鎮静度に応じて看護師が鎮静薬を自由に増減させます．

　前提として，十分な鎮痛のもとで浅い鎮静を目指します．人工呼吸管理中は気管チューブの違和感などのストレスが多いので，鎮痛薬まで中断してしまうと不穏や興奮状態となる可能性があります．鎮静薬を減らす目的が，鎮静薬をボーラス投与なんてことでは，本末転倒です．

鎮静の中断

　鎮静の中断（daily interruption of sedatives：DIS）は，自発覚醒トライアル（SAT）ともよばれます．「鎮静薬・鎮痛薬の投与を中止して，初めてその薬剤が必要ないとわかる」という考え方です．これにより鎮静薬の投与量を減らして蓄積を防ぎ，早期に人工呼吸器から離脱できるようにかかわります．

　鎮静スケール目標がラムゼイ3-4（3：指示に対してのみ応答する程度，4：患者は眠っているが，大声での呼びかけに眉間を軽くすばやく反応させる）という深い

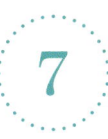

鎮静に対して，DISはとくに有効であるという報告があります[9]．

7 人工呼吸管理の痛みとは？（鎮痛はなぜ行う？）

多くのICU患者は，気管挿管による咽頭部痛，さまざまなカテーテル・ドレーンによる刺入部痛・創部痛，外傷，または吸引，不用意な体位調整などによる疼痛といった不快な刺激にさらされています（表5）．

このような患者に，「不快だから」と安易に鎮静薬を使用・増量してしまっては本末転倒であることは前述のとおりです．

疼痛の評価は，患者が痛いか・痛くないか，不快か・不快でないか，を基準として対応します．痛ければ鎮痛薬を増量すればよいのです．

表5　ICU患者の痛み
- 気管挿管による咽頭部痛
- カテーテル・ドレーンによる刺入部痛・創部痛
- 外傷
- 吸引，不用意な体位調整などによる疼痛

8 鎮痛はどう評価する？

痛みの程度や，どのような状況で患者が痛みを感じていたかなどの情報をほかのスタッフと共有するために，客観的な鎮痛評価スケールは有用です．

BPS

人工呼吸管理中に患者から直接疼痛の自己申告が不可能な場合，運動機能が保たれていれば，BPS（behavioral pain scale，表6）が妥当かつ信頼性のあるスケールです．BPSでは，患者の表情，上肢の動き，人工呼吸器との同調性の3項目について，それぞれ4段階のスコアをつけていくスケールです．人工呼吸管理中，コミュニケーションが十分にとれない患者でも，疼痛の評価を行うことができます．

CPOT

もう1つの鎮痛評価スケールであるCPOT（表7）は，患者の表情，身体の動き，人工呼吸の同調性または挿管していない患者では発声，筋緊張の5つのカテゴリーからなり，それぞれ3段階のスコアをつけていくスケールです．

＊

これらの痛みの評価は，重症患者に対する重要なケアの1つとして位置づけられています．

表6　BPS（behavioral pain scale）

項目	説明	スコア
表情	穏やかな	1
	一部硬い（たとえば，まゆが下がっている）	2
	まったく硬い（たとえば，まぶたを閉じている）	3
	しかめ面	4
上肢	まったく動かない	1
	一部曲げている	2
	指を曲げて完全に曲げている	3
	ずっと引っ込めている	4
人工呼吸器との同調性	同調している	1
	時に咳嗽，大部分は呼吸器に同調している	2
	呼吸器とファイティング	3
	呼吸器の調節がきかない	4

スコア範囲は3〜12
文献6）より引用

表7　CPOT（the critical-care pain observation tool）

項目	説明	スコア
表情	緊張なし	リラックス0
	しかめる，睫毛を下げる，こわばる，筋肉の緊張	緊張1
	上記に加えて強く閉眼	しかめる2
身体の動き	痛みなく，動かない	動きなし0
	ゆっくり慎重な動き，痛いところを触ったり，さすったり	抵抗1
	チューブを引き抜く，突然立ち上がる，身体を動かす命令に応じず，攻撃的，ベッドから降りようとする	落ち着きなし2
人工呼吸の同調性（挿管患者）	アラームなく，容易に換気	容認0
	アラームがあるが，止んだりもする	咳嗽あるが容認1
	非同調，換気がうまくできない，アラーム頻回	ファイティング2
発声（挿管していない患者）	通常のトーンで会話	通常の会話0
	ため息，うめき声	ため息，うめき声1
	泣きわめく，すすり泣く	泣きわめく2
筋緊張	受動運動に抵抗なし	リラックス0
	抵抗あり	緊張，硬直1
	強い抵抗，屈曲・伸展できない	強い緊張，硬直2

スコア範囲は0〜8
文献10）より引用

9　鎮痛管理はどのように行う？用いる薬剤は？

具体的には，「PADガイドライン」に麻薬性鎮痛薬の薬理が示されています（表8）．

＊

上記で解説してきたように，必ずしも十分な鎮静薬を使用して行うことだけが鎮静管理ではありません．十分な鎮痛薬，患者に対する十分な声かけ，現状を認知させるような説明，患者が求めるニーズを充足させるようなケア，家族をも巻き込んだ患者ケアなど，看護師の献身的なケアにより，鎮静薬による弊害を減らすことができると考えます．

現状を認知させるのに，「気管チューブが入っていますよ」「右手の点滴は抜かないようにしてくださいね」などと安易に説明してはいけません．入院間もない患者が，気管チューブなどの医療用デバイスをすぐに理解できるわけではないからです．

たとえば筆者の施設では，鏡を使用するなどして，積極的に現状を認知することを促しています（図3）．患者が気管チューブの留置を認知すればしめたものです．患者が手を顔のほうにもっていっても，「自己抜去するのでは」と心配するのではなく，患者自身で気管チューブ

表8　麻薬性鎮痛薬の薬理

麻薬性鎮痛薬	作用発現（静脈注射）	消失半減期	持続投与後消失半減期	間欠投与法	静脈注射注入速度	副作用などの情報
フェンタニル	1～2分	2～4時間	200分（6時間持続注入後）300分（12時間持続注入後）	0.5～1時間ごとに0.35～0.5μg/kg/時	0.7～10μg/kg/時	・モルヒネにくらべて低血圧が発現する可能性が低い ・肝機能障害症例で蓄積性を示す
モルヒネ	5～10分	3～4時間	該当なし	1～2時間ごとに2～4mg静脈注射投与*	2～30mg/時	・肝/腎機能障害症例で蓄積性を示す ・ヒスタミン遊離作用がある

*投与間隔を延長させた場合には，1回投与量の増量が必要な可能性がある．たとえば，3～4時間ごとに4～8mg静脈注射投与など
文献1）より改変

　の位置を調整したり，ただ単に顔にかゆみがあっただけ，ということがわかり，上肢の抑制をしなくてすむようになります．
　皆さんの施設ではいかがでしょうか？
　鎮静薬はできるだけ少ない使用量にとどめ，鎮静の中断も行うことが推奨されています．また"no sedation（無鎮静）"といって，医療用麻薬を用いて十分な鎮痛を行えば，鎮静薬は必要ないという考え方もあり，自施設の状況にあった方法を選択するとよいでしょう．
　もちろん，もともと精神疾患をもっている患者や頭蓋内圧コントロール，喘息重責発作の予防といった鎮静薬を用いなければ対応できないケースもあるので，個々の患者ごとにチームで検討することが重要です．

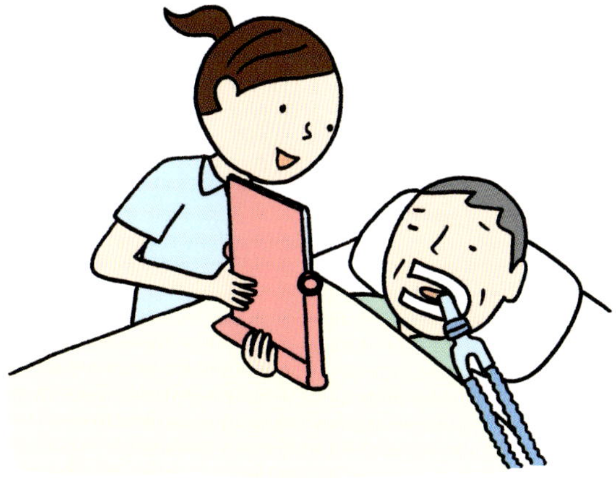

図3　鏡を使用して，現状認知を促す

引用文献
1) Barr J, Fraser GL, Puntillo K et al：Clinical practice guidelines for the management of pain, agitation, and delirium in adult patients in the intensive care unit. Crit Care Med 41(1)：263-306, 2013
2) Riker RR, Shehabi Y, Bokesch PM et al：Dexmedetomidine vs midazolam for sedation of critically ill patients: a randomized trial. JAMA 301(5)：489-499, 2009
3) Treggiari MM, Romand JA, Yanez ND et al：Randomized trial of light versus deep sedation on mental health after critical illness. Crit Care Med 37(9)：2527-2534, 2009
4) Brook AD, Ahrens TS, Schaiff R et al：Effect of a nursing-implemented sedation protocol on the duration of mechanical ventilation. Crit Care Med 27(12)：2609-2615, 1999
5) AACN："Wake Up and Breathe" Protocol—Spontaneous Awakening Trials (SATs) + Spontaneous Breathing Trials (SBTs)
　　http://www.aacn.org/wd/practice/docs/tool%20kits/wake-up-and-breathe-protocol.pdf より2014年4月15日検索
6) 日本呼吸療法医学会，人工呼吸中の鎮静ガイドライン作成委員会：人工呼吸中の鎮静のためのガイドライン
　　http://square.umin.ac.jp/jrcm/contents/guide/page03.html より2014年3月24日検索
7) Misak C：ICU psychosis and patient autonomy: some thoughts from the inside. J Med Philos 30(4)：411-430, 2005
8) ICU Delirium：Confusion Assessment Method for the ICU (CAM-ICU) Flowsheet
　　http://www.icudelirium.org/docs/CAM_ICU_flowsheet.pdf より2014年3月24日検索
9) Kress JP, Pohlman AS, O'Connor MF et al：Daily Interruption of sedative infusions in critically ill patients undergoing mechanical ventilation. N Engl J Med 342(20)：1471-1477, 2000
10) 日本集中治療教育研究会（JSEPTIC）看護部会ホームページ
　　http://www.jseptic.com/nursing_paper/update/np_007.pdf より2014年4月7日検索

STEP 2 ウィーニングと抜管を進める

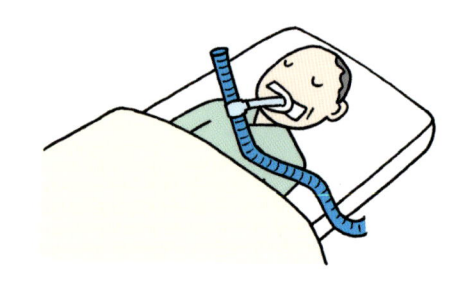

1 ウィーニングって何ですか？

人工呼吸療法の目的

人工呼吸器は，「患者の酸素化の改善」「換気の改善」「呼吸仕事量の軽減」といった3つの目的のために使用されます．

気管挿管や気管切開を行ったうえで実施する人工呼吸を，気道確保を「侵襲的な処置を加えたうえで行う」ことから，侵襲的陽圧換気（invasive positive pressure ventilation：IPPV）といいます．一方，「侵襲的な処置を要さない人工呼吸」を非侵襲的陽圧換気（non-invasive positive pressure ventilation：NPPV）といいます．

IPPVでは，確実な気道確保が行われることから，上記の人工呼吸の目的に加え，「気道確保」という目的があります．

酸素化の改善，換気の改善，呼吸仕事量の軽減，気道の確保という目的のもと始まった人工呼吸療法ですが，いつまでも必要というわけではありません．また，人工呼吸器は患者の呼吸をサポートしてくれていますが，人工呼吸器が必要となった原因を治療してくれるのではありません．

そのうえ，人工呼吸器の装着時間が不必要に長くなれば，人工呼吸器関連肺炎（ventilator-associated pneumonia：VAP），人工呼吸器関連肺傷害（ventilator induced lung injury）などの人工呼吸器装着に伴う合併症のリスクが上がり，死亡率[1]も高まります．そのため，人工呼吸器が必要となった原因が改善されれば，人工呼吸器からの早期の離脱や抜管が必要になります．

ウィーニングとは

ウィーニング（weaning）は，もともと『離乳させる』ということを表す"wean"を名詞にした『離乳（させること）』を意味します．赤ちゃんは，母乳やミルクから徐々に食事の形態を普通食へ変えていき，離乳をしていきます．この過程を人工呼吸器装着患者が人工呼吸器を離脱する過程に置き換えています．

1）呼吸回数やPSの調整

具体的には，A/C（assist/control，補助/調節換気）やSIMV（synchronized intermittent mandatory ventilation，同期式間欠的強制換気）といった強制換気や補助換気で患者の呼吸をすべて補助するモードから，患者が人工呼吸器の離脱の基準を満たしたら，SIMV＋PSV（pressure support ventilation：圧支持換気）としてSIMVの呼吸回数の設定を減らしPS（プレッシャーサポート）を調整していく方法です．

2) SBT

もう1つの人工呼吸器からの離脱方法として行われているのは，自発呼吸トライアル（spontaneous breathing trial：SBT）です．この方法は，人工呼吸器からの離脱の準備ができているという基準を患者が満たしたら，人工呼吸器のサポートをなくす，あるいは最小限にする方法です．具体的には，Tピースを用いるか，PSVへとモードを変更します．

この方法は，人工呼吸器の中断（discontinuation）であり，徐々に離脱していくことを意味するウィーニングとは異なる，という意見[2]もあります．ウィーニングという言葉は，人工呼吸器からの離脱の過程として，この中断も含めて考えられているのが現状だと思います．

2 ウィーニングの条件は？

人工呼吸器が必要となった原因が改善されている場合には，人工呼吸器からの離脱を検討する必要があります．ウィーニング開始を評価することは，循環不全や呼吸筋疲労，精神面の不安定さから，人工呼吸器からの離脱ができていない患者も明らかにできます．

ウィーニング開始に関する最大の問題は，人工呼吸器から離脱できる患者が適切にとらえられないことです．人工呼吸管理中の患者の呼吸能力は，低く見積もられてしまいがちです．人工呼吸からの離脱の基準を満たした患者の自発呼吸を評価してみると，すでに70〜80％以上の患者が，人工呼吸器からの離脱の準備ができていたという報告[3, 4]があります．ほかにも，事故抜管患者の50％は再挿管を要さなかったとの報告[5]もあります．これらの報告からわかることは，人工呼吸器から離脱できる患者が，見逃されている可能性があることを示唆しています．

そこで，人工呼吸管理中のすべての患者で，ウィーニング開始が可能かどうか，開始基準（**表1**）をもとに毎日検討する必要があります．**表1**の条件がすべて満たされていなくても，ウィーニングを開始する場合はたくさんありますが，これは，人工呼吸器から離脱可能な患者を見逃さないために，離脱を開始することが重要だからです．

離脱のタイミングが早すぎる場合には，患者に無駄な呼吸負荷を与えてしまうことになりますが，人工呼吸器の設定を戻すことで対応できます．ウィーニング開始後は，呼吸状態を中心とした全身状態を観察することが重要です．

3 ウィーニングはどのように進める？

人工呼吸器装着患者がたどる6つの段階

人工呼吸器が装着された患者は，**図1**のような6つの段階をたどり，退院するという経過をたどります．

気管挿管され，人工呼吸管理が開始された患者は，第1段階として，人工呼吸器が装着された原因となる疾患や急性呼吸不全の治療が開始されます．第2段階として

表1 ウィーニング開始を検討すべき条件

臨床指標	適切な咳嗽 過剰な気道分泌がない 挿管の原因となった急性疾患（急性呼吸不全）の改善
客観的指標	臨床的な安定性 ・循環動態の安定 　（たとえば，心拍数≦140回/分，収縮期血圧90～160mmHg，血管作動薬が不要か最小限使用） ・代謝状態の安定（たとえば，許容できる電解質） ・発熱がない（体温＜38.0℃） ・適切なヘモグロビン値（たとえば，Hb≧8～10g/dL） 十分な酸素化 ・F_iO_2≦0.4でSaO_2＞90％　もしくは　PaO_2/F_iO_2≧150 ・PEEP≦8cmH₂O 十分な換気能 ・呼吸回数≦35回/分 ・MIP≦－20～－25cmH₂O ・一回換気量＞5mL/kg ・肺活量＞10mL/kg ・RSBI＜105 ・呼吸性アシドーシスがない 安定した精神状態 ・鎮静薬が不要もしくは鎮静下であっても安定した精神状態 ・神経学的所見が安定している

F_iO_2（吸入気酸素濃度），SaO_2（動脈血酸素飽和度），PaO_2（動脈血酸素分圧），PEEP（positive end-expiratory pressure，呼気終末陽圧），MIP（maximal inspiratory pressure，最大吸気圧），RSBI（rapid shallow breathing index）
文献6)18)をもとに作成

は，人工呼吸器からの離脱の可能性を評価します．第3段階は，人工呼吸器離脱の準備状況を評価します．第4段階で，SBTを行い，その結果をふまえて，第5段階で抜管がなされ，場合によっては第6段階として再挿管となります[6]．第2段階から第5段階に至るまでがウィーニングです．

前項でも説明しましたが，人工呼吸器からの離脱可能性を評価する第2段階は，毎日くり返す必要があります．

鎮静薬の投与量，鎮静深度の検討

人工呼吸器からの離脱の可能性を評価する際は，鎮静薬の量や鎮静深度が妥当かどうかを検討することが重要です．鎮静薬を1日1回中断し，鎮静の必要性を評価する管理法（daily interruption of sedatives：DIS）により，鎮静薬の使用量が減り，人工呼吸期間が短くなったとの報告[7]があります．

鎮静薬の継続使用により，薬剤が蓄積し，覚醒が遅延します．覚醒しなければ人工呼吸器からは離脱できません．また，鎮静中になんらかの脳神経学的な異常があっても，鎮静中では見逃されてしまい，対応が遅れる可能性もあります．

さらに，人工呼吸管理中におもに使用されるミダゾラムやプロポフォールといった鎮静薬は，呼吸抑制を生じる場合があります．呼吸抑制によって，患者の自発呼吸の査定が適切に行うことができなくなります．

DISを行うことで，鎮静薬の影響を取り除いたうえで患者の呼吸状態を含めた全身状態を評価することができ，ウィーニング開始が可能かどうかを評価することができます．

SBTによる評価

ウィーニング開始基準を満たしていたら，人工呼吸器の補助なしに自発呼吸ができるかどうか，SBTで評価していきます．SBTの合格基準（次項参照）を満たすの

であれば抜管に向かうことができます(**図2**).

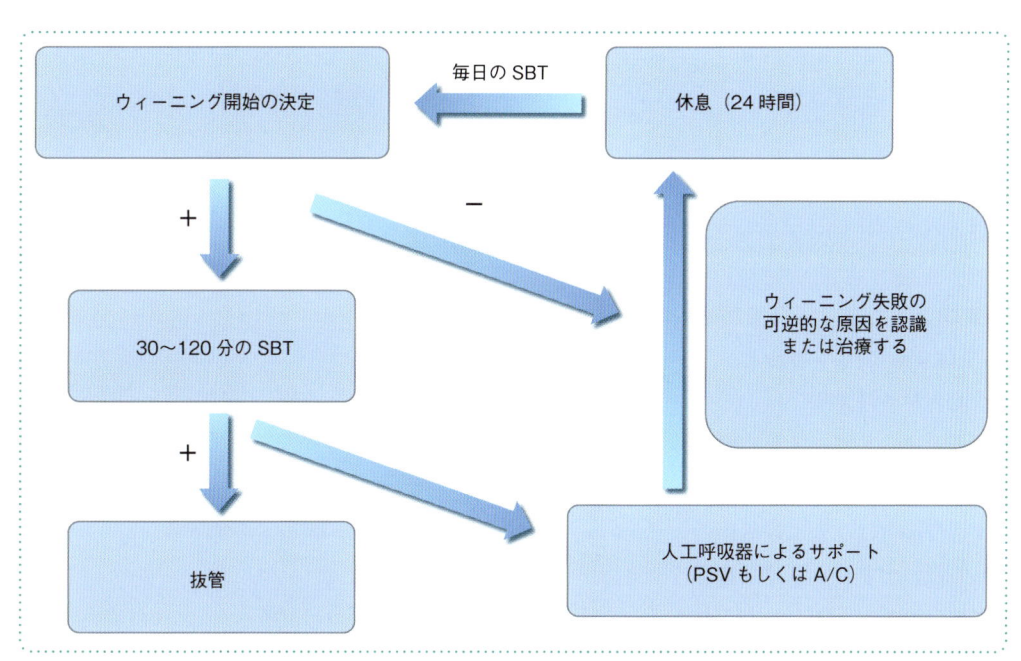

図1 人工呼吸器装着患者がたどる6つの段階
文献6)より引用

図2 ウィーニングの概観
文献19)より改変

4 ウィーニングの方法と注意点は？

　ウィーニングの方法にはいくつかあります．SBT，PSVによるもの，SIMV，スマートケアなどといったコンピュータによる離脱に加え，NPPVをバックアップにして抜管を図るなどのようなウィーニングの方法もあります(**表2**).

　ここでは，**図2**で示したウィーニングの流れに沿って

表2 ウィーニングの方法

種類	内容
自発呼吸トライアル（SBT）	●昔から行われている方法 ●人工呼吸器から離脱してTピースを用いる方法と，人工呼吸器を使用したままCPAPもしくはPSやATCを用いる方法がある ●PSVの場合は，PSを気管チューブの抵抗分の5〜7cmH₂Oとする
圧支持換気（PSV）	●患者の一回換気量，呼吸数，呼吸補助筋の使用を確認しながらPSのレベルを徐々に最低レベルのPS（5〜7cmH₂O）まで下げる
同期式間欠的強制換気（SIMV）	●SIMVの回数を段階的に下げていく ●自発呼吸時の負荷を軽減するためにPSVを併用する
その他のウィーニングの方法	●コンピューターによる離脱 ●NPPVをスタンバイ

ATC（automatic tube compensation）

ウィーニングの方法を考えていきたいと思います．

SBT

1）方法

ウィーニング開始の条件を満たしたら，SBTを行います．SBTは，人工呼吸器をはずして行う場合と，人工呼吸器を装着したまま行う場合があります．

人工呼吸器をはずして行う場合は，Tピースを装着して，適切な濃度と流量の酸素を流します（図3）．

人工呼吸器を装着したまま行う場合は，人工呼吸器の設定を最小限のサポートにして行います．人工呼吸管理中の患者は，気管チューブが挿入されていることから気道抵抗が大きくなり，呼吸仕事量が増加します．チューブを通じて呼吸することのつらさは，ストローで飲み物を飲もうとするときに，太いストローか細いストローかで，どちらが強い吸気努力を要するかを考えるとわかると思います．

最小限のサポートというのは，気管チューブによる気道抵抗を補正できるくらいのサポートということです．紙パックのジュースを飲むときに，紙パックを押して飲みやすくしますが，あの押す力がPSに相当します．この気道抵抗の軽減を目的にPSやATC（automatic tube compensation）を加えます．

設定は，モードをPSVとして，PEEP（positive end-expiratory pressure，呼気終末陽圧）を3〜5cmH₂O，PSを5〜7cmH₂O程度とします．またATCは，チューブによる気道抵抗を自動的に計算し，補正してくれます．80％程度の補正率に設定することが多いと思います．

SBTにおいて，どの方法（Tピース，PS，ATCなど）がすぐれているかに関するエビデンスはありません．PSやATCを付加することによるSBTは，人工呼吸器をはずさないで行うため，人工呼吸器に表示されている測定値やグラフィックを観察できますし，アラームも引き続き使用することができるため，Tピースよりも有用だと考えられます．

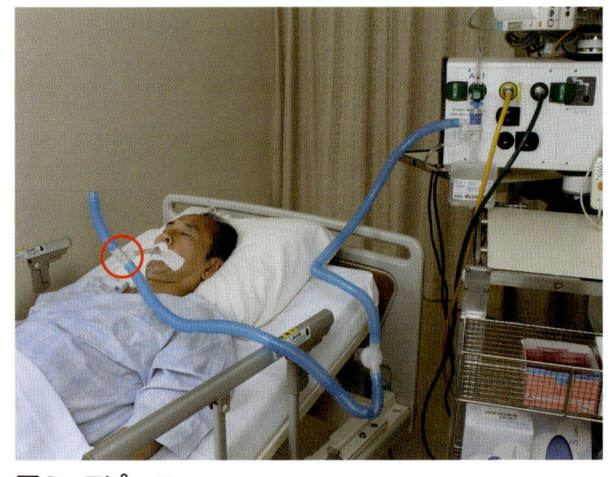

図3 Tピース

2）時間

SBTは長くやれば，やるほど正確な評価ができるかというとそうでもありません．

SBTに合格できたかどうかは，30～120分で評価します[8]．SBT中はできるかぎり患者の側から離れず，患者の呼吸状態を観察します．

3）評価指標

SBTの成否により，抜管に進めるかどうかを判断します．成功かどうかは，表3に示した指標を用います．人工呼吸器の目的は基本的には4つあることを前述しましたが，SBT中は，その目的のなかでも，酸素化と換気，呼吸仕事量の点から，患者の呼吸を査定することになります．

SBTの評価項目として，RSBI（rapid shallow breathing index）[9]があります．これは呼吸数（/分）を一回換気量（L）で割った値で，この値が大きい場合は「呼吸回数が多い」「一回換気量が少ない」という状態が考えられます．分時換気量が十分であっても，RSBIを測定することで，浅促呼吸かどうかを評価することができます．よってこの値が低い場合（RSBI＜105），その状況下での呼吸負荷に耐えられていると考えられます．

SBTに成功した場合は，残りの人工呼吸器の目的である気道確保に関する問題（気道開通や気道内の分泌物の除去）がなければ，抜管に至ります．

SBT失敗時の対応

1回のSBTでスムーズに抜管に至ることができればいいのですが，SBTに耐えられない可能性もあります．SBTに合格しなかった場合は，呼吸筋を休息させるために，強制換気や補助換気でサポートします．

なお，この呼吸筋の休息は，SBTによる呼吸筋疲労からというより，人工呼吸管理中に生じた疲労を改善する目的で行われます．健常成人でも呼吸筋の疲労回復には，24時間以上を要するといわれており[10]，24時間はA/CやPSVなど，SBT以前のモードに戻し，呼吸筋を休ませます．

その間に，ウィーニングに失敗した原因（表4）を検索し，改善を図ります．

そして，翌日も同様にSBTを進めていく，ということをくり返します．この際のSBT実施時間は30～120分が適切かどうかははっきりとしていません[11]．なぜなら，それまでの人工呼吸器装着期間，既往歴，経過などさまざまな要因に影響を受けるためです．そうは言っても，SBTは患者に呼吸負荷がかかるため，患者がSBTに耐えられない場合は，補助を開始すべきです．そのため，あまり長時間の評価にならないように，同時にSBT合格の基準を参考に，注意深く観察する必要があります．

表3　SBT失敗の指標

分類	指標
臨床的評価と自覚症状	不穏と不安
	うつ状態
	発汗
	チアノーゼ
	努力呼吸 　呼吸補助筋の使用増加 　苦悶様表情 　呼吸困難
客観的指標	$PaO_2 \leq 50 \sim 60$ mmHg（$F_IO_2 \geq 0.5$） もしくは　$SaO_2 < 90\%$
	$PaCO_2 > 50$ もしくは　$PaCO_2 > 8$ mmHg 増加
	pH＜7.32　もしくは　pH≧0.07 低下
	RSBI＞105 呼吸数/分/L
	呼吸回数＞35回/分　もしくは　呼吸回数50％以上の増加
	心拍数＞140回/分 もしくは　心拍数20％以上の増加
	収縮期血圧＞180 mmHg もしくは　20％以上の増加
	収縮期血圧＜90 mmHg
	不整脈の出現や出現頻度が増加

文献6）より改変

表4 ウィーニングに影響を与える病態と因子

病態	因子
呼吸負荷	呼吸仕事量の増加：不適切な人工呼吸器設定 コンプライアンスの低下：肺炎（VAP），心原性もしくは非心原性肺水腫，肺線維症，肺出血，びまん性肺浸潤 気道抵抗の増加：気道気管支収縮，気管チューブ，加温加湿器，人工呼吸回路 　　　　　　（抜管後：声門浮腫，気道分泌物の増加，痰の貯留）
心負荷	人工呼吸管理前からの心機能障害（冠動脈疾患，慢性心不全） 心仕事量増加により生じた心筋障害：肺の過膨張，代謝需要の増加，改善していない全身疾患
神経筋障害	中枢刺激の低下：代謝性アルカローシス，調節呼吸，鎮静薬 中枢からの換気指令：神経筋呼吸システム不全 周辺状況の障害：神経筋疾患，CINMA
神経心理学的障害	せん妄 不安，うつ状態 疼痛
代謝障害	代謝性疾患 ステロイド 高血糖
栄養障害	過体重 低栄養 人工呼吸器による横隔膜障害
貧血	

CINMA（critical illness neuromuscular abnormalities）
文献6）より改変

5 抜管の条件は？

　SBT合格により人工呼吸器から離脱できる条件をクリアしたとしても，抜管が成功するかはわかりません．また，抜管に失敗して，再挿管することはICU滞在期間，肺炎などの合併症の発生率，死亡率などに影響を及ぼします[12]．そのため，抜管できるかどうかについても評価する必要があります．

咳嗽力，気道分泌物の量

　抜管の条件には，抜管により人工気道が除去されても，患者が自分で気道から分泌物を排出するだけの十分な咳嗽力があり，さらに，気道が開存していることが必要になります．

　気道から分泌物を排出する能力には，咳嗽力，分泌物の量や性状が関係します．咳嗽力が十分に強い状態でないと，気道から分泌物を排出できません．分泌物の粘性が強い場合や，量が多すぎる場合にも，その分だけ分泌物を排出するために咳嗽する労力を要します．ある研究[13]では，患者に十分な咳嗽力がなく（咳嗽時呼気流量≦60L/分），分泌物の量が多く（痰の量＞2.5mL/時），患者が指示に従うことができない（開眼，追視，握手，舌を出す，の4項目ができない）のすべての項目を満たす場合は，抜管は100％失敗しました．逆に，これらの項目がすべてなかった場合，抜管の失敗率は3％でした．

実際には，医療者が患者の咳嗽力や分泌物の量に関して主観的に評価することとなると思いますが，これらの項目を評価し，機能が維持・回復しているのであれば，抜管が成功する可能性が高いことがわかります．

意識レベル

意識に関しては，意識レベルがよく，指示に従うことができれば，抜管後の再挿管のリスクは低下するかもしれませんが，必ずしも清明でなければ抜管できないわけではありません．意識レベルだけにこだわらずに，分泌物の排出が可能かどうか，個々の患者において評価する必要があります．

気道の開存

抜管後の気道の開存に関する問題は，気管チューブやそのカフが関連した上気道の障害，なかでも喉頭浮腫が多く，抜管前に発見することは難しいといわれています．

上気道の浮腫や狭窄が明らかに生じている場合には，抜管に先行して治療が行われます．上気道の浮腫や狭窄が明らかでない場合は，その診断方法として，カフリークテストがあります．

その方法は，気管チューブのカフを脱気し，チューブの周りから空気が漏れるリークが生じるかどうかを調べる方法です．もしリークが生じない場合には，上気道の浮腫や狭窄が生じている可能性がある，ということになります．

カフリークテストに関しては，確立した手技がなく，実施前に十分なカフ上部吸引や口鼻腔の吸引を行ったとしても分泌物の気管への垂れ込みが発生するため，ルーチンでの実施は避けるべきです．しかし，カフリークテストでリークがない場合は，上気道浮腫や狭窄のリスクが高いと予測される[14]ため，長期挿管患者など，抜管後の上気道浮腫や狭窄のリスクが高い場合，治療の必要性を検討するためには有用かもしれません．

6 抜管の方法と注意点は？

抜管前の準備

患者の状態評価以外にも，抜管前にしなければならない準備が2つあります．

1) 抜管後の呼吸療法の準備

1つ目は，抜管後の呼吸療法（酸素療法やNPPVなど）の準備です．

抜管後の再挿管のリスクが高い患者に対しては，NPPVの使用を検討する必要があるかもしれません．NPPVの使用により，抜管後の上気道狭窄によって増加した呼吸仕事量が軽減されることが期待されます．いくつかの研究[15,16]では，抜管後早期であれば，NPPV

表5　抜管の準備

抜管時に必要なもの
●吸引セット
●カフ用シリンジ
●リムーバー，顔拭き用タオル
●胃内容量を吸引するカテーテルチップ
●ジャクソンリースなど加圧用具
抜管後に必要なもの
●酸素療法の準備（マスクなど）
●気管挿管セット（使用中のチューブと同サイズとサイズの小さいものを用意）
●NPPVの準備（必要時）
●吸入の準備（必要時）
●ティッシュやゴミ箱（患者用）

の使用により抜管後の呼吸不全を予防できたと報告しています．

ただし，NPPVの使用により再挿管のタイミングを遅らせてしまうことは危険です．NPPV装着後1時間ほど経っても呼吸状態の改善がなければ，再挿管する必要があります．

また，長期挿管患者やカフリークテストでリークがないなど，抜管後の上気道狭窄のハイリスク群では，抜管前12～24時間までに副腎皮質ステロイド剤を投与してもよい[17]といわれています．

抜管後の患者の状態によっては，ステロイドやアドレナリン吸入が必要になるかもしれませんので，ネブライザーがすぐに使用できるように準備しておく必要もあります．

2) 失敗した場合の再挿管の準備

2つ目は，抜管失敗時の再挿管の準備です．再挿管の準備というのは，喉頭鏡，ブレード，気管チューブなどです．とくに，気管チューブの選択においては，今まで挿管されていたチューブのサイズでは，上気道の浮腫や狭窄により挿入できないかもしれませんので，使用中のチューブと同じサイズとワンサイズ細いものを準備します．

また，準備した再挿管の物品が実際に使用できるかどうかを確認するとともに，どのように使うのかということも事前に知っておく必要があります．

抜管の方法

抜管は，できるだけ頭部を挙上させて行います．これは，抜管後の患者の呼吸を安楽にするためと，胃内容物の逆流を防ぎ，口鼻腔内の分泌物や喀痰を排出しやすくするためです．

胃内容物の誤嚥を防ぐために経管栄養を一時中止する必要があるかもしれません．抜管前には経管栄養チューブから内容物を吸引しておく必要があります．また，抜管前には口鼻腔内の吸引を行います．気管チューブのカフ上部の吸引ができる場合には，カフ上部も吸引します．

抜管の方法には，気管吸引をしながら抜管する方法と，気管吸引後，ジャクソンリース回路などで加圧をしながら抜管する方法があります．

前者は，抜管中に起こる気道内への流れ込みを吸引しながら抜管する目的があり，後者は，気道と大気が交通することで肺胞が虚脱することを懸念して肺胞を開存させる目的で行います．

抜管後の処置

抜管後は，口鼻腔を吸引し，気道内への分泌物の流れ込みを予防します．この際，過剰な吸引刺激が上気道の浮腫を誘発するので，過剰に吸引刺激を与えないように注意が必要です．

抜管直後は，抜管の刺激による咳嗽で喀出された痰や口腔内の分泌物を吸引し，準備しておいた酸素を患者の口鼻元へ吹き流しながら，患者が呼吸を整えるのを促します．できるだけ患者が自分で痰を喀出できるように，ティッシュやゴミ箱を説明して設置します．

患者が呼吸を整えているあいだ呼吸回数，呼吸パターン，呼吸様式，呼吸補助筋の使用の有無を視診し，その後，呼吸音を聴診します．このとき，胸部だけでなく頸部の呼吸音を確認し，気道の狭窄の有無や分泌物の貯留を評価します．頸部で呼気や吸気に聴こえる高音は，気道狭窄の影響です．ストライダー(strider)やウィーズ(wheeze)が聴取されるときにはとくに注意を要します．発声させ，嗄声の有無も確認します．声が出るようになったことも説明しましょう．直後に気道狭窄がなくても，抜管後2～3時間は狭窄のリスクが高いため注意が必要です．また，モニタリングされている経皮的動脈血酸素飽和度(SpO_2)，心拍数，血圧などのバイタルサインを確認します．

7 抜管後の注意点は?

抜管直後の観察のポイント

抜管直後には，とくに上気道の浮腫や狭窄の有無をはじめとした呼吸状態の観察を要します．その後も継続して注意深く患者の全身状態を観察していきます．このときも，人工呼吸器が行っていた4つの目的に関連づけて査定するとよいでしょう．

また，これらに加え，NPPVや吸入などの治療を行っていれば，その効果に関しても評価する必要があります．

そして，患者の精神的な支援も重要だと私は考えています．患者にとって苦痛の原因だった気管チューブは除去されたものの，咽頭痛が残っていたり，違和感があったりといった苦痛が残ります．加えて，分泌物が多く，患者を不安にさせるかもしれません．

そのようななかで，「痰を出して！」「咳をして！」などといったことを言っても，患者を混乱させてしまうかもしれません．事前にこのような状況になることや，咳嗽によって痰を喀出することが重要であることを説明しておくことが重要です．抜管後，呼吸を整えるのを支援しながら，ティッシュを渡して，「自分で痰を出してみましょうか？」とできるだけ自分の力で喀出できるように促します．

また，発声に関しても確認します．声が出るかどうかということは，気道の開通状況を確認するのに有用です．ただし，発声を無理に促すことも刺激になると思いますので，発声できるかを確認できたら，その後は，無理して発声しないように説明します．

表6　抜管失敗の原因

①上気道狭窄/閉鎖
　　肉芽組織，炎症，潰瘍，浮腫
②気道分泌物過多
③気道浄化不能
④心不全と虚血
⑤意識障害
⑥呼吸不全(呼吸負荷と呼吸筋の不均衡)
⑦その他
　　消化管出血，敗血症，痙攣，外科手術

文献20)より引用

抜管失敗時の対応

再挿管は，患者の予後を悪くさせると先ほど述べましたが，その再挿管にならないように，観察と介入をくり返します．

再挿管，つまり，抜管の失敗は，予定した抜管後48～72時間以内に再挿管が必要になった場合のことを指します．その原因には，上気道狭窄や閉鎖，気道分泌物の過多，気道浄化不能，心不全と虚血，意識障害，呼吸不全などがあります(表6)．

SBTに成功し，抜管の条件をクリアしたとしても，実際に抜管してみなければわからない場合もあります．抜管失敗の原因を除去，あるいは，改善できるように，患者の呼吸や，全身状態を観察します．

その情報をもとに，患者の呼吸を妨げない安楽な体位を検討したり，咳嗽により十分に排出できない分泌物を吸引したり，痰の粘稠性を観察しながら適切な加湿に調整するなどの援助をする必要があります．

引用文献
1) Esteban A, Anzueto A, Frutos F et al：Characteristics and outcomes in adult patients receiving mechanical ventilation: a 28-day international study. JAMA 287(3): 345-355, 2002
2) Hess DR, MacIntyre NR：Ventilator discontinuation: why are we still weaning? Am J Respir Crit Care Med 184(4):392-394, 2011
3) Esteban A, Frutos F, Tobin MJ et al：A comparison of four methods of weaning patients from mechanical ventilation. Spanish Lung Failure Collaborative Group. N Engl J Med 332(6):345-350, 1995

4) Brochard L, Rauss A, Benito S et al:Comparison of three methods of gradual withdrawal from ventilatory support during weaning from mechanical ventilation. Am J Respir Crit Care Med 150(4):896-903, 1994
5) Mion LC, Minnick AF, Leipzig R et al:Patient-initiated device removal in intensive care units: a national prevalence study. Crit Care Med 35(12):2714-2720; quiz 2725, 2007
6) Boles JM, Bion J, Connors A et al:Weaning from mechanical ventilation. Eur Respir J 29(5):1033-1056, 2007
7) Kress JP, Pohlman AS, O'Connor MF et al:Daily interruption of sedative infusions in critically ill patients undergoing mechanical ventilation. N Engl J Med 342(20):1471-1477, 2000
8) Esteban A, Alía I, Tobin MJ et al:Effect of spontaneous breathing trial duration on outcome of attempts to discontinue mechanical ventilation. Spanish Lung Failure Collaborative Group. Am J Respir Crit Care Med 159(2):512-518, 1999
9) Yang KL, Tobin MJ:A prospective study of indexes predicting the outcome of trials of weaning from mechanical ventilation. N Engl J Med 324(21):1445-1450, 1991
10) Laghi F, D'Alfonso N, Tobin MJ:Pattern of recovery from diaphragmatic fatigue over 24 hours. J Appl Physiol 79(2):539-546, 1995
11) Vitacca M, Vianello A, Colombo D et al:Comparison of two methods for weaning patients with chronic obstructive pulmonary disease requiring mechanical ventilation for more than 15 days. Am J Respir Crit Care Med 164(2):225-230, 2001
12) Thille AW, Harrois A, Schortgen F et al:Outcomes of extubation failure in medical intensive care unit patients. Crit Care Med 39(12):2612-2618, 2011
13) Salam A, Tilluckdharry L, Amoateng-Adjepong Y et al:Neurologic status, cough, secretions and extubation outcomes. Intensive Care Med 30(7):1334-1339, 2004
14) Ochoa ME, Marín Mdel C, Frutos-Vivar F et al:Cuff-leak test for the diagnosis of upper airway obstruction in adults: a systematic review and meta-analysis. Intensive Care Med 35(7):1171-1179, 2009
15) Nava S, Gregoretti C, Fanfulla F et al:Noninvasive ventilation to prevent respiratory failure after extubation in high-risk patients. Crit Care Med 33(11):2465-2470, 2005
16) Ferrer M, Valencia M, Nicolas JM et al:Early noninvasive ventilation averts extubation failure in patients at risk: a randomized trial. Am J Respir Crit Care Med 173(2):164-170, 2006
17) Khemani RG, Randolph A, Markovitz B:Corticosteroids for the prevention and treatment of post-extubation stridor in neonates, children and adults. Cochrane Database Syst Rev(3):CD001000, 2009
18) MacIntyre NR, Cook DJ, Ely EW Jr et al:Evidence-based guidelines for weaning and discontinuing ventilatory support: a collective task force facilitated by the American College of Chest Physicians; the American Association for Respiratory Care; and the American College of Critical Care Medicine. Chest 120(6 Suppl):375S-395S, 2001
19) Epstein SK:Weaning from ventilatory support. Curr Opin Crit Care 15(1):36-43, 2009
20) Rothaar RC, Epstein SK:Extubation failure: magnitude of the problem, impact on outcomes, and prevention. Curr Opin Crit Care 9(1):59-66, 2003

STEP 3 離床を意識してかかわる

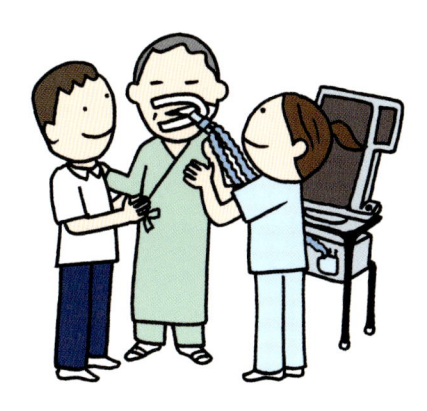

1 早期離床とは何ですか？

　早期離床とは，「早期に床から離れる」という意味で，Early Mobilization（アーリー・モビライゼーション）ともよばれ，活動性の向上，日常生活動作（activities of daily living：ADL）の早期獲得を目的とし，全身状態が安定した時点で"ベッドに座る（端坐位）"，"立つ（立位）"，"歩く（歩行）"へと進めていくものです．

　最近では，**図1**のように人工呼吸管理中の患者を，できるだけ早い時期から離床を進めることにより，人工呼吸器からの早期離脱，身体機能や生活機能の回復，在院日数の短縮などの臨床的に重要な項目に関して効果が示されています（**表1**）．

表1　人工呼吸管理中の患者における早期離床の効果

はっきりわかっていること	なし
可能性の高いこと	QOLの改善 人工呼吸器装着期間の短縮 病院滞在期間の短縮 せん妄期間の短縮
示されていないこと	生命予後の改善

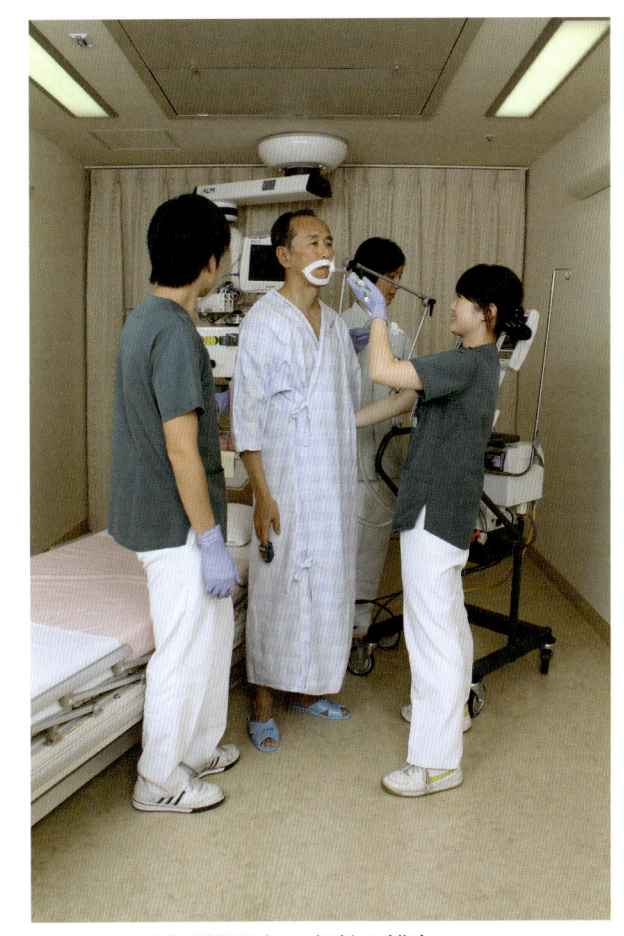

図1　人工呼吸管理中の患者の離床

2　ABCDEバンドルって何ですか？

　ABCDEバンドルとは，ICU入室中の重症患者が生じるせん妄やICU-AW（ICU入室中に生じる全身性の衰弱する神経・筋肉の合併症）などのリスクを軽減させるための戦略的なアプローチです．

　ABCDEバンドルは，5つの項目（**表2**）から構成されており，**図2**で示したようにプロトコル化されたバンドルです．ICU入室中の人工呼吸管理中もしくは鎮静管理中の患者に毎日実践することにより，患者のQOL向上や死亡率低下などの効果が認められています．

　そして，医師や看護師，理学療法士，作業療法士，臨床工学技士などを含めた医療チームが協働して実践することにより，最も高い効果が得られると考えられています．

　ABCDEバンドルの方法について見ていきましょう．

A：Awaken the Patient Daily：Sedation Cessation（毎日の自発覚醒トライアル）

　自発覚醒トライアル（spontaneous awaking trial：SAT）とは，1日1回鎮静薬を中断して自発覚醒を評価

表2　ABCDEバンドル

A	Awakening	自発覚醒トライアル
B	Breathing	人工呼吸器離脱トライアル
C	Coordination	A＋Bの毎日の実施，鎮痛・鎮静薬の選択
D	Delirium monitoring and management	せん妄のモニタリングとマネジメント
E	Early Mobility and Exercise	早期離床と運動

文献1）より引用

することです．SATを行うと，人工呼吸期間の短縮とそれに伴うICU滞在日数の短縮，人工呼吸器関連肺炎（ventilator associated pneumonia：VAP）や再挿管率の減少を図ることができます．

　具体的には，鎮静薬中断後，4時間の観察により覚醒状態ならびに全身状態を評価し，状態が安定していれば合格とみなします．しかし，不可能な場合は，鎮静薬の投与量を半量で再開し，翌日に再評価します（**図3**）．"覚

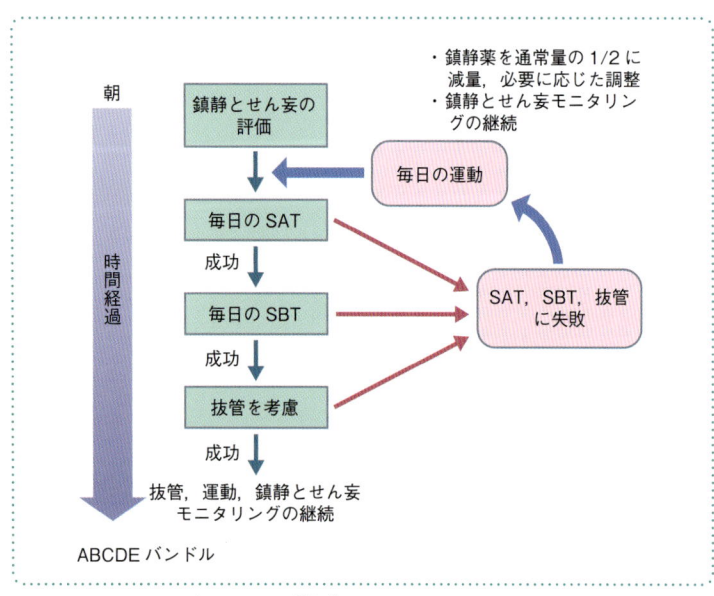

図2　ABCDEバンドルの模式図

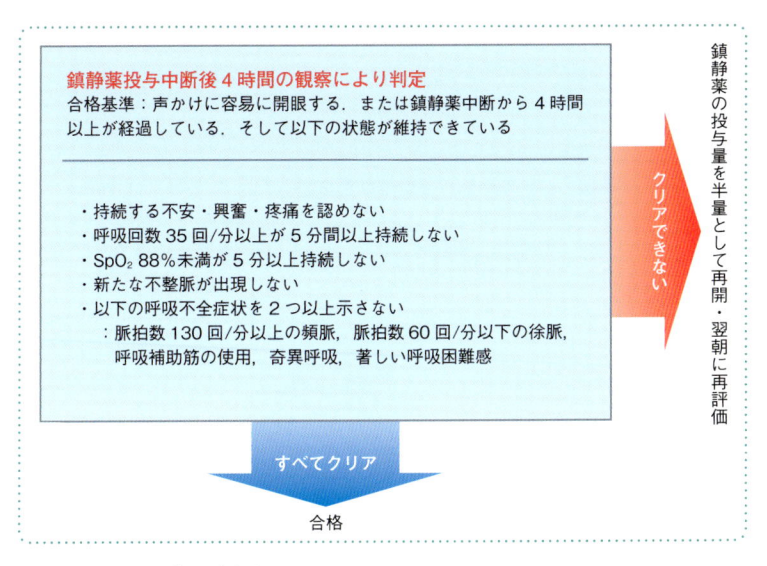

鎮静薬投与中断後4時間の観察により判定
合格基準：声かけに容易に開眼する．または鎮静薬中断から4時間以上が経過している．そして以下の状態が維持できている

・持続する不安・興奮・疼痛を認めない
・呼吸回数35回/分以上が5分間以上持続しない
・SpO_2 88%未満が5分以上持続しない
・新たな不整脈が出現しない
・以下の呼吸不全症状を2つ以上示さない
　：脈拍数130回/分以上の頻脈，脈拍数60回/分以下の徐脈，呼吸補助筋の使用，奇異呼吸，著しい呼吸困難感

クリアできない → 鎮静薬の投与量を半量として再開・翌朝に再評価

すべてクリア → 合格

図3　SATの合否基準

醒している"とみなすためには，鎮静スケールであるRASS（Richmond Agitation Sedation Scale，p.153，表4参照）を使用して－1～－4であることを前提とします．

B：Breathing：Daily Interruptions of Mechanical Ventilation（毎日の人工呼吸器離脱トライアル）

毎日，患者をTピース接続やCPAP（continuous positive airway pressure，持続的気道陽圧）などの自発呼吸下におき，自発呼吸を評価（spontaneous breathing trial：SBT）し，人工呼吸器からの離脱を検討することで，人工呼吸器装着期間の短縮や人工呼吸器による合併症を減少させます（p.158「ウィーニングと抜管を進める」参照）．

C：Coordination：Daily Awakening and Daily Breathing（A＋Bの毎日の実施）

SATとSBTを組み合わせたABCトライアル（awakening and breathing controlled trial）を行いながら，鎮痛・鎮静薬の選択を行うことです．

ABCトライアルは，人工呼吸管理日数，ICU滞在日数，入院期間の短縮と1年生存率を延長させます．

最近では，ベンゾジアゼピン系（セルシン®，ミダゾラム）はせん妄のリスクを高め，デクスメデトミジン塩酸塩（プレセデックス®）はせん妄のリスクを減少させるとされています．

D：Delirium monitoring and management（せん妄のモニタリングとマネジメント）

せん妄が発症すると，生存率は低下します．またせん妄の発症は，気管チューブの予定外抜去やICU滞在日数の延長，さらには認知機能障害を疾患後に数年間残すことがあります．

せん妄の評価方法として，CAM-ICU（p.154，図2参照）やICDSC（表3）があります．ガイドラインではCAM-ICUを使用することが推奨されていますが，それぞれの現場に応じて評価法の特徴，使用目的，使いやすさを検討したうえで，どちらにするのかを選択するとよいでしょう．

CAM-ICUのようにせん妄アセスメントツールを使用することは，せん妄の適応，目的，成果を明確にし，医療チームでせん妄を評価するときに重要な役割を果たすことができます．

E：Early Mobility and Exercise（早期離床と運動）

人工呼吸器装着患者の早期離床や運動は，認知機能障害や運動機能障害などを軽減する効果や，患者の自立を促して，せん妄期間の短縮，ひいては人工呼吸期間の短縮につながるとされています．

表3 ICDSC

このスケールはそれぞれ8時間のシフトすべて，あるいは24時間以内の情報に基づき完成される．
1. 意識レベルの変化
（A）反応がないか，（B）なんらかの反応を得るために強い刺激を必要とする場合は評価を妨げる重篤な意識障害を示す．もし，ほとんどの時間（A）昏睡あるいは（B）昏迷状態である場合，ダッシュ(-)を入力し，それ以上評価を行わない．（C）傾眠あるいは，反応までに軽度ないし中等度の刺激が必要な場合は意識レベルの変化を示し，1点である．（D）覚醒，あるいは容易に覚醒する傾眠状態は正常を意味し，0点である．（E）過覚醒は意識レベルの異常ととらえ，1点である．
2. 注意力の欠如
会話の理解や指示に従うことが困難．外からの刺激で容易に注意がそらされる．話題を変えることが困難．これらのうちいずれかがあれば1点．
3. 失見当識
時間，場所，人物の明らかな誤認．これらのうちいずれかがあれば1点．
4. 幻覚，妄想，精神異常
臨床症状として，幻覚あるいは幻覚から引き起こされると思われる行動（たとえば，空をつかむような動作）が明らかにある．現実検討能力の統合的な悪化．これらのうち，いずれかがあれば1点．
5. 精神運動的な興奮した興奮あるいは遅滞
患者自身あるいはスタッフへの危険を予防するために追加の鎮静あるいは身体抑制が必要となるような過活動（たとえば，静脈ラインを抜く，スタッフをたたく）．活動の低下，あるいは臨床上明らかな精神運動遅滞（遅くなる），これらのうち，いずれかがあれば1点．
6. 不適切な会話あるいは情緒
不適切な，整理されていない，あるいは一貫性のない会話．出来事や状況にそぐわない感情の表出．これらのうち，いずれかがあれば1点．
7. 睡眠―覚醒サイクルの障害
4時間以下の睡眠，あるいは頻回な夜間覚醒（医療スタッフや大きな音で起きた場合の覚醒を含まない）．ほとんど1日中眠っている．これらのうち，いずれかがあれば1点．
8. 症状の変動
上記の徴候あるいは症状が24時間のなかで変化する（たとえば，その勤務から別の勤務帯で異なる場合）は1点．

*1～8の評価時，明らかに該当する場合1点，該当しないか評価できない場合には0点．

　ICU滞在中からの早期介入は，標準的ケアの1つとして高く推奨されています．方法については後述します．

3　人工呼吸器と離床はどうかかわりますか？

　人工呼吸器を装着している患者における離床の安全性については，いくつかの文献[2,3]で述べられています．

その反面，離床の際に最も一般的に起こりうる有害事象として，酸素飽和度の低下，人工呼吸器との非同調・頻呼吸，人工呼吸器（気管チューブ）の予定外抜去などが挙げられています[4-7]．人工呼吸管理中の患者の安全を保証しながら離床するためには，どのように行えばよいのでしょうか．

健常人は，運動をして酸素消費量が増加しても，供給側の要因（肺）が障害されていなければ，酸素飽和度は低下しません．しかし，呼吸に障害があるような患者では，運動によって血流が速くなると，肺胞と血流が接している時間が短くなり，その結果，拡散障害を呈して酸素飽和度が低下します．呼吸不全を呈する患者の離床は，たとえばF_IO_2（吸入気酸素濃度）1.0まで酸素濃度を上げて実施します．このとき，医師と相談しながら酸素の濃度を設定しましょう．

A/C（assist/control ventilation，補助/調節換気）やSIMV（synchronized intermittent mandatory ventilation，同期式間欠的強制換気）のような強制・調節換気の設定の際に，人工呼吸器との非同調・頻呼吸が出現したときは，PS（pressure support，プレッシャーサポート）に変更するなど呼吸モードを見直し，頻呼吸の原因をアセスメントして設定を調整するなど医師と相談しましょう．もしくは，いったん離床介入を"休む"選択も必要です．

人工呼吸器装着患者の予定外抜去を防ぐためには，受け持ち看護師がリーダーとなり，号令をかけながら多数の医療者が協力して実践することが大切です．

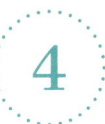

4 離床はどのように進めるのですか？

気管挿管中の離床は，前述したように"端坐位"，"立位"，"歩行"を実践することです．疾患の回復に応じて，患者が覚醒していれば，ヘッドアップポジションから端坐位，さらに立位，歩行もしくは車椅子への移動へと段階的に進めます．

人工呼吸器が装着されている患者には，気管チューブのみならず多くのルートが装着されています．また，臥床状態から立位にすることで，急激な循環動態への重力負荷をきたし，起立性低血圧のような症状をきたすなどの，心血管系への影響についても考慮しておかなければなりません（図4，表4）．そのため，離床はゆっくりと段階ごとに進めます．下肢の末梢血管抵抗を増加させる目的で，弾性包帯で下肢を弾性緊縛することも，有効な予防策となります．

離床の段階ごとの具体的な方法は，以下のとおりです．

ヘッドアップポジションから端坐位

ヘッドアップポジションで開始基準（図4）を満たしていれば，端坐位に進めます（図5）．

このとき，介助者の1人は患者の前に立ち，患者の表情を観察（苦痛様，冷汗，顔色蒼白でないかを確認する）し，予定外抜去することがないよう気管チューブと蛇管を把持します．

もう1人の介助者は，患者の後ろに立って患者の身体を支え，モニタリングでバイタルサインの変化を観察します．

患者が座っているあいだは，中止基準（表4）と照らし合わせます．さらに，座った状態で足踏みを数回くり返してもらいます．具体的には，足踏みを10回実施後は数分休み，再度足踏みを10回して休む，ということを3回ほどつづけます．

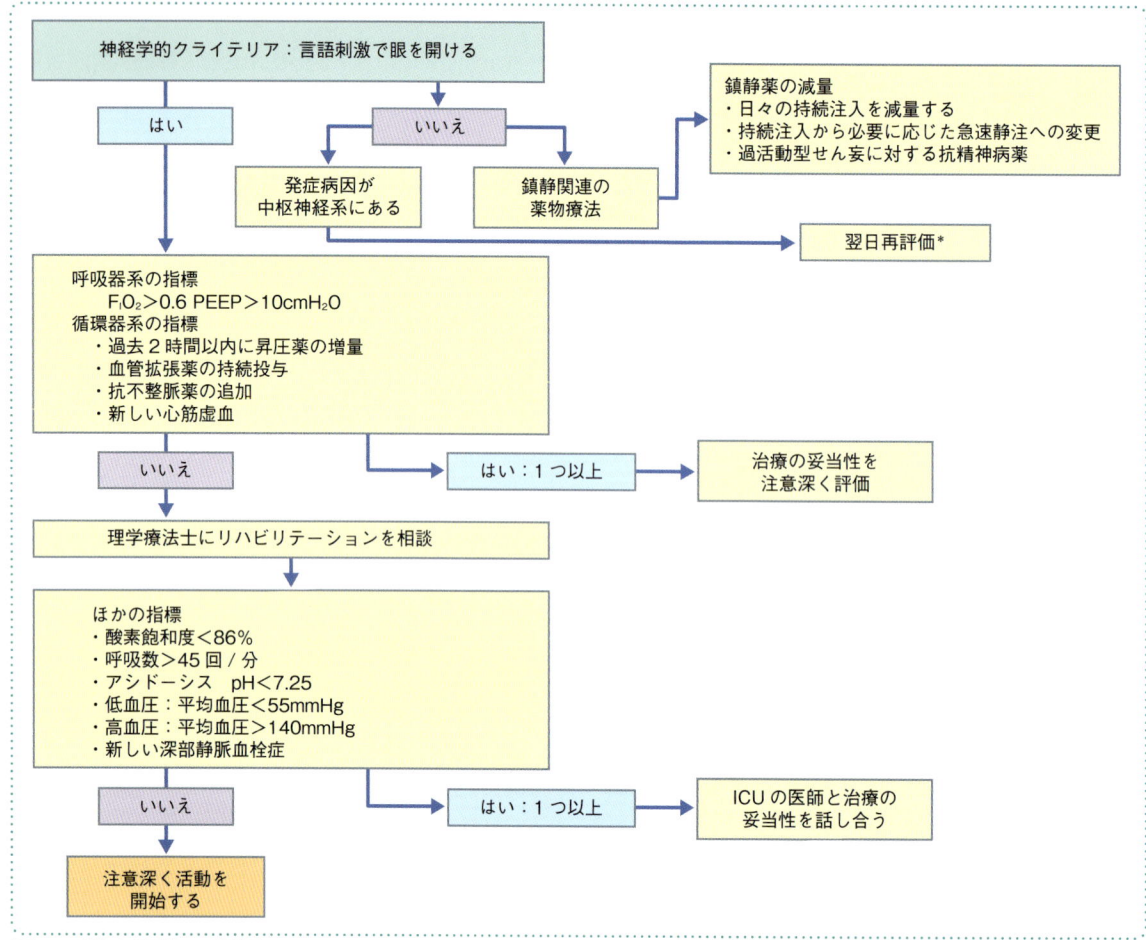

図4 離床開始の指標
*中枢神経の成因検索と対応の結果を前提として再評価を行う
文献8）より引用

端坐位から立位

　端坐位を継続した状態で開始基準（**図4**）が満たされていなければ，つぎは立位に進めます（**図6**）．

　このときも介助者2人で上記のヘッドアップポジションから端坐位のときのように，患者の前と後ろから支えます．とくに注意すべきことは，長期間臥床していた患者は，姿勢を維持するために必要な筋力が低下していることが多く，膝から崩れおちたり，後方に倒れ込んだりする可能性があることです．そのため，介助者の1人は患者の体幹を支えるようにします．

　立位のときに中止基準（**表4**）が満たされていない場合は，数分間立位の状態を維持します．もし，起立性低血圧症状が出現した場合には，いったん，ベッドに座ってもらいます（端坐位）．それでも状態が回復しない場合は，ベッドへ寝かせ，下肢を挙上させます．

立位から歩行

　歩行の際には，各種ルート類をコンパクトにまとめ，安全に実施できるようにしましょう．**図7**のように身体を支える人，人工呼吸器を持つ人，気管チューブ・蛇管を把持する人と役割を分担し，声をかけ合いながら実施します．

表4 離床の中止基準

項目	内容
心拍数	● 年齢予測最大心拍数の70％以上 ● 安静時心拍数の20％以上の減少 ● 心拍数40回/分以下, 130回/分以上 ● 新しい発生したリズム異常 ● 抗不整脈の治療 ● 新たな心筋梗塞
血圧	● 収縮期血圧180mmHg以上 ● 収縮期血圧/拡張期血圧が20％以上減少：起立性低血圧 ● 平均血圧65mmHg以下, 110mmHg以上 ● 新たな昇圧薬や昇圧薬の追加
呼吸数	● 5回/分以下, 40回/分以上
酸素飽和度	● 4％以上減少, 88〜90％以下
人工呼吸器	● $F_IO_2 \geq 0.6$, PEEP$\geq 10cmH_2O$ ● 人工呼吸器と非同調, 頻呼吸 ● MVモードからA/Cに変更
意識	● RASS≤-3 ● 追加の鎮静薬が必要になるような患者の興奮；RASS＞2
症状	● 非常に不快な息切れ ● 患者の拒否

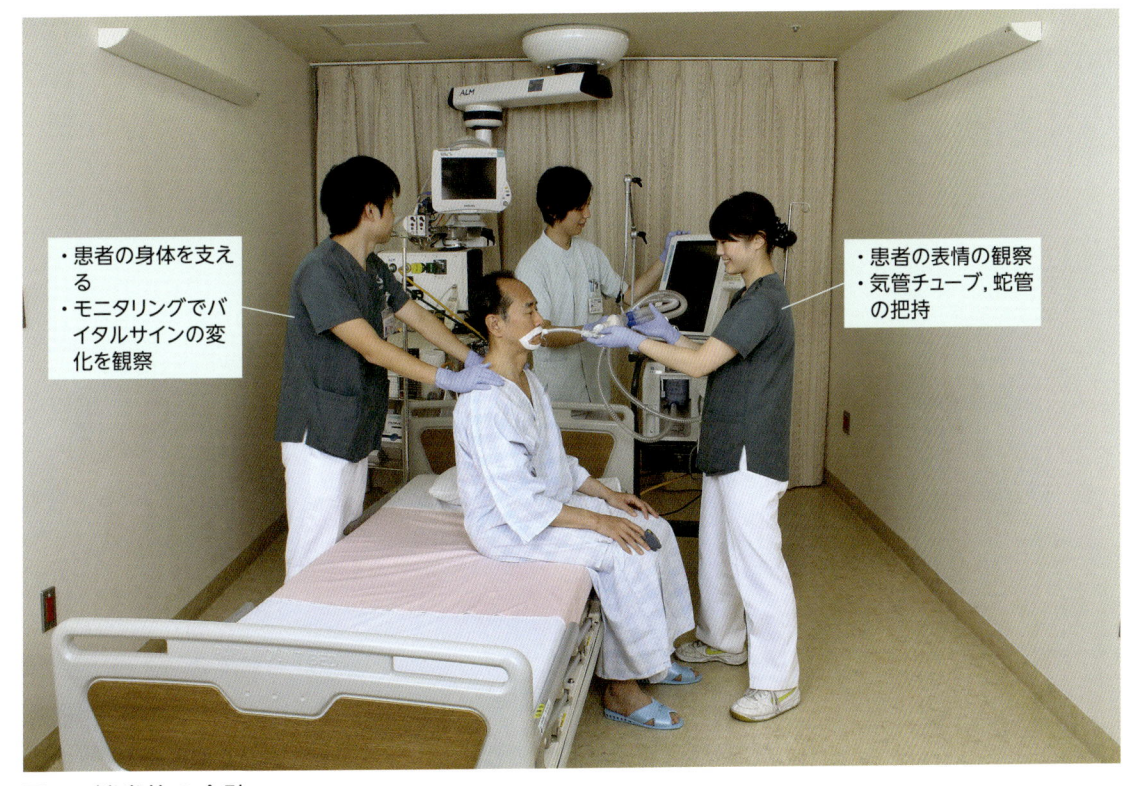

図5 端坐位の介助

・患者の身体を支える
・モニタリングでバイタルサインの変化を観察

・患者の表情の観察
・気管チューブ, 蛇管の把持

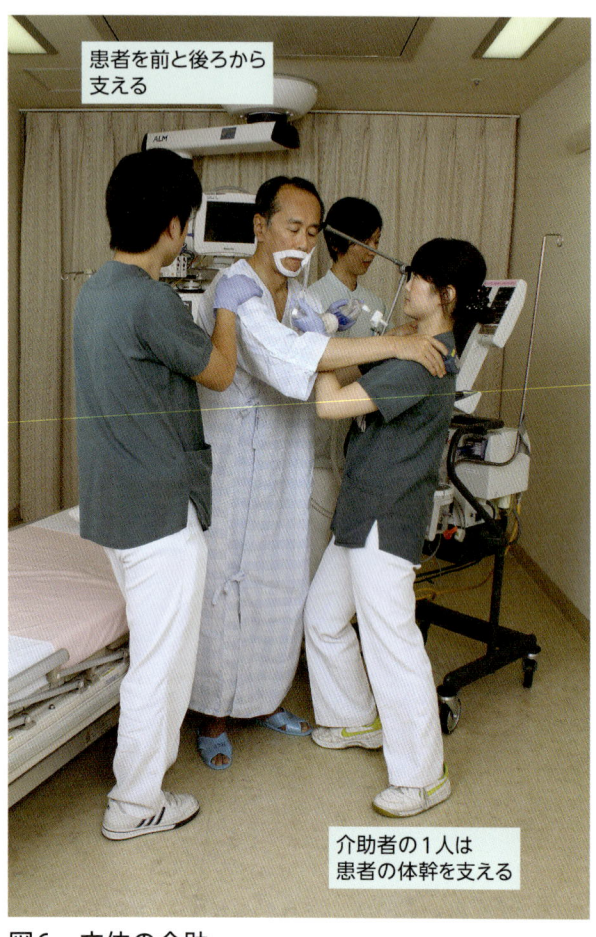

図6 立位の介助
- 患者を前と後ろから支える
- 介助者の1人は患者の体幹を支える

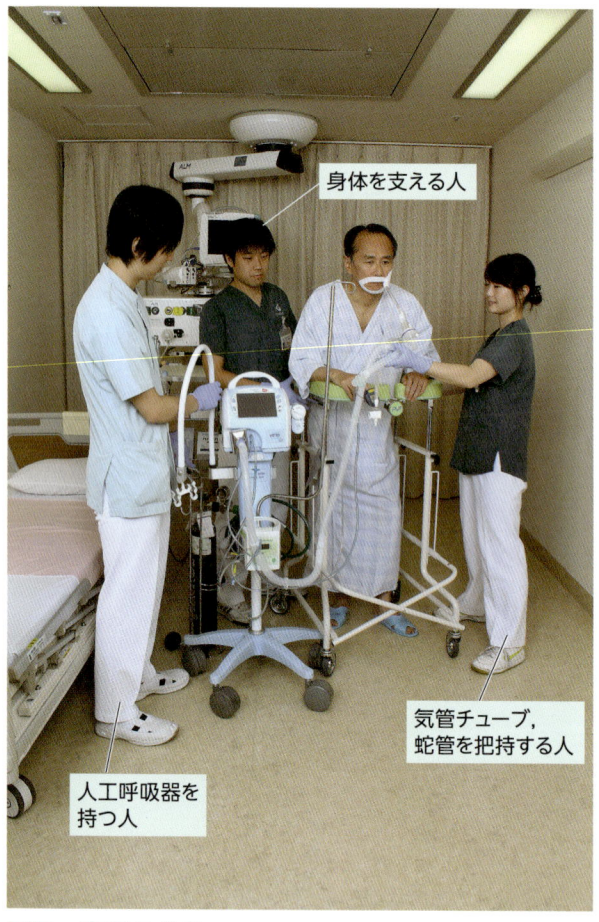

図7 歩行の介助
- 身体を支える人
- 人工呼吸器を持つ人
- 気管チューブ，蛇管を把持する人

引用・参考文献
1) Morandi A, Brummel NE, Ely EW：Sedation, delirium and mechanical ventilation: the 'ABCDE' approach. Curr Opin Crit Care 17(1):43-49, 2011
2) Schweickert WD, Pohlman MC, Pohlman AS et al：Early physical and occupational therapy in mechanically ventilated, critically ill patients: a randomised controlled trial. Lancet 373(9678):1874-1882, 2009
3) Vasilevskis EE, Ely EW, Speroff T et al：Reducing iatrogenic risks: ICU-acquired delirium and weakness —crossing the quality chasm. Chest 138(5):1224-1233, 2010
4) Girard TD, Kress JP, Fuchs BD et al：Efficacy and safety of a paired sedation and ventilator weaning protocol for mechanically ventilated patients in intensive care (Awakening and Breathing Controlled trial): a randomised controlled trial. Lancet 371(9607):126-134, 2008
5) Burtin C, Clerckx B, Robbeets C et al：Early exercise in critically ill patients enhances short-term functional recovery. Crit Care Med 37(9):2499-2505, 2009
6) Kayambu G, Boots R, Paratz J：Physical thetapy for the critically ill in the ICU: a systematic review and meta-analysis. Crit Care Med 41(6):1543-1554, 2013
7) Bailey P, Thomsen GE, Spuhler VJ et al：Early activity is feasible and safe in respiratory failure patients. Crit Care Med 35(1):139-145, 2007
8) Korupolu R, Gifford J, Needham DM：Early mobilization of critically ill patients: reducing neuromuscular complications after intensive care. Contemp Crit Care 6(9):1-10, 2009
9) Schweickert WD, Pohlman MC, Pohlman AS et al：Early physical and occupational therapy in mechanically ventilated, critically ill patients: a randomised controlled trial. Lancet 373(9678):1874-1882, 2009
10) Pohlman MC, Schweickert WD, Pohlman AS et al：Feasibility of physical and occupational therapy beginning from initiation of mechanical ventilation. Crit Care Med 38(11):2089-2094, 2010
11) Li Z, Peng X, Zhu B et al：Active mobilization for mechanically ventilated patients: a systematic review. Arch Phys Med Rehabil 94(3):551-561, 2013
12) Truong AD, Fan E, Brower RG et al：Bench-to-bedside review: mobilizing patients in the intensive care unit – from pathophysiology to clinical trials. Crit Care 13(4):216, 2009
13) Levine S, Nguyen T, Taylor N et al：Rapid disuse atrophy of diaphragm fibers in mechanically ventilated humans. N Engl J Med 358(13):1327-1335, 2008
14) Agostoni E, Mead J：Statics of the respiratory system. Handbook of Physiology. Section 3 Respiration, Vol.I(Fenn WO, Rahn H), p387-409, Am Physiol Soc, 1964
15) Schweickert WD, Pohlman MC, Pohlman AS et al：Early physical and occupational therapy in mechanically ventilated, critically ill patients: a randomised controlled trial. Lancet 373(9678):1874-1882, 2009

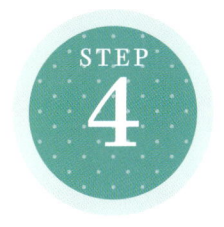

STEP 4 グラフィックモニターでもっと深く患者をとらえよう

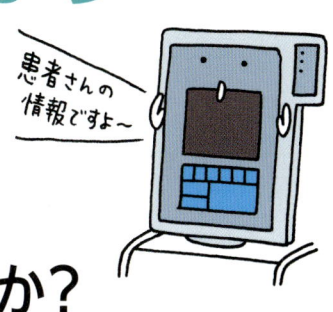

1 グラフィックモニターとは何ですか？

　人工呼吸器は，患者の呼吸をサポートする役割をもちますが，その設定によっては患者自身にストレスや二次的合併症を与える可能性もあります．人工呼吸器を使用することによる害を最小限にするためには，患者の呼吸

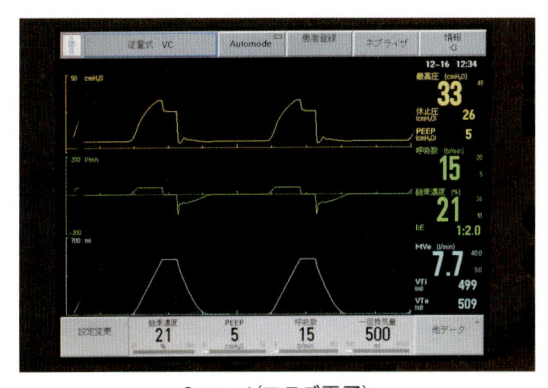

Servo i（フクダ電子）

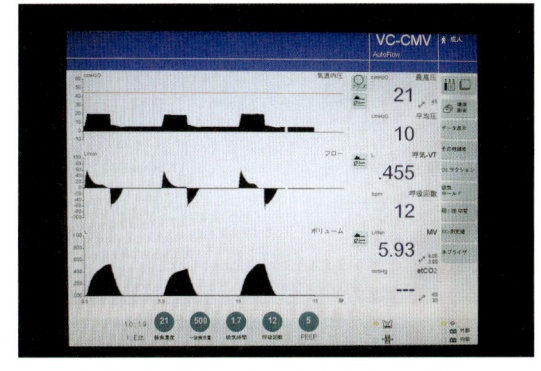

Evita® XL（ドレーゲル・メディカル ジャパン）

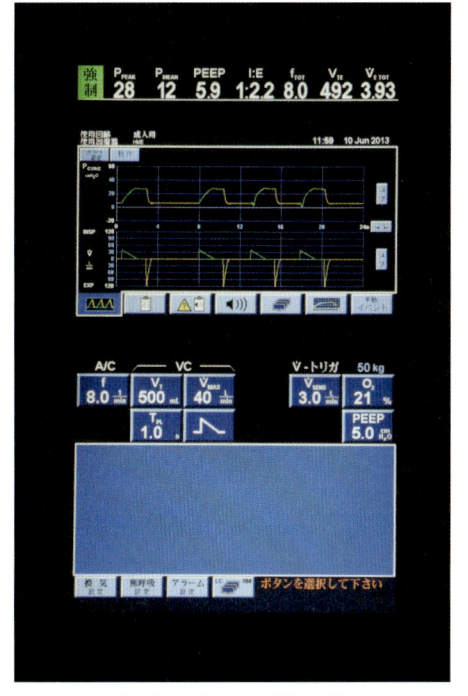

Puritan Bennett™ 840（コヴィディエン ジャパン）

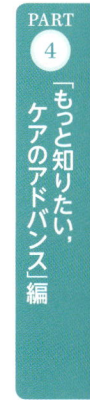

図1　さまざまなグラフィックモニター

状態との適合性を見ていく必要があります．

患者の実際の呼吸を観察することはもちろんですが，その状態をより適切に評価するために私たちの手助けとなってくれるのが，グラフィックモニターです（図1）．

心電図は，心臓の電気的刺激が目で見てわかるように線で表され，その線の変化から心臓の電気的刺激の異常を知ることができます．それと同様に，人工呼吸器のグラフィックモニターは，人工呼吸器を通して呼吸の仕方を目で見ることができるように線で表され，人工呼吸器との同調性や呼吸状態の異常を知ることができます．

臨床ではグラフィック波形の異常が発見されることは少なく，医師が患者の呼吸パターンやグラフィックモニターを適切に把握し，状況を改善できるように調整してくれることはあまり行われていません．そのため，つねにベッドサイドにいる看護師が，心電図と同様に人工呼吸器のグラフィックモニターを読みとれることで，患者にとって快適で，早期に回復するための重要な役割を果たすと考えます．

2 どんなことがわかりますか？

グラフィックモニターからつかめること

グラフィックモニターからわかることには，大きく分けて以下の4つがあります．
①**換気状態**：換気できているか否か，換気はどれくらい行われているかがわかる．
②**圧力の変化**：CPAP（continuous positive airway pressure，持続的気道陽圧）以外は吸気は陽圧換気なので，上向きの線で陽圧が示される．
③**流れる速度**：吸気と呼気のガスがどのように流れているかを示す．
④**患者の安楽（同調性）と回復過程**：グラフィックモニターに描かれる線の状態によって，人工呼吸器との同調性があるか否かをアセスメントする情報を得ることができる．

グラフィック波形の種類

グラフィック波形は，おもには以下に示すものがあります．
①**換気量―時間波形（図2）**：縦軸が換気量，横軸が時間を示す．時間の流れにおける換気量がわかるため，リークの有無の評価に用いる．

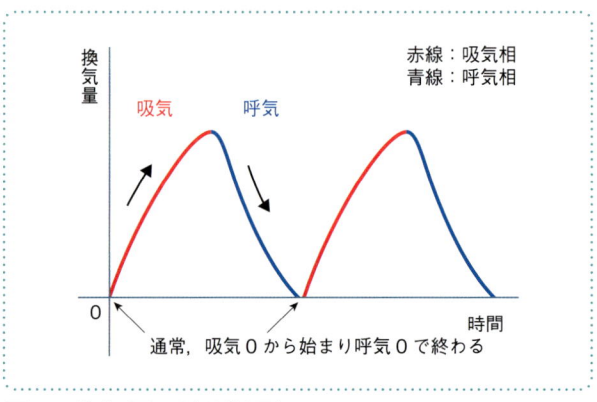

図2 換気量―時間波形

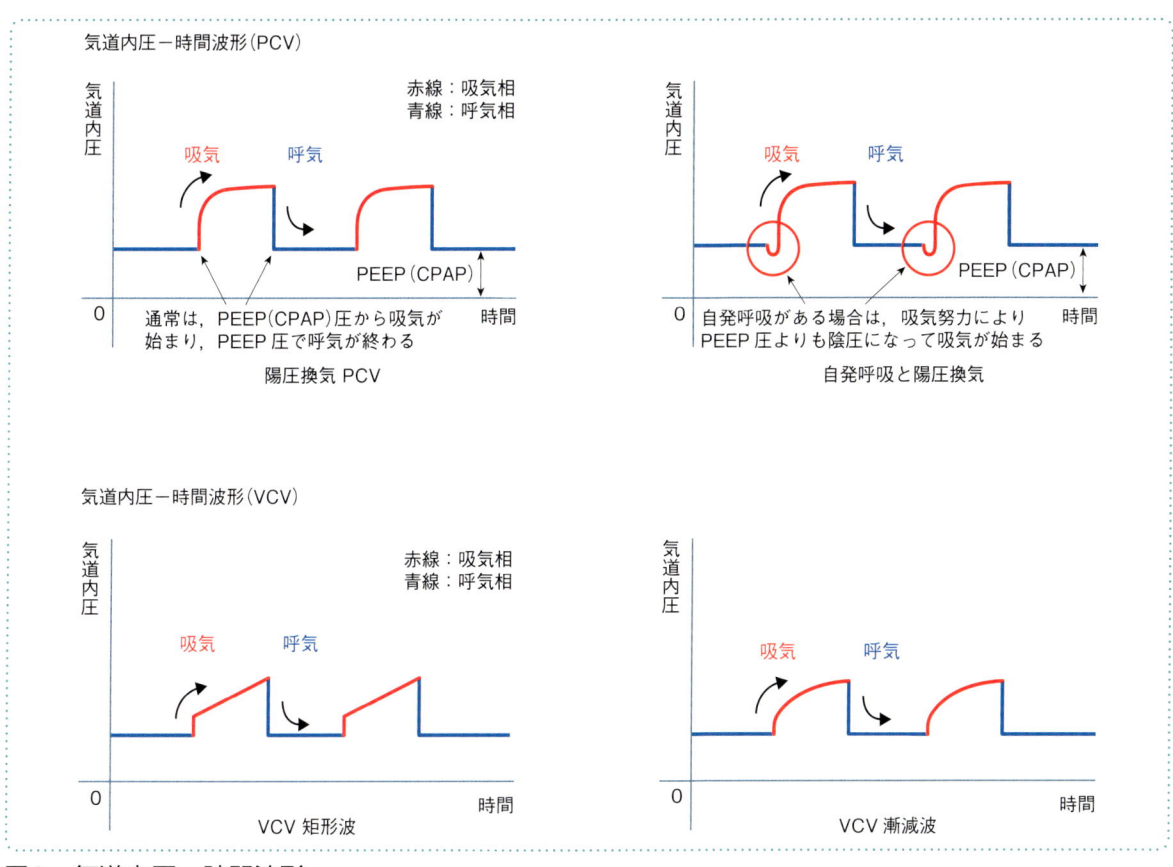

図3　気道内圧―時間波形

②**気道内圧―時間波形**（図3）：縦軸が気道内圧（0を基線として上が陽圧，下が陰圧），横軸が時間を示す．時間の流れにおける気道内圧がわかるため，トリガーの状況や，吸気流量が患者に適しているか，人工呼吸器と非同調ではないかを評価することができる．また，気道内圧の状況により，肺コンプライアンスや気道抵抗の変化を見ることができる．

③**流量―時間波形**（図4）：縦軸が流量（0を基線として上が吸気，下が呼気），横軸が時間を示す．時間の流れにおける流量がわかるため，auto-PEEPや気道閉塞が起こっていないかを見ることができる．また，気管支拡張薬に対する反応もこの波形を見て評価する．

PCV（pressure control ventilation，従圧式換気）設定時の吸気時間は，この波形を見て決定する．

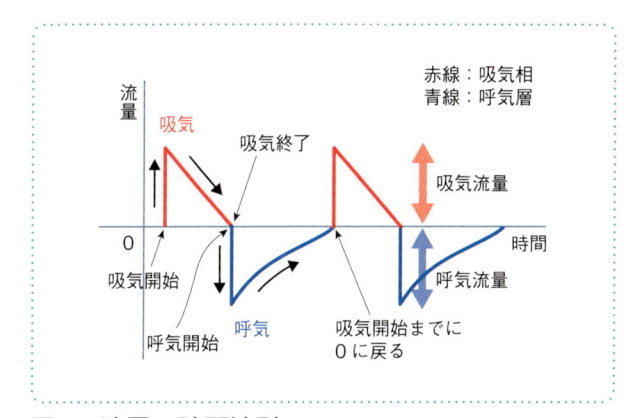

図4　流量―時間波形

また，流量の変化を見ることにより，人工呼吸器回路内の結露の発生に気づくことができる．

3 グラフィックモニターを見るコツは？

　人工呼吸管理を行っているときに，生命維持の視点で重要なのは，酸素化と換気を評価することです．看護の視点で重要なのは，「人工呼吸が患者にとってストレスになっていないか」「設定によって患者が苦しんでいないか」を評価することです．

　人工呼吸管理中に，呼吸状態の変化をいち早くつかむために，意識して見なければならないポイントを表1に示します．

　グラフィックモニターの見方を勉強するうえで気をつけなければならないことは，グラフィックモニターの情報のみでは患者の状態を判断することはできない，ということです．必ず，患者の呼吸を観察し，さまざまな情報を統合させて患者の状態を考えることが必要です．

表1　グラフィックモニターを見るポイント

①患者の呼吸パターン	●患者の呼吸パターン(安静時呼吸,努力呼吸,奇異呼吸などを含む)を注意深く観察する ●患者がいまどのような呼吸をしているのかは，呼吸様式，深さ，胸郭の左右差，呼吸音などを視診・触診・聴診によって把握することができる ●受け持った時点の呼吸状態を把握しておかなくては，呼吸状態が改善しているのか，悪化しているのかの評価ができない
②モニター値のトレンドとグラフィック波形の変化	●患者の状態は，モニター値のトレンドとグラフィック波形の変化を追うことにより評価できる ●モニターに表示されるデータを絶対値として評価するのではなく，その変化を追うことと，変化したデータから状態をアセスメントすることが重要である
③設定変更前後のモニター値やグラフィック波形の変化	●設定変更による患者への影響を評価するため，モニター値やグラフィック波形の変化を観察する
④バイタルサイン，意識状態に影響する因子の評価	●バイタルサイン・意識状態に影響する因子(不快,疼痛,精神状態,鎮静状況)を評価する ●呼吸状態に影響しているかもしれない原因が何であるかを，考えられることが重要である ●原因が何かを考えられなければ，いつまでたっても患者の状態を改善させることはできない
⑤酸素化が保てているかの評価	●患者が生命を維持するために，十分に酸素化が保てているかを評価する ●酸素化・換気に影響する設定変更を行う前に，変更後に患者の酸素化や換気状態がどのように変化する可能性があるかを，必ずイメージしておく ●そうすることで，何か起こった場合に，どのように医師に報告すればよいのか，どのような対応が必要なのかを考え，行動に移すことができる

4 グラフィックモニターでわかる：もっと知りたいモードのこと

　モードによって，表されるグラフィック波形は異なります．モードの文字が小さくて読めなくてもグラフィック波形を見ることでモードを知ることができます．

　ここでは，代表的な波形について解説します．①〜③

はPuritan Bennett™ 840（以下PB840）のグラフィック画面で，④はEvita® XLの画面です．上段は気道内圧—時間波形で，下段は流量—時間波形を表しています．

①A/C（補助/調節換気）

患者が，設定している呼吸回数以上の呼吸を行っても，つねに同じ送り込み方＜圧波形：従量式調節換気（volume control ventilation：VCV），もしくは従圧式調節換気（pressure control ventilation：PCV）＞でガスを送り込んでいることを表しています．

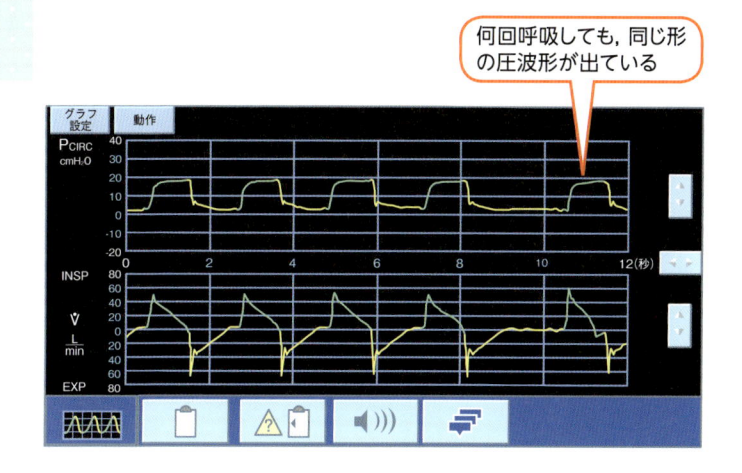

> 何回呼吸しても，同じ形の圧波形が出ている

②CPAP（持続的気道陽圧）＋PS（プレッシャーサポート）

気道内圧—時間波形，流量—時間波形の1回の吸気時間の違いがわかる波形です．

気道内圧波形で，PSの圧設定がわかります．換気の圧サポートが行われる設定のなかで，吸気時間を患者自身で変えられるのは，PSの設定のときです．

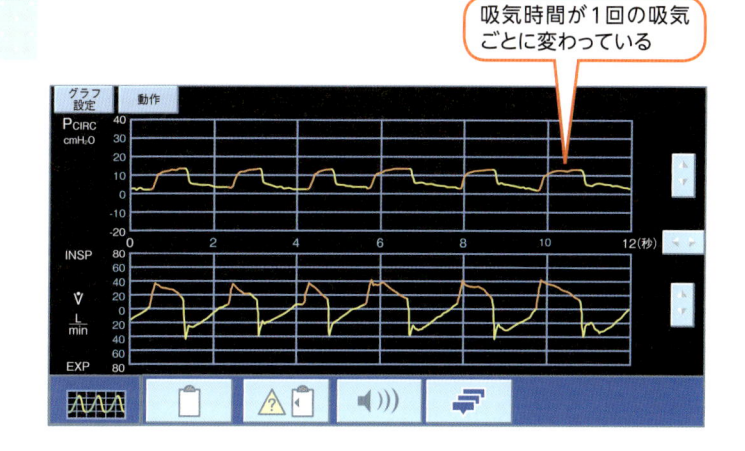

> 吸気時間が1回の吸気ごとに変わっている

③SIMV（同期式間欠的強制換気）

A/C波形とCPAP＋PSの波形を混ぜたようなグラフィック画面です．

緑の波形が強制もしくは補助換気波形で，赤の波形がPS波形です．強制もしくは補助換気と，PS換気が混在しているモードは，SIMVのほかにもありますが，強制もしくは補助換気波形が同じ波形を示していて，途中にPS波形が入るものはSIMVだけです．

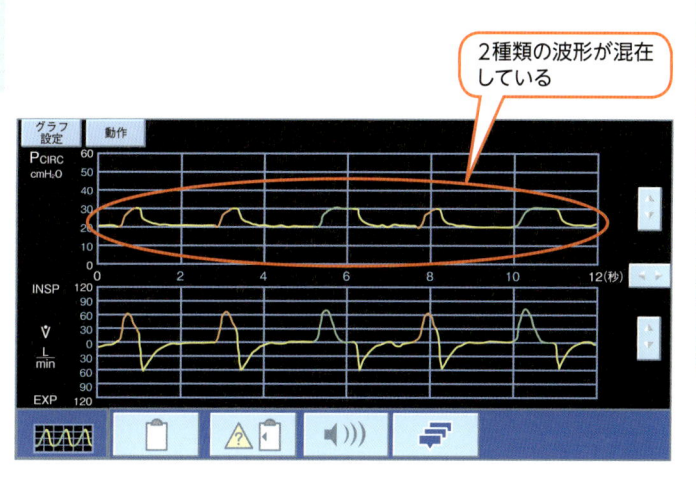

> 2種類の波形が混在している

PART 4 「もっと知りたい・ケアのアドバンス」編

④APRV（気道内圧開放換気）

高い圧の時間が継続的で，一定時間の後に1秒未満の圧開放があります．

このグラフィック画面では，圧開放がどのタイミングで行われているかを確認することができます．

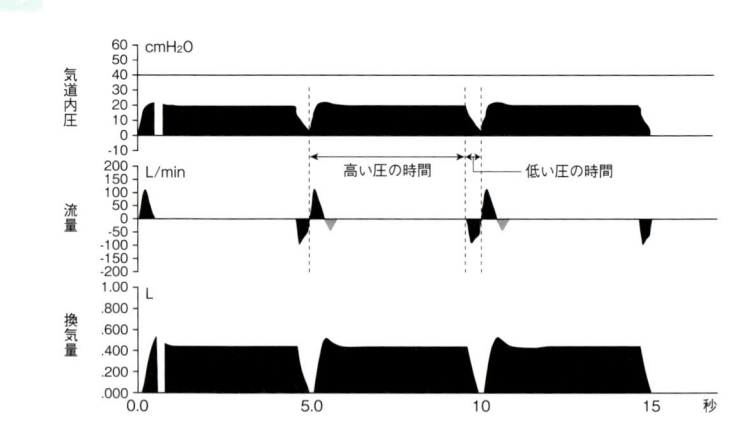

＊

このように，それぞれのモードは，グラフィックモニターで示される波形も異なっています．モードの名前がわからなくても，グラフィック波形を確認すれば，患者がどのような人工呼吸器の設定で呼吸をしているのか把握することができます．

5 グラフィックモニターがケアに活かせる実践例

人工呼吸器の設定は，単純といえば単純かもしれません．しかし，人それぞれに呼吸の仕方が異なることに加え，病気をもってしまったことによる呼吸の変化に対し，単純な設定だけで患者の安楽をカバーすることはできないでしょう．

だからこそ，患者の全身状態を観察しつつ，患者の呼吸がどのようであれば最善かを考え，設定を調整していかなくては，患者の安楽を考えた人工呼吸管理を行うことはできません．

グラフィックモニターには，さまざまな情報が示されています．グラフィックモニターから読み取れる情報もあわせて考え，ケアに活かしていきましょう．

実践例

図5に示した事例Aは，一見呼吸回数も正常範囲で，ほかのパラメーターも変化しておらず，生命維持に影響した緊急性はないと考えられます．しかし，グラフィックモニターから得られる情報をもとに，もう一度患者の状態を観察すると，何かが異なることが発見できる可能性があります．

前述した「グラフィックモニターからわかること」の4つのうち，この事例では「圧力の変化」と「患者の安楽」について考えてみましょう．

1）圧の変化

グラフィックモニターを見てみると，患者はもともと図6のAのような呼吸を行っていました．それが，図6のBのような呼吸に変化しています．

前回観察したときの波形を基準と考えたときに，今回観察したときの，このBという波形への変化は何を意味するのでしょうか．

CPAP以外の陽圧換気設定では，気道内圧―時間曲線で吸気を示す線は，上向きの波形として描かれるのが通常です．Bの波形はAの波形とくらべると，上向きの波形ではなく，圧がなかなか上がらずへこんでいるようにも見えます．なぜこのようなことが起こるのか，圧が上昇しない理由を考えてみましょう．

2）波形変化の原因

人工呼吸器は，陽圧換気を行っている最中に，陰圧をつくり出すような設定をすることはできません．では，何が陰圧をつくり出しているのでしょうか？ 人工呼吸器以外に，陰圧をつくり出すことができるのは，患者自身の呼吸です．

この事例では，前回の観察時までは患者の呼吸がさほど優位に出ていなかった（トリガーにかかる程度は出ていることもあります）と考えられます．何かをきっかけに，設定どおりに呼吸することができない，患者自身の呼吸が優位に出現したのでしょう．

3）患者の安楽

何をきっかけに患者自身の呼吸が優位になり，設定との同調性がなくなったのかを考え，医師に報告する必要があります．呼吸がうまくできないことを自覚した患者にとって，そのストレスは呼吸仕事量が増加するだけでなく，恐怖を感じることにもつながります．

自分で呼吸をしたいのに，したいようにできない状態を想像してみましょう．それを長時間経過観察され，苦しいのがひたすらつづくなか，「機械で呼吸を助けていますから，大丈夫ですよ」と説明されても，「大丈夫じゃない！ こんなに苦しいじゃないか！」と暴れ出したくなりますね．

人工呼吸器と同調しない状況が一時的なものではなく，はっきりとした原因がある場合には，その原因に対応し，患者に安楽を提供できるようにしましょう．呼吸状態の変化を見つけた場合，看護師にできることは「何が原因か？」「現在患者はどのような状況にあるのか？」「緊急性があるのか？」を考えて報告することです．決して勝手に設定を変更してはいけません．報告するときのポイントは，"いかに患者の安楽が妨げられているか"を伝えることだと思います．

患者の全身状態を加味し，覚醒する方向で管理したことによる波形の変化であれば，患者の呼吸が優位になっ

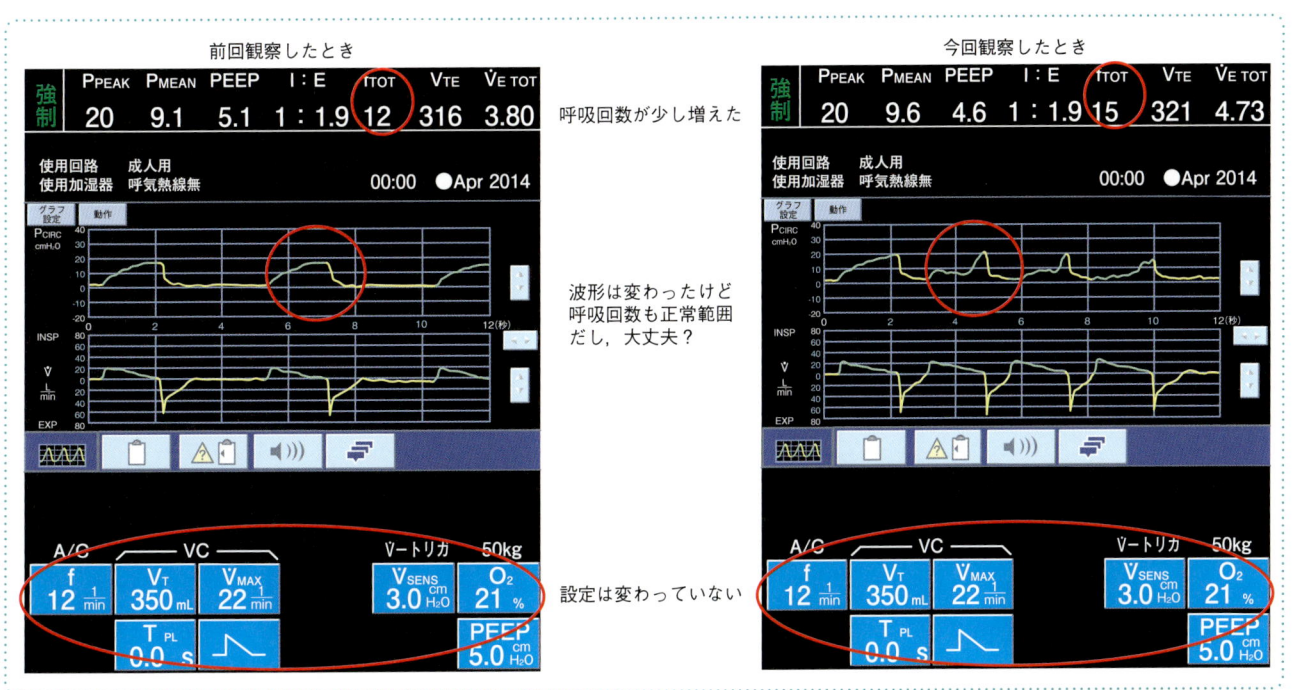

図5　事例Aの前回観察時ならびに今回観察時のグラフィックモニター

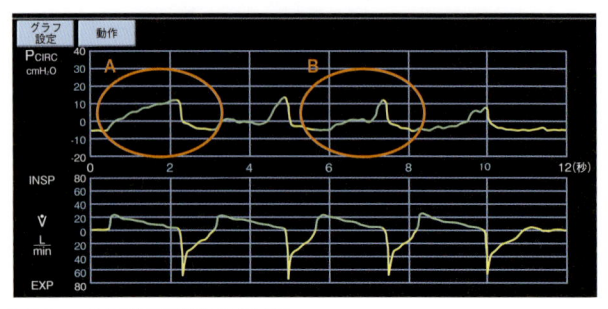

図6　今回観察時の波形

ても呼吸の邪魔にならない設定に，この時点で変更する必要があるでしょう．そうしなければ，覚醒した状態の患者の呼吸状態を評価することはできません．患者の状態と管理方法の方針によって，以下のような方法があります．患者ごとに最適な方法はなにか，医師とともに，対応方法を検討するとよいでしょう．

① 一時的に患者の自発呼吸を評価したいのであれば，一時的にモードを変更する
② 自発呼吸のモード設定にしても問題のない全身状態であれば，モードを変更する
③ 自発呼吸のモードにはできない全身状態のため，このモードのまま継続したい場合は，吸気の送り込み方を検討し（VCV→PCV，吸気流量の調整，フローウェーブフォームの調整，一回換気量の調整など），患者の吸気にあった細かい設定に調整する
④ 必要であれば，鎮静・鎮痛薬の使用を考慮する

患者の呼吸が優位に出現した場合，吸気流量が不足することはよくあります．吸気流量を調整することで，同調性が改善することも多いです．

また，患者自身の呼吸が優位になるということは，VCVだとすれば一回換気量が規定されていますので，患者自身はそれ以上の換気量を得たいと感じる場合があります．その場合には一回換気量を調整することで，吸気努力が改善することもあります．

人工呼吸器の設定の何が影響して同調しないのかは，設定を1つずつ調整し，呼吸状態が改善しているかを確認しなくてはなりません．

Check!

呼吸がうまくできないとは？

　人工呼吸器を使用しているのに，「呼吸がうまくできない」ってどういうことなんでしょう？　と頭に"?"が浮かんだ人もいると思います．

　本文中の事例にある人工呼吸器設定は，患者の呼吸がなくても使用できる設定です．ということは，呼吸の仕方（息の吸い方）は完全に設定されている（決められている）ことになります．この設定以外の吸気の仕方をすることができないのです．

　通常，私たちはある程度一定の呼吸パターンをもっていますが，すべてが寸分たがわぬ呼吸ではありません．眠っているとき，起きているとき，活動しているときなど，色々な場面で呼吸はさまざまに変化します．

　患者が起きるということ，病態が変化するということは，さまざまな呼吸パターンが出現する＝決められた設定どおりには呼吸できないということです．そして，息をする通り道は人工気道という1か所しかありません．

　「鼻をつまんで，口に8mm径のストローをくわえ，そこから息をする．かつ，ストローの先から何者かが一定の空気を送り込んでくる」という状況を想像してみてください．

　「呼吸がうまくできない」と感じてしまうのは，理解できるのではないでしょうか．

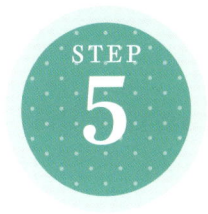

STEP 5 血液ガスでわかること・ケアに活かせること

1 血液ガスとは何ですか？何を見ていますか？

　血液ガスとは，動脈血液ガス分析のことをいい，ABG（arterial blood gas）とも略されます．血液ガスはおもに，血液中のガス交換と酸塩基平衡の状態を理解するために必要なものです．

　ガス交換は，肺に取り入れられた酸素と全身をめぐって戻ってきた二酸化炭素の排泄の状態を示すものです．酸塩基平衡には重炭酸イオン（HCO_3^-）の産生や水素の排泄，電解質代謝の調節を行っている腎臓が大きく関与しています．

　ガス交換の指標となるものには動脈血酸素分圧（PaO_2），動脈血二酸化炭素分圧（$PaCO_2$），動脈血酸素飽和度（SaO_2）があり，酸塩基平衡の指標となるものには，$PaCO_2$，pH，HCO_3^-，塩基過剰（base excess：BE）があります（図1）．この6つの項目はとても大事ですので，正常値は必ず覚えるようにしましょう．

　このなかで，血液ガス測定器が直接測定しているものは，PaO_2，$PaCO_2$，pHであり，その他は計算して求めたり，ほかの成績を加えて求めます（表1）．

　$PaCO_2$はほかの要因に左右されず，肺胞換気量の指標となるものです．$PaCO_2$が高値であれば，原因が何であれ，肺胞換気量が不足していると考えましょう．PaO_2は肺胞換気量だけでなく，環境や肺の状態にも影響されるため，少し理解が難しくなります（表2）．酸塩基平衡の調節には，おもに肺の呼吸性因子であるPaO_2と，腎臓の代謝性因子であるHCO_3^-が関与しています．2つの因子は，正常値を維持できるように互いに調節し合っています．

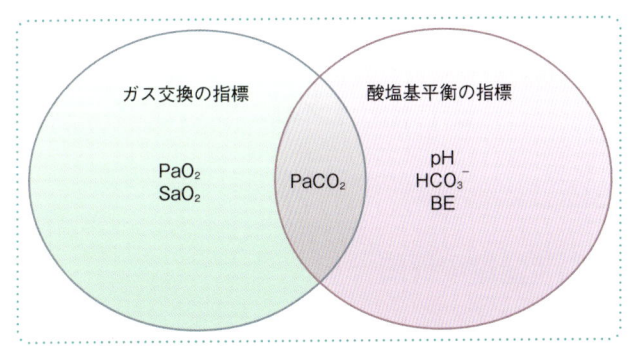

図1　血液ガスにおけるガス交換の指標と酸塩基平衡の指標

表1　血液ガス測定器では何がどのように求められるか

直接測定するもの	PaO_2 $PaCO_2$ pH
計算して求めるもの	SaO_2 HCO_3^- BE
他の成績を加えて求めるもの	$A\text{-}aDO_2$ CaO_2 電解質（Na, K, Cl） Hb, Ht グルコース ラクテート　など

$A\text{-}aDO_2$（肺胞気—動脈血酸素分圧較差），CaO_2（動脈血酸素含量），Hb（ヘモグロビン），Ht（ヘマトクリット値）

表2　ガス交換に影響する3つの要因

環境	大気圧 酸素濃度
換気（肺胞換気量）	一回換気量 呼吸数 死腔量
肺胞レベルのガス交換	換気／血流比 拡散能力 静脈性短絡率

2 血液ガスはどのようなステップで評価しますか？

ガス交換の評価

ガス交換は，以下のステップで評価します．

Step 1　PaO_2を見る

PaO_2は酸素化の指標であり，80〜100 mmHgが正常値です．PaO_2 80 mmHg以下は酸素療法の適応となり，60 mmHg以下では呼吸不全状態と評価します．

Step 2　PaO_2をF_IO_2で割る

PaO_2は酸素の影響を受け吸入気酸素濃度（F_IO_2）と比例して上昇します．したがって，純粋に肺の酸素化能を評価するのであれば，F_IO_2を除き，P/F比（$PaO_2 \div F_IO_2$）で評価します．P/F比が300未満であれば，急性肺傷害の状態です．

酸塩基平衡の評価

酸塩基平衡は，**表3**に示したステップで評価します．

表3　血液ガスの読み方

Step 1	アシデミアかアルカレミアかを判断する
Step 2	異常が$PaCO_2$によるものか，HCO_3^-によるものかを判断する
Step 3	AGを計算する（代謝性アシドーシスのとき）
Step 4	AGが増加していたら，補正HCO_3^-を計算する
Step 5	代償性変化が，正常代償反応予測範囲内にあるかを評価する
Step 6	血液ガス所見，現病歴，身体所見，検査所見を総合して，最終的な病態生理を理解し，判断する

Step 1　アシデミアかアルカレミアかを判断する

pHを確認し，アシデミアがあるのか，アルカレミアがあるのかを確認します．pHが酸性の状態を「アシデミア」，アルカリ性の状態を「アルカレミア」といいます（**図2**）．代償性変化がなければ，単純にpH＜7.35であればアシデミア，pH＞7.45であればアルカレミアとなります．

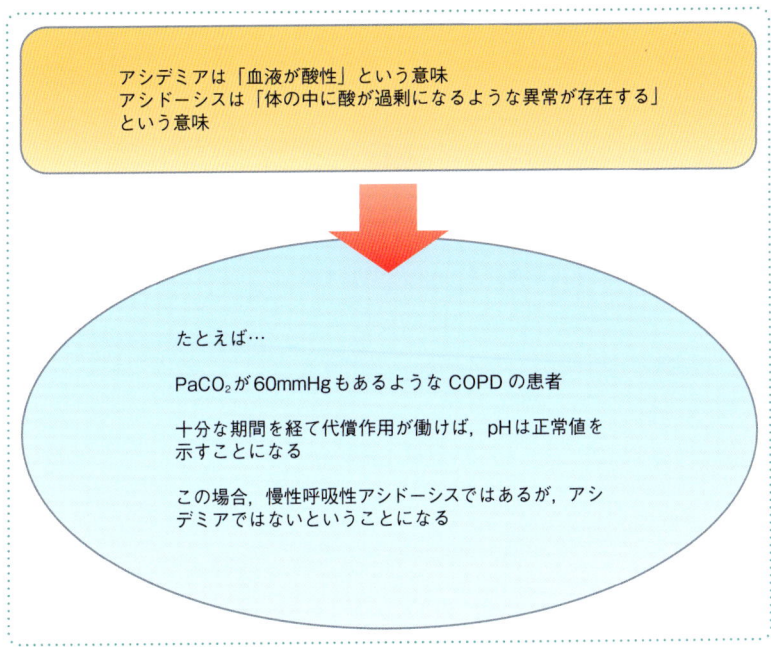

アシデミアは「血液が酸性」という意味
アシドーシスは「体の中に酸が過剰になるような異常が存在する」という意味

たとえば…

$PaCO_2$が60mmHgもあるようなCOPDの患者

十分な期間を経て代償作用が働けば、pHは正常値を示すことになる

この場合、慢性呼吸性アシドーシスではあるが、アシデミアではないということになる

図2 アシデミアとアルカレミアの違いについて

表4 酸塩基平衡異常

	pH	$PaCO_2$	HCO_3^-
呼吸性アシドーシス	↓	↑	正常〜↑
呼吸性アルカローシス	↑	↓	正常〜↓
代謝性アシドーシス	↓	正常〜↓	↓
代謝性アルカローシス	↑	正常〜↑	↑

Step 2 $PaCO_2$, HCO_3^- を見る

つぎに、pHの変化している原因が$PaCO_2$によるものなのか、HCO_3^-によるものなのかを判断します．

$PaCO_2$が高値となりpHが低下しているものを「呼吸性アシドーシス」といい、$PaCO_2$が低値となりpHが上昇しているものを「呼吸性アルカローシス」といいます．また、HCO_3^-が低値となりpHが低下しているものを「代謝性アシドーシス」といい、HCO_3^-が高値となりpHが上昇しているものを「代謝性アルカローシス」といいます（表4）．

Step 3 AGを計算する

代謝性アシドーシスを認めるなら、アニオンギャップ（anion gap：AG）を計算します．AGとは、陽イオン（カチオン）と陰イオン（アニオン）との差のことで、代謝性アシドーシスの集団を大別する指標です．酸が増えれば、HCO_3^-を消費してpHを下げないように緩衝するため、HCO_3^-の消費量で産生された酸の量を推定しようとしたものがAGです．

AGは、以下の計算式で求められます．

$Na^+ - \{(Cl^-) + (HCO_3^-)\}$ ＝正常12±2 mEq/L

たとえば、Na^+ 134、Cl^- 98、HCO_3^-を9とすると、$134 - \{(98) + (9)\} = 27$となります．AGが増加しているため、代謝で酸が産生されている状態であることがわかります．

● 原因の鑑別

・AGが増加している場合

代謝で産生された酸が増加している（腎不全など）．

・AGが正常の場合

代謝で酸は産生されず、HCO_3^-が減少している（下痢など）．

Step 4 混合性を判断する

AGが増加している場合には、補正HCO_3^-を計算します．補正HCO_3^-は以下の式で求められます．

補正HCO_3^- ＝ (AG − 12) ＋ 測定HCO_3^-

表5 ベッドサイドで代償反応を評価する概算法

一次性障害		正常の代償反応
代謝性アシドーシス		HCO_3^-が1mmol/L低下するごとに$PaCO_2$は1.3mmHg減少する
代謝性アルカローシス		HCO_3^-が1mmol/L上昇するごとに$PaCO_2$は0.7mmHg減少する
呼吸性アシドーシス	急性	$PaCO_2$が1mmHg上昇するごとにHCO_3^-は0.1mmol/L増加する
	慢性	$PaCO_2$が1mmHg上昇するごとにHCO_3^-は0.4mmol/L増加する
呼吸性アルカローシス	急性	$PaCO_2$が1mmHg低下するごとにHCO_3^-は0.2mmol/L減少する
	慢性	$PaCO_2$が1mmHg低下するごとにHCO_3^-は0.4mmol/L減少する

補正HCO_3^-が22以下の場合はほかの代謝性アシドーシスを合併していることを示します．補正HCO_3^-が26以上の場合には，代謝性アシドーシスのほかに代謝性アルカローシスも合併していることを示します．

Step 5　代償反応を判断する

代償性変化が正常代償反応予測範囲内にあるかを評価します．血液中ではpHを正常に維持するために，$PaCO_2$とHCO_3^-で調整しようとします．これを代償反応といいます．

たとえば，HCO_3^-が低下しpHが低下した場合（代謝性アシドーシス）は，生体は$PaCO_2$を低下させてpHを上げようとするはたらき（軽い呼吸性アルカローシスの状態をつくる）があります．この場合，pHを下げた要因はHCO_3^-の低下であるため，代謝性の問題があることを意味し，$PaCO_2$の低下は代償作用によるものと考えます．

代償作用が正常代償反応予測範囲内にあるかどうかを評価するためには，表5を用いて正常範囲を計算する必要があります．

Step 6　さまざまな検査所見を総合して判断する

最終的には，血液ガス所見のみならず，現病歴，身体所見，検査所見を総合して病態生理を理解し，判断していきます．

臨床事例を用いた評価の実際

つぎに，臨床事例を用いて，上記のStep 1〜6の血液ガスの評価方法について具体的に解説していきます．

> ●臨床事例
> 70歳男性．夜間に頻尿がつづき，翌日になっても改善せずに病院を受診した．入院時は意識清明であり，軽度の腹部膨満を認めるが腹痛や圧痛はなかった．データは以下のとおり．
> pH7.260，PaO_2 115，$PaCO_2$ 24，HCO_3^- 11，Na138，K5.9，Cl 100
> 体温36.3℃，心拍数96，血圧150/66，呼吸数30，血糖246

Step 1　アシデミアかアルカレミアかを判断する

pHからアシデミアがあることがわかります．

Step 2　$PaCO_2$，HOC_3^-を見る

アシデミアの要因はHCO_3^-の低下によるものなので代謝性アシドーシスがあります．

Step 3　AGを計算する

代謝性アシドーシスがあるためAGを計算します．

$AG = Na^+ - \{(Cl^-) + (HCO_3^-)\}$
　　$= 138 - \{(100) + (11)\}$
　　$= 27$

よって，AGが増加しているので代謝性アシドーシスであるといえます．

Step 4　混合性を判断する

AGが増加しているため，補正HCO_3^-を計算します．

補正$HCO_3^- = (AG - 12) + $測定$HCO_3^-$
　　　　　　$= (27 - 12) + 11$
　　　　　　$= 26$

補正HCO_3^-の26は正常範囲内であることがわかり，一次性の代謝性アシドーシスしか存在していないことになります．

Step 5　代償反応を判断する

代償性変化が正常代償反応予測範囲内にあるかを評価します．

代謝性アシドーシスの場合，HCO_3^-が1mmol/L低下するごとに$PaCO_2$は1.3mmHg減少します．

24（正常なHCO_3^-値の平均）－ 11（患者のHCO_3^-実測値）＝ 13

13 × 1.3 ＝ 16.9

したがって，正常な$PaCO_2$を40（平均値）とすると，

40 － 16.9 ＝ 23.1

$PaCO_2$が23.1までは正常な代償作用と考えます．この事例の場合は，$PaCO_2$が24であるため正常な代償作用がはたらいているといえます．もし，$PaCO_2$が23.1よりも低下するのであれば，正常代償反応予測範囲を逸脱していることになり，ほかの酸塩基平衡異常が存在していることになります．

Step 6　さまざまな検査所見を総合して判断する

総合的に判断すると，pHやHCO_3^-，K^+の数値から，代謝性アシドーシスが存在することがわかります．さらに血糖が246と高値であることから糖尿病の血糖コントロール不良によるケトン体の蓄積が考えられ，AGが増加していることから代謝性アシドーシスのなかでも糖尿病性ケトアシドーシスであるといえます．また，代償作用として呼吸回数を増加させ$PaCO_2$を低下させようとしています．

3　血液ガスの数値評価は，人工呼吸器装着中の患者ケアとどう関係しますか？

人工呼吸器を装着する目的には，①換気量の維持，②酸素化の改善，③呼吸仕事量の軽減，があります．

私たち看護師が人工呼吸器装着中の患者をケアする場合には，これらの目的を妨げないようなかかわりを心がける必要があります．換気量が維持できなければ$PaCO_2$に影響を与えることになりますし，酸素化の改善が図れなければPaO_2の改善も認められません．

また，患者の安静が保てなかったり，負担をかけるようなケアや処置をつづけてしまうと，呼吸仕事量の軽減が図れないことになります．

以下に，目的に反する行為につながる可能性のあるケアについて解説します．

気管吸引

気管吸引によって引き起こされる合併症は数多くあるため（表6），気管吸引を実施するにあたっては，実施すべきかどうかを適切に判断する必要があります．

1回の吸引で血液ガスに影響を及ぼすほどのことはほとんどないと思われますが，吸引により人工呼吸器で投

表6 気管吸引の合併症

- 低酸素血症
- 高二酸化炭素血症
- 肺胞虚脱
- 無気肺
- 気道粘膜損傷
- 気道感染
- 気管支攣縮
- 不整脈や徐脈
- 血圧上昇または低下
- 頭蓋内圧上昇
- 臓器血流の低下
- 冠動脈攣縮

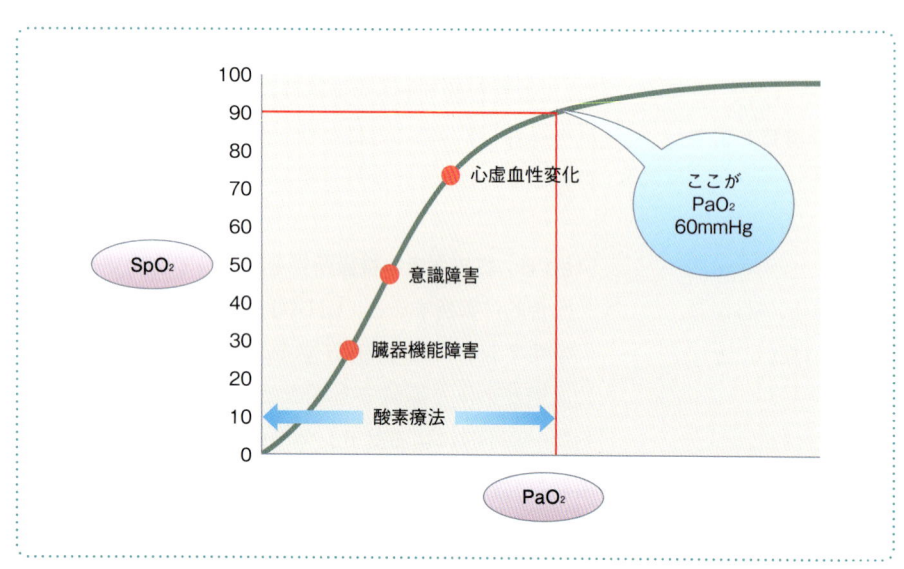

図3 酸素解離曲線

与されている酸素も吸引されてしまったり，PEEP（positive end-expiratory pressure，呼気終末陽圧）の作用を打ち消すことになってしまう場合もあります．そのため，ベッドサイドでは吸引中や吸引後の経皮的動脈血酸素飽和度（SpO_2）の低下に注意が必要であり，バイタルサインの変化，患者の自覚症状を観察することが大切です．SpO_2の値から血液ガスデータであるPaO_2の値が予測できるため，図3に示します．

また，肺胞虚脱や無気肺が継続すれば，同じ人工呼吸器設定であっても，換気量の低下からPaO_2の低下や$PaCO_2$の貯留が起こってくることが考えられます．

カフ圧管理

気管チューブのカフの役割は，気管壁とチューブのあいだのエアリークを防止することです．したがって，人工呼吸器装着中の患者では，適正なカフ圧管理が必須となります．

カフ圧は，低すぎるとPEEPが十分にかからず，肺胞虚脱などPaO_2の低下にもつながります．

口腔ケア

口腔内の細菌が垂れ込んでしまい肺に流入すると，人工呼吸器関連肺炎（ventilator associated pneumonia：VAP）や無気肺を形成してしまうリスクがあります．そのため，口腔内に存在する細菌を可能なかぎり減少させるため，口腔ケアを実施することは大切なことになってきます．

肺炎や無気肺を併発してしまうと，血液ガス上では換気量の低下からPaO_2の低下や肺胞気—動脈血酸素分圧較差（A-aDO_2）の増大が起こり，酸素化の指標であるP/Fにも影響を与えることになります．

実際のケア中には，血液ガス上，すぐに影響があるわ

表7　安静臥床が呼吸器系に及ぼす影響

全肺気量減少
①肺活量減少
②機能的残気量減少
③残気量減少
④予備呼気量減少
⑤強制呼出量減少
⑥動的・静的コンプライアンス低下
⑦胸郭・横隔膜・腹壁コンプライアンス低下

肺血流分布の変化
①下側肺の細い気管支の閉塞
②胸郭と腹部の横径増加と前後径の減少
③下側肺の肺胞腔の縮小
④PaO_2の低下

けではありませんが，ベッドサイドではすぐに確認することができるSpO_2に注意し，低下がないかどうかをつねに確認することが大事になってきます．

また，口腔ケアが終了したあとには，SpO_2，一回換気量，気道内圧，呼吸音，呼吸状態などに変化がないかを確認します．そのためには，口腔ケア前の値や状態がどうであったかを確認しておく必要があります．

気管チューブ固定

気管チューブの抜去やずれは，患者の生命にかかわる事態に陥るため，気管チューブは確実に固定することが重要です．

気管チューブを浅すぎる位置で固定してしまうと，エアリークが起きて十分に換気することができず，ベッドサイドではSpO_2の低下や一回換気量の減少が起こり，PaO_2の低下から低酸素血症をきたす可能性があります．

反対に深すぎる位置で固定すると，気管支の解剖学的な角度から右側の片肺挿管になりやすく，一側性の無気肺を生じるリスクがあります．片肺しか換気されないため，これも血液ガス上ではPaO_2の低下をまねくリスクがあります．無気肺を生じれば，ガス交換できなかった（酸素化されなかった）血液が循環することになり，$PaCO_2$の値に影響することになります．

そのため，チューブが適正な位置で固定されているか観察する（挿入長，テープのゆるみ，呼吸音や胸郭のあがり，左右差など）とともに，X線撮影の際には気管チューブの先端位置を必ず確認します．

体位管理

人工呼吸器を装着する患者では，重症患者で循環が安定しないという理由から，安静臥床を強いられることがあります．しかし，**表7**のように安静臥床にはさまざまな弊害があるため，患者の状態を考慮しながら体位管理をしていく必要があります．

しかし，体位を変えることで分泌物の移動が起こったり，換気血液流比が変化することから呼吸状態に変化を生じたり，SpO_2，換気量の低下を引き起こすことがあるので，注意しなければなりません．

そのような場合は，体位を元の状態に戻したり，一時的に仰臥位とする必要があります．

参考文献
1）工藤翔二：あらかじめ知っておきたいこと．血液液ガステキスト, p2-19, 文光堂, 1990
2）飯野靖彦：血液液ガスの基礎（最低限必要な知識）．一目でわかる血液液ガス, 第2版, p14-22, メディカル・サイエンス・インターナショナル, 2013
3）道又元裕：口腔ケア．動画でわかる人工呼吸器の管理とケア（道又元裕, 中田諭, 石井宣大ほか編著）, p91-94, 中山書店, 2008
4）露木菜緒：人工呼吸における口腔ケア．重症患者に必要な人工呼吸と呼吸ケア（道又元裕, 岡元和文編）, p88-96, 総合医学社, 2012
5）佐藤明子：気管チューブ固定の方法．人工呼吸管理実践ガイド（道又元裕, 小谷透, 神津玲編）, p186-190, 照林社, 2009

INDEX

欧文

3面固定	115
4面固定	116
A/C	32, 135, 181
AACM	149
ABCDEバンドル	151, 170
ABCトライアル	171
ABG	185
AG	187
APRV	43, 182
ARDS	39
──ネットワーク	39
ATC	162
AV	32
BE	185
BIPAP	43
BIS	149
BPS	149, 155
Bubble Diffusion型	62
CAM-ICU	149, 152, 171
CMV	32
CPAP	33, 88, 181
CPOT	149, 155
DIS	154, 160
F_IO_2	38, 93, 186
FRC	40, 128
GCS	152
I:E比	43
ICDSC	149, 152, 171
ICU-AW	170
ivポール	75
JCS	152
MV	34
NPPV	13, 161, 165
P/F比	42, 186
$PaCO_2$	185
PADガイドライン	149, 156
PaO_2	42, 185
Pass-over型	62
PCV	37, 88
PEEP	35, 38, 40, 97
pH	185
PS	33, 100, 181
PSV	88
RASS	112, 149, 152, 171
RSBI	163
SaO_2	41, 185
SAS	149
SAT	151, 154, 170
SBT	151, 159, 160, 162, 171
SIMV	32, 135, 181
SpO_2	41, 93
SST	79
Tピース	159, 162
VALI	34
VAP	125, 127, 158, 170
VCV	37, 88
X線透過性	111
Yピース	65, 67, 74

あ行

アーム	68
アウトレット	71, 77
アシデミア	186
足踏み	173
アセスメント	104
圧支持換気	88
圧縮空気	71
圧損傷	34
圧トリガー	44, 99, 106
アニオン	187
──ギャップ	187
アラーム	31, 45, 92, 131, 140
──設定	87, 92
──変更	131
アルカレミア	186
アルコール綿	122
安静臥床	127, 191
一回換気量	34, 94, 95
──下限アラーム	48
一般非常電源	139
医療ガス	70, 71
医療用麻薬	148
陰イオン	187
咽頭部痛	155
ウィーニング	158
ウォータートラップ	61, 64, 119
運動	171
エアリーク	109
栄養障害	164
塩基過剰	185
オートトリガー	44
温度センサー	61
温度プローブ	65, 76, 119, 138

か行

外傷	155
咳嗽	134
──力	164
開放式吸引	120
回路	60, 110
──交換	129
加温・加湿	118
──管理	118
加温加湿器	60, 62-64, 75, 110, 118, 129, 138
喀出	167
喀痰	110
過呼吸	105
加湿	120
荷重側肺障害	127
ガス交換	11, 185, 186
ガスリーク	110
画像	111

片肺挿管	109
カチオン	187
カテーテルマウント	67
カフ	117
——漏れ	137
——リークテスト	165
カフ圧	109, 117, 137
——管理	189
——計	117
換気音の消失	107
換気回数	32, 34, 96
換気血流比不均衡	127
換気量	32, 34, 87, 88, 144, 178
——減少	144
乾性咳嗽	134
感染性廃棄物	122
感知	32, 44
陥没呼吸	105
気管吸引	120, 189
気管呼吸音	107
気管切開チューブ	67
気管チューブ	67, 109
——固定	114
——の状態	30
気管粘膜血流	117
気管分岐部	109
気管分泌物	120
気胸	111
気道抵抗	100, 141, 162
気道内圧	35, 87, 88, 100, 179
——開放換気	43, 182
——下限アラーム	48
——上限アラーム	48, 141
——波形	35
気道分泌物	134, 164
機能的残気量	40, 128
吸引	71
——カテーテル	121
吸気圧	32, 35
吸気時間	32, 42, 95
吸気相	37
吸気努力	99, 135
吸気フィルター	74
吸気流量	32
急性呼吸促迫症候群	39
吸入気酸素濃度	38, 93, 186
仰臥位	128
胸郭の動き	31
胸鎖乳突筋	12
強制換気	32
胸部X線	111
緊急コール番号	84
緊急的アラーム	46
筋緊張	128
緊張性水疱	116
筋疲労	143
空気	71
口元温	65, 138
苦痛	148
駆動部	52
グラスゴー・コーマ・スケール	152
グラフィック波形	178
グラフィックモニター	99, 177
経皮的動脈血酸素飽和度	41, 93
血圧	113
血液ガス	185
——測定器	185
——データ	93
結露	64, 110
減呼吸	105
口角	109
口腔ケア	125, 190
口腔内細菌	125
交差感染	66
合成空気	71
興奮	148
声漏れ	31
誤嚥	117
呼気終末陽圧	40, 97
呼気相	38
呼気フィルター	74
呼気弁	60
呼気ポート	60
呼吸運動障害	11
呼吸運動抑制	11
呼吸音	107
呼吸回数	95, 143
——過多	143
呼吸困難感	31, 120
呼吸仕事量	12, 100, 120
呼吸状態	30
呼吸数	113
呼吸性アシドーシス	12, 187
呼吸性アルカローシス	187
呼吸のサイクル	43
呼吸パターン	138
呼吸負荷	164
呼吸補助筋	100
呼吸様式	105
呼吸抑制	150
呼吸療法	165
混乱	112

さ行

坐位	128
最高気道内圧	35, 141
再挿管	136, 166, 167
在宅用人工呼吸器	13
サチュレーション	41
サポートスタンド	68
酸塩基平衡	185, 186
酸素	71
——化	33, 38, 41, 93, 121
——解離曲線	41, 190
——消費量	148
——毒性	38
酸素飽和度	41, 113
——モニター	112

INDEX

シーソー呼吸	105
始業前点検	79
死腔	35
——量	35
持続的気道陽圧	33, 88, 181
室温	138
湿性咳嗽	134
実測値	87
刺入部痛	155
自発覚醒トライアル	151, 154, 170
自発換気	32
自発呼吸	88, 98, 100, 107
——トライアル	151, 159
ジャクソンリース回路	77, 136
ジャパン・コーマ・スケール	152
シャント	40
従圧式換気	37, 88
重炭酸イオン	185
従量式換気	37, 88
手動式人工呼吸器	13
循環動態	30
瞬時特別非常電源	139
少呼吸	105
小児用人工呼吸器	13
情報収集	104
静脈灌流量	41
ショート・セルフ・テスト	79
触診	108
褥瘡	127, 128
徐呼吸	105
神経筋障害	164
神経心理学的障害	164
人工気道	134
人工呼吸(換気)設定	87
人工呼吸器関連肺炎	158
人工呼吸器関連肺傷害	34
人工呼吸器の中断	159
人工鼻	60, 63, 74, 110, 118, 129
侵襲モード	138
心電図	112
心拍数	113
心負荷	164
水蒸気量	138
水素	185
スマートケア	161
制御部	52
清拭	27
精神的苦痛	134
生体防御反応	134
舌苔	126
絶対湿度	138
前傾側臥位	128
前向性健忘	150
センサー部	52
せん妄	112, 149, 152, 170, 171
早期モビライゼーション	149
早期離床	128, 169, 171
早期離脱	169
相対湿度	64, 138
創部痛	155
側臥位	27, 128

た行

体位	127
——管理	127, 191
——調整	27, 127
——ドレナージ	127
——変換	28
体温管理	138
体外式人工呼吸器	13
代謝亢進	11
代謝障害	164
代謝性アシドーシス	187
代謝性アルカローシス	187
多呼吸	105
端坐位	169, 173
致命的アラーム	46
チャンバ	62, 64, 75, 119, 138
——温度	138
中央配管方式	71
聴診	107
鎮静	112, 135, 148
——管理	149
——深度	160
——プロトコル	151
——薬	148, 160
鎮痛	112, 148, 155
——薬	134
低血圧	150
停電	139
定量噴霧式吸入器	65
デクスメデトミジン塩酸塩	149, 150
テスト肺	73
電解質代謝	185
電気	70
電源	70
——コード	52
同期式間欠的強制換気	32, 135, 181
同調性	106, 135
疼痛	112, 149, 155
糖尿病性ケトアシドーシス	189
動脈血液ガス分析	185
動脈血酸素分圧	42, 185
動脈血酸素飽和度	41, 185
動脈血二酸化炭素分圧	185
特別非常電源	139
トリガー	32, 98, 106
——感度	44, 98, 135
努力呼吸	12, 31, 105

な行

二酸化炭素分圧	113
——測定	112
二相性陽圧呼吸	43
二段階呼吸	95
粘膜用ブラシ	126

は行

バイオフィルム	125
肺合併症	127
配管端末器	71
肺機能障害	11
肺コンプライアンス	141
肺水腫	40, 41
肺損傷	34, 101
バイタルサイン	30, 112
排痰援助方法	121
バイトブロック	137
肺内シャント	40
肺胞換気量	34
肺胞虚脱	33, 124
肺保護戦略	34, 101
肺メカニクス	142
廃用症候群	127
肺容量	11, 127
バクテリアフィルター	63, 66
抜管	164, 165
抜去	136
バッキング	106, 134
バッグバルブマスク	13, 77, 130, 136
発声	167
発熱	113
パネル	90
パルスオキシメーター	41
半坐位	128
ピーク圧	35
ヒーターワイヤー	138
皮下気腫	108
非常電源	70, 77
――設備	139
非侵襲的人工呼吸器	13
非同調	135
鼻翼呼吸	105
貧血	164
頻呼吸	99, 105, 148
ファイティング	106, 135
不安	148
フェンタニル	157
不穏	148, 149
副雑音	107
不顕性誤嚥	117
普通電源	70
ブラッシング	125
プラトー圧	35, 142
フレックスチューブ	67, 74, 77, 110
プレッシャーサポート	33, 181
フロートリガー	44, 99, 106
プロポフォール	150
分時換気量	34, 95
――下限アラーム	48
分泌物	109
分離換気	84, 109
米国クリティカルケア学会	149
閉鎖式吸引	111, 123
――カテーテル	74, 77
ヘッドアップポジション	173
飽和水蒸気量	138
ホースアセンブリ	52, 71, 77
ホースヒーターコード	77
歩行	169
補助/調節換気	32, 135, 181
補助換気	32

ま行

マスクモード	138
麻薬性鎮痛薬	156
ミダゾラム	150
無気肺	111
無呼吸	105
――アラーム	48
無鎮静	157
滅菌蒸留水	62
滅菌生理食塩水	122
滅菌手袋	121
モード	32, 181
モニタリング	112
モルヒネ	157
門歯	109

や行

陽圧式人工呼吸器	13
陽イオン	187
用手換気	84
用手式人工呼吸用器具	73, 77, 136, 139
用手的換気	130
容量損傷	34
抑制	27
――帯	27
予定外抜管	112
予定外抜去	27
予防的アラーム	46

ら行

ラムゼイスケール	112
リーク	117, 137
離床	169, 173
立位	169, 173
リフィーリング時間	30
流量	37, 101, 179
――波形	37
良肢位	128
冷罨法	138

はじめてでも 使いこなせる すぐ動ける
人工呼吸器デビュー

2014年5月5日	初版 第1刷発行
2020年3月2日	初版 第8刷発行

監 修	道又 元裕（みちまた ゆきひろ）
発行人	影山 博之
編集人	小袋 朋子
発行所	株式会社 学研メディカル秀潤社 〒141-8414 東京都品川区西五反田 2-11-8
発売元	株式会社 学研プラス 〒141-8415 東京都品川区西五反田 2-11-8
印刷製本	株式会社リーブルテック

この本に関する各種お問い合わせ先
【電話の場合】
● 編集内容については Tel 03-6431-1237（編集部）
● 在庫については Tel 03-6431-1234（営業部）
● 不良品（落丁，乱丁）については Tel 0570-000577
　学研業務センター
　〒354-0045　埼玉県入間郡三芳町上富 279-1
● 上記以外のお問い合わせは Tel 03-6431-1002（学研お客様センター）
【文書の場合】
● 〒141-8418　東京都品川区西五反田 2-11-8
　学研お客様センター『はじめてでも　使いこなせる　すぐ動ける
　人工呼吸器デビュー』係

©Y, Michimata 2014. Printed in Japan
● ショメイ：ハジメテデモ　ツカイコナセル　スグウゴケル
　　　　　ジンコウコキュウキデビュー

本書の無断転載，複製，頒布，公衆送信，翻訳，翻案等を禁じます．
本書を代行業者等の第三者に依頼してスキャンやデジタル化することは，たとえ個人や家庭内の利用であっても，著作権法上，認められておりません．
本書に掲載する著作物の複製権・翻訳権・譲渡権・公衆送信権（送信可能化権を含む）は株式会社学研メディカル秀潤社が管理します．

JCOPY 〈出版者著作権管理機構委託出版物〉
本書の無断複写は著作権法上での例外を除き禁じられています．複写される場合は，そのつど事前に，出版者著作権管理機構（電話 03-5244-5088，FAX 03-5244-5089, e-mail: info@jcopy.or.jp）の許可を得てください．

本書に記載されている内容は，出版時の最新情報に基づくとともに，臨床例をもとに正確かつ普遍化すべく，著者，編者，監修者，編集委員ならびに出版社それぞれが最善の努力をしております．しかし，本書の記載内容によりトラブルや損害，不測の事故等が生じた場合，著者，編者，監修者，編集委員ならびに出版社は，その責を負いかねます．
また，本書に記載されている医薬品や機器等の使用にあたっては，常に最新の各々の添付文書や取り扱い説明書を参照のうえ，適応や使用方法等をご確認ください．

株式会社 学研メディカル秀潤社